护士岗前培训教程

主 编 穆 欣 丛秀云

中国中医药出版社
·北 京·

图书在版编目（CIP）数据

护士岗前培训教程/穆欣，丛秀云主编 . —北京：中国中医药出版社，2011.11

ISBN 978 - 7 - 5132 - 0623 - 5

Ⅰ.①护… Ⅱ.①穆… ②丛… Ⅲ.①护士 - 岗前培训 - 教材 Ⅳ.①R192.6

中国版本图书馆 CIP 数据核字（2011）第 216673 号

中 国 中 医 药 出 版 社 出 版
北京市朝阳区北三环东路 28 号易亨大厦 16 层
邮政编码 100013
传真 010 64405750
三河鑫金马印刷有限公司印刷
各地新华书店经销

*

开本 787×1092 1/16 印张 19 字数 436 千字
2011 年 11 月第 1 版 2011 年 11 月第 1 次印刷
书 号 ISBN 978 - 7 - 5132 - 0623 - 5

*

定价 32.00 元
网址 www.cptcm.com

《护士岗前培训教程》

编 委 会

主　编　穆　欣　丛秀云

副主编　王东梅　张玉奇

编　委　（按姓氏笔画排序）

　　　　王东梅　王继坤　丛秀云　任　蓁

　　　　张　敏　张玉奇　祝海波　栾俊琦

　　　　穆　欣

编写说明

护士从学校毕业后进入临床往往有一个角色转换和临床适应阶段，这一阶段护士的心理压力大，常由于专业知识掌握不全面，缺乏安全防范意识和医疗法律法规知识或违反操作规程而发生护理差错，严重的还会引起护理纠纷。为了使新护士到岗后尽快适应工作环境，尽早进入临床状态，我们特编写《护士岗前培训教程》一书，希望能够帮助刚刚步入临床护理工作的护士建立自信心，树立主人翁意识，缓解心理压力，尽快适应临床护理工作。

本书从护理工作的法律法规到护理人力资源管理，从专科护理应急预案到具体护理操作与考核，以及护士礼仪等，涵盖临床护理工作的方方面面，对护理人员尽快适应临床护理工作有很大帮助。

本书共 12 章。第一章护士法规；第二章护理规章制度；第三章护理人力资源管理；第四章专科护理应急预案；第五章中医一般护理；第六章中医用药与护理；第七章护理操作技术规范；第八章护理质量考核标准；第九章护士礼仪；第十章护士职业安全；第十一章护理健康教育；第十二章护士的法律责任。书后附《医疗事故处理条例》和《医疗卫生机构医疗废物管理办法》。

本书编写人员均为具有丰富临床护理实践和护理教学经验的专家。第一章至第三章由穆欣编写，第四章由王继坤编写，第五章由丛秀云编写，第六章由张敏编写，第七章由王东梅编写，第八章由栾俊琦编写，第九章由祝海波编写，第十章和第十二章由任蓁编写，第十一章由张玉奇编写。

由于编写者水平有限，书中难免存在不足之处，希望广大读者提出宝贵意见，以便再版时修订提高。

编者

2011 年 10 月

目　录

第一章 护士法规

第一节 护士条例

2008 年 1 月 23 日国务院第 206 次常务会议通过了《护士条例》（中华人民共和国国务院令第 517 号），自 2008 年 5 月 12 日起施行。

一、总则

（一）为了维护护士的合法权益，规范护理行为，促进护理事业发展，保障医疗安全和人体健康，制定本条例。

（二）本条例所称护士，是指经执业注册取得护士执业证书，依照本条例规定从事护理活动，履行保护生命、减轻痛苦、增进健康职责的卫生技术人员。

（三）护士人格尊严、人身安全不受侵犯。护士依法履行职责，受法律保护。全社会应当尊重护士。

（四）国务院有关部门、县级以上地方人民政府及其有关部门以及乡（镇）人民政府应当采取措施，改善护士的工作条件，保障护士待遇，加强护士队伍建设，促进护理事业健康发展。

国务院有关部门和县级以上地方人民政府应当采取措施，鼓励护士到农村、基层医疗卫生机构工作。

（五）国务院卫生主管部门负责全国的护士监督管理工作。县级以上地方人民政府卫生主管部门负责本行政区域的护士监督管理工作。

（六）国务院有关部门对在护理工作中作出杰出贡献的护士，应当授予全国卫生系统先进工作者荣誉称号或者颁发白求恩奖章，受到表彰、奖励的护士享受省部级劳动模范、先进工作者待遇；对长期从事护理工作的护士应当颁发荣誉证书。具体办法由国务院有关部门制定。

县级以上地方人民政府及其有关部门对本行政区域内作出突出贡献的护士，按照省、自治区、直辖市人民政府的有关规定给予表彰、奖励。

二、执业注册

（七）护士执业，应当经执业注册取得护士执业证书。申请护士执业注册，应当具备下列条件：

1. 具有完全民事行为能力；

2. 在中等职业学校、高等学校完成国务院教育主管部门和国务院卫生主管部门规定的普通全日制3年以上的护理、助产专业课程学习，包括在教学、综合医院完成8个月以上护理临床实习，并取得相应学历证书；

3. 通过国务院卫生主管部门组织的护士执业资格考试；

4. 符合国务院卫生主管部门规定的健康标准。

护士执业注册申请，应当自通过护士执业资格考试之日起3年内提出；逾期提出申请的，除应当具备前款第1项、第2项和第4项规定条件外，还应当在符合国务院卫生主管部门规定条件的医疗卫生机构接受3个月临床护理培训并考核合格。

护士执业资格考试办法由国务院卫生主管部门会同国务院人事部门制定。

（八）申请护士执业注册的，应当向拟执业地省、自治区、直辖市人民政府卫生主管部门提出申请。收到申请的卫生主管部门应当自收到申请之日起20个工作日内做出决定，对具备本条例规定条件的，准予注册，并发给护士执业证书；对不具备本条例规定条件的，不予注册，并书面说明理由。

护士执业注册有效期为5年。

（九）护士在其执业注册有效期内变更执业地点的，应当向拟执业地省、自治区、直辖市人民政府卫生主管部门报告。收到报告的卫生主管部门应当自收到报告之日起7个工作日内为其办理变更手续。护士跨省、自治区、直辖市变更执业地点的，收到报告的卫生主管部门还应当向其原执业地省、自治区、直辖市人民政府卫生主管部门通报。

（十）护士执业注册有效期届满需要继续执业的，应当在护士执业注册有效期届满前30日向执业地省、自治区、直辖市人民政府卫生主管部门申请延续注册。收到申请的卫生主管部门对具备本条例规定条件的，准予延续，延续执业注册有效期为5年；对不具备本条例规定条件的，不予延续，并书面说明理由。

护士有行政许可法规定的应当予以注销执业注册情形的，原注册部门应当依照行政许可法的规定注销其执业注册。

（十一）县级以上地方人民政府卫生主管部门应当建立本行政区域的护士执业良好记录和不良记录，并将该记录记入护士执业信息系统。

护士执业良好记录包括护士受到的表彰、奖励以及完成政府指令性任务的情况等内容。护士执业不良记录包括护士因违反本条例以及其他卫生管理法律、法规、规章或者诊疗技术规范的规定受到行政处罚、处分的情况等内容。

三、权利和义务

（十二）护士执业，有按照国家有关规定获取工资报酬、享受福利待遇、参加社会保险的权利。任何单位或者个人不得克扣护士工资，降低或者取消护士福利等待遇。

（十三）护士执业，有获得与其所从事的护理工作相适应的卫生防护、医疗保健服务的权利。从事直接接触有毒有害物质、有感染传染病危险工作的护士，有依照有关法律、行政法规的规定接受职业健康监护的权利；患职业病的，有依照有关法律、行政法规的规定获得赔偿的权利。

（十四）护士有按照国家有关规定获得与本人业务能力和学术水平相应的专业技术职务、职称的权利；有参加专业培训、从事学术研究和交流、参加行业协会和专业学术团体的权利。

（十五）护士有获得疾病诊疗、护理相关信息的权利和其他与履行护理职责相关的权利，可以对医疗卫生机构和卫生主管部门的工作提出意见和建议。

（十六）护士执业，应当遵守法律、法规、规章和诊疗技术规范的规定。

（十七）护士在执业活动中，发现患者病情危急，应当立即通知医师；在紧急情况下为抢救垂危患者生命，应当先行实施必要的紧急救护。

护士发现医嘱违反法律、法规、规章或者诊疗技术规范规定的，应当及时向开具医嘱的医师提出；必要时，应当向该医师所在科室的负责人或者医疗卫生机构负责医疗服务管理的人员报告。

（十八）护士应当尊重、关心、爱护患者，保护患者的隐私。

（十九）护士有义务参与公共卫生和疾病预防控制工作。发生自然灾害、公共卫生事件等严重威胁公众生命健康的突发事件，护士应当服从县级以上人民政府卫生主管部门或者所在医疗卫生机构的安排，参加医疗救护。

四、医疗卫生机构的职责

（二十）医疗卫生机构配备护士的数量不得低于国务院卫生主管部门规定的护士配备标准。

（二十一）医疗卫生机构不得允许下列人员在本机构从事诊疗技术规范规定的护理活动：

1. 未取得护士执业证书的人员；

2. 未依照本条例第九条的规定办理执业地点变更手续的护士；

3. 护士执业注册有效期届满未延续执业注册的护士。

在教学、综合医院进行护理临床实习的人员应当在护士指导下开展有关工作。

（二十二）医疗卫生机构应当为护士提供卫生防护用品，并采取有效的卫生防护措施和医疗保健措施。

（二十三）医疗卫生机构应当执行国家有关工资、福利待遇等规定，按照国家有关规定为在本机构从事护理工作的护士足额缴纳社会保险费用，保障护士的合法权益。

对在艰苦边远地区工作，或者从事直接接触有毒有害物质、有感染传染病危险工作的护士，所在医疗卫生机构应当按照国家有关规定给予津贴。

（二十四）医疗卫生机构应当制定、实施本机构护士在职培训计划，并保证护士接受培训。

护士培训应当注重新知识、新技术的应用；根据临床专科护理发展和专科护理岗位的需要，开展对护士的专科护理培训。

（二十五）医疗卫生机构应当按照国务院卫生主管部门的规定，设置专门机构或者配备专（兼）职人员负责护理管理工作。

（二十六）医疗卫生机构应当建立护士岗位责任制并进行监督检查。

护士因不履行职责或者违反职业道德受到投诉的，其所在医疗卫生机构应当进行调查。经查证属实的，医疗卫生机构应当对护士做出处理，并将调查处理情况告知投诉人。

五、法律责任

（二十七）卫生主管部门的工作人员未依照本条例规定履行职责，在护士监督管理工作中滥用职权、徇私舞弊，或者有其他失职、渎职行为的，依法给予处分；构成犯罪的，依法追究刑事责任。

（二十八）医疗卫生机构有下列情形之一的，由县级以上地方人民政府卫生主管部门依据职责分工责令限期改正，给予警告；逾期不改正的，根据国务院卫生主管部门规定的护士配备标准和在医疗卫生机构合法执业的护士数量核减其诊疗科目，或者暂停其6个月以上1年以下执业活动；国家举办的医疗卫生机构有下列情形之一、情节严重的，还应当对负有责任的主管人员和其他直接责任人员依法给予处分：

1. 违反本条例规定，护士的配备数量低于国务院卫生主管部门规定的护士配备标准的；

2. 允许未取得护士执业证书的人员或者允许未依照本条例规定办理执业地点变更手续、延续执业注册有效期的护士在本机构从事诊疗技术规范规定的护理活动的。

（二十九）医疗卫生机构有下列情形之一的，依照有关法律、行政法规的规定给予处罚；国家举办的医疗卫生机构有下列情形之一、情节严重的，还应当对负有责任的主管人员和其他直接责任人员依法给予处分：

1. 未执行国家有关工资、福利待遇等规定的；

2. 对在本机构从事护理工作的护士，未按照国家有关规定足额缴纳社会保险费用的；

3. 未为护士提供卫生防护用品，或者未采取有效的卫生防护措施、医疗保健措施的；

4. 对在艰苦边远地区工作，或者从事直接接触有毒有害物质、有感染传染病危险工作的护士，未按照国家有关规定给予津贴的。

（三十）医疗卫生机构有下列情形之一的，由县级以上地方人民政府卫生主管部门依据职责分工责令限期改正，给予警告：

1. 未制定、实施本机构护士在职培训计划或者未保证护士接受培训的；

2. 未依照本条例规定履行护士管理职责的。

（三十一）护士在执业活动中有下列情形之一的，由县级以上地方人民政府卫生主管部门依据职责分工责令改正，给予警告；情节严重的，暂停其6个月以上1年以下执业活动，直至由原发证部门吊销其护士执业证书：

1. 发现患者病情危急未立即通知医师的；

2. 发现医嘱违反法律、法规、规章或者诊疗技术规范的规定，未依照本条例第十七条的规定提出或者报告的；

3. 泄露患者隐私的；

4. 发生自然灾害、公共卫生事件等严重威胁公众生命健康的突发事件，不服从安排参加医疗救护的。

护士在执业活动中造成医疗事故的，依照医疗事故处理的有关规定承担法律责任。

（三十二）护士被吊销执业证书的，自执业证书被吊销之日起2年内不得申请执业注册。

(三十三）扰乱医疗秩序，阻碍护士依法开展执业活动，侮辱、威胁、殴打护士，或者有其他侵犯护士合法权益行为的，由公安机关依照《治安管理处罚法》的规定给予处罚；构成犯罪的，依法追究刑事责任。

六、附则

(三十四）本条例施行前按照国家有关规定已经取得护士执业证书或者护理专业技术职称、从事护理活动的人员，经执业地省、自治区、直辖市人民政府卫生主管部门审核合格，换领护士执业证书。

本条例施行前，尚未达到护士配备标准的医疗卫生机构，应当按照国务院卫生主管部门规定的实施步骤，自本条例施行之日起 3 年内达到护士配备标准。

(三十五）本条例自 2008 年 5 月 12 日起施行。

第二节　护士守则

一、护士应当奉行救死扶伤的人道主义精神，履行保护生命、减轻痛苦、增进健康的专业职责。

二、护士应当对患者一视同仁，尊重患者，维护患者的健康权益。

三、护士应当为患者提供医学照顾，协助完成诊疗计划，开展健康指导，提供心理支持。

四、护士应当履行岗位职责，工作严谨、慎独，对个人护理判断及执业行为负责。

五、护士应当关心爱护患者，保护患者的隐私。

六、护士发现患者的生命安全受到威胁时，应当积极采取保护措施。

七、护士应当积极参与公共卫生和健康促进活动，参与突发事件时的医疗救护。

八、护士应当加强学习，提高执业能力，适应医学科学和护理专业的发展。

九、护士应当积极加入护理专业团体，参与促进护理专业发展的活动。

十、护士应当与其他医务工作者建立良好关系，密切配合、团结协作。

第三节　护理人员职业道德规范要求

一、忠于职守，患者第一

热爱护理职业，做好本职工作。有高度的事业心和工作责任感，全心全意为患者服务。尊重患者的生命价值和人格，尊重患者平等就医的权利。一视同仁，任何情况下，不得以各种手段轻视和侮辱患者。

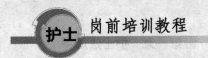

二、遵守制度，安全操作

对护理工作一丝不苟，严格执行"三查七对"制度。执行医嘱，及时准确；护理记录，正确清楚；观察患者，认真细致；抢救患者，有条不紊；坚持查对，准确无误。遵守制度，安全操作，避免差错，杜绝事故发生。

三、勤奋学习，精益求精

更新知识，发展护理科学。在不断开阔医护专业知识的基础上，积极运用心理学、社会学、美学、伦理学等相关学科知识，做好护理工作。

四、热情服务，以诚待患

以诚挚体贴的态度做好基础护理、生理护理和心理护理，努力为患者提供最佳的护理服务。

五、互尊互助，团结协作

同事间相互尊重、互帮互助，主动与医、技、工等人员团结、协作，共同完成医疗护理工作。

六、仪表端庄，稳重大方

仪表端庄，精神饱满，服装整洁，动作轻柔，语言温和，礼貌待患。

七、医德高尚，慎独守密

医德高尚，作风正派，努力培养诚实、正直、慎独、上进的品格和严谨的工作作风。单独操作时，不做有损于患者利益的事，为患者保守秘密，不泄漏患者的隐私和秘密。

第四节　护士职业素质要求

一、护士应具有热爱祖国、热爱中国共产党、热爱护理事业，具有自尊、自爱、自强、自重的良好思想品质和全心全意为患者服务的思想。

二、护士应具有热情细心、勤快敏捷、态度和蔼、语言亲切的优良作风。

三、尊重科学，刻苦钻研，以现代护理观为指导，更新护理知识，努力学习中西医护理基础知识、专科理论知识以及新知识、新技术，不断提高业务水平，为护理学科发展作出自己的贡献。

四、护理技术勤学苦练，精益求精，观察患者细心，抢救技术熟练，使重、危患者不失抢救时机。

五、严格执行各项规章制度和各项操作规程，以保证护理工作顺利进行。在工作中一旦发生差错，应及时报告，不得隐瞒。

六、遵纪守法，廉洁自律，团结同志，品行端正，与患者保持正常的护患关系。

七、仪表端庄，举止大方，着装整洁，把良好的精神面貌带给服务对象。

八、上班要坚守岗位，严肃认真，尽职尽责，主动为患者提供优质服务。

九、服从安排，听从指挥，积极支持各项工作。

【思考题】

1. 常见护理法规文件的内容。

2. 与护理相关的法律、法规和政策有哪些。

第二章 护理规章制度

第一节 护理工作制度

一、分级护理制度

（一）一般护理

1. 新患者入院后每天测体温、脉搏、呼吸 3 次，连续 3 天。

2. 一般患者每天测体温、脉搏、呼吸 1 次，每天记录大小便 1 次。

3. 体温在 37.5℃以上或危重患者每日测体温、脉搏、呼吸 4 次。体温正常后需加测 3 天。

4. 新入院患者测血压、体重 1 次，住院患者每周测血压 1 次。其他按中医护理常规和医嘱执行。

（二）分级护理

分级护理是根据患者住院期间疾病不同、病情轻重不一而采取不同的护理级别。护理级别可分为特级护理和一、二、三级护理。各级护理均应体现"以患者为中心"的整体护理观，使患者得到全身心的护理。

1. **特级护理**

（1）护理指征

①严重的脏腑功能衰竭及需要抢救的患者。

②各种复杂或新开展的大手术后需监测救治的患者。

③严重复合伤和大面积烧伤患者。

（2）护理要求

①专人护理，有条件者将患者安置到抢救室或监护室。

②密切观察病情变化，做好交接班及危重患者记录。

③准备抢救仪器、器械和抢救药物。

④及时执行医嘱，落实各项治疗措施。

⑤了解患者心理，给予必要的心理疏导。

⑥做好基础护理和生活护理。

（3）质量规范（见表 2-1）

表 2-1　　　　　　　　　　　　特级护理质量规范

项目	内容	备注
（一）晨间护理	1. 整理床单位	1 次/日
	2. 面部清洁和梳头	
	3. 口腔护理	
（二）晚间护理	1. 整理床单位	1 次/日
	2. 面部清洁	
	3. 口腔护理	
	4. 会阴护理	
	5. 足部清洁	
（三）对非禁食患者协助进食/水		
（四）卧位护理	1. 协助患者翻身及有效咳嗽	1 次/2 小时
	2. 协助床上移动	必要时
	3. 压疮预防及护理	
（五）排泄护理	1. 失禁护理	需要时
	2. 床上使用便器	需要时
	3. 留置尿管护理	2 次/日
（六）床上温水擦浴		1 次/2~3 日
（七）其他护理	1. 协助更衣	需要时
	2. 床上洗头	1 次/周
	3. 指/趾甲护理	需要时
（八）患者安全管理		

2. 一级护理

（1）护理指征

①病情危重需严格卧床休息、生活完全不能自理的患者。

②各种大手术后，生活完全不能自理的患者。

③生活可以部分自理，但病情随时可能发生变化的患者。

（2）护理要求

①随时观察病情变化，落实各项治疗、护理措施，填写护理记录。

②做好基础护理，临证（症）施护。

③做好情志护理，给予心理疏导。

④认真做好有针对性的健康指导。

（3）质量规范（见表 2-2）

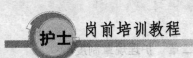

表 2 - 2　　　　　　　　　　　　　一级护理质量规范

A. 患者生活不能自理

项目	内容	备注
（一）晨间护理	1. 整理床单位	1 次/日
	2. 面部清洁和梳头	
	3. 口腔护理	
（二）晚间护理	1. 整理床单位	1 次/日
	2. 面部清洁	
	3. 口腔护理	
	4. 会阴护理	
	5. 足部清洁	
（三）对非禁食患者协助进食/水		
（四）卧位护理	1. 协助患者翻身及有效咳嗽	1 次/2 小时
	2. 协助床上移动	必要时
	3. 压疮预防及护理	
（五）排泄护理	1. 失禁护理	需要时
	2. 床上使用便器	需要时
	3. 留置尿管护理	2 次/日
（六）床上温水擦浴		1 次/2～3 日
（七）其他护理	1. 协助更衣	需要时
	2. 床上洗头	1 次/周
	3. 指/趾甲护理	需要时
（八）患者安全管理		

B. 患者生活部分自理

项目	内容	备注
（一）晨间护理	1. 整理床单位	1 次/日
	2. 协助面部清洁和梳头	
（二）晚间护理	1. 协助面部清洁	1 次/日
	2. 协助会阴护理	
	3. 协助足部清洁	
（三）对非禁食患者协助进食/水		
（四）卧位护理	1. 协助患者翻身及有效咳嗽	1 次/2 小时
	2. 协助床上移动	必要时
	3. 压疮预防及护理	

项目	内容	备注
（五）排泄护理	1. 失禁护理	需要时
	2. 协助床上使用便器	需要时
	3. 留置尿管护理	2 次/日
（六）协助温水擦浴		1 次/2～3 日
（七）其他护理	1. 协助更衣	需要时
	2. 协助洗头	
	3. 协助指/趾甲护理	
（八）患者安全管理		

3. 二级护理

（1）护理指征

①病情趋于稳定、需要卧床休息的患者。

②病情较稳定、仍需要限制活动的患者。

③慢性、年老体弱需搀扶下地活动者，需要协助完成各项生活护理的患者。

（2）护理要求

①定时观察患者病情、特殊治疗或特殊用药后的反应，做好临证（症）施护及护理记录。

②协助患者做好晨、晚间护理。

③根据不同病情，做好饮食调护和情志护理。

④满足患者对健康知识的需求，提高患者自我管理能力。

（3）质量规范（见表2-3）

表2-3　　　　　　　　　　二级护理质量规范

A. 患者生活部分自理

项目	内容	备注
（一）晨间护理	1. 整理床单位	1 次/日
	2. 协助面部清洁和梳头	
（二）晚间护理	1. 协助面部清洁	1 次/日
	2. 协助会阴护理	
	3. 协助足部清洁	
（三）对非禁食患者协助进食/水		
（四）卧位护理	1. 协助患者翻身及有效咳嗽	1 次/2 小时
	2. 协助床上移动	必要时
	3. 压疮预防及护理	

续表

项目	内容	备注
（五）排泄护理	1. 失禁护理	需要时
	2. 协助床上使用便器	需要时
	3. 留置尿管护理	2次/日
（六）协助沐浴或擦浴		1次/2～3日
（七）其他护理	1. 协助更衣	需要时
	2. 协助洗头	
	3. 协助指/趾甲护理	
（八）患者安全管理		

B. 患者生活完全自理

项目	内容	备注
（一）整理床单位		1次/日
（二）患者安全管理		

4. 三级护理

（1）护理指征

①各种病情稳定、恢复期的患者。

②一般慢性病、手术前准备、术后恢复期、正常产妇等。

③生活能自理的患者。

（2）护理要求

①注意观察病情变化，做好临证（症）施护。按常规为患者测量体温、脉搏、呼吸、血压，指导患者的饮食和休息。

②向患者介绍有关规章制度，注意遵守作息时间，配合治疗和护理。

③指导患者锻炼，做好情志护理。

④满足患者对健康知识的需求及做好出院指导。

（3）质量规范（见表2－4）

表2－4　　　　　　　　　　三级护理质量规范

项目	内容	备注
（一）整理床单位		1次/日
（二）患者安全管理		

二、值班、交接班制度

交接班制度是保证临床医疗护理工作昼夜连续进行的一项重要措施，护理人员必须严格认真执行。

1. 值班人员必须坚守岗位，履行职责，严格遵照医嘱和护士长的安排，保证各项治疗，使护理工作准确、及时地进行。

2. 每班必须按时交接班，接班者提前到岗，准备交接班。内容包括阅读病房报告、护理记录、医嘱本、仔细清点物品、药品等工作。在接班者未接清楚之前，交班者不得离开岗位。

3. 值班护士必须在交班前完成本班的各项工作，写好交班报告及各项护理记录，本班工作未完成时不得交班。值班护士要做到对患者高度负责，加强巡视，遇到特殊情况应详细交代，处理好用过的物品。日班要为夜班做好一切物品准备，抢救物品、药品齐全，以便夜班工作。

4. 交接班时做到书面写清，口头讲清，床前交清。交班中如发现问题，如治疗、物品等不清时，应立即查问，接班后发现问题应由接班者负责。

5. 每天晨会后、白班下班前，由护士长带领日、夜班护士对全科患者进行查房，尤其要对新入院、重症患者进行床头交接。

三、护理文书书写制度

1. 护理文书书写应当客观、真实、准确、及时、完整，保持动态连续性。文字简明扼要，并使用医学术语。时间记录到分钟。

2. 护理文书应当版面整洁，书写清晰，字迹工整，语句通顺，标点正确。使用蓝黑钢笔或蓝黑碳素笔书写。

3. 因抢救急危重症未能及时记录的，当班护士应当在抢救结束后 6 小时内据实补记，并注明抢救完成时间及补记时间。

4. 表格眉栏及其他项目栏应逐项填写，无漏项，署名要签全名，盖章无效。未注册护士、实习学生不能单独签名，应当经过在本医疗机构合法执业的护士审阅、修改后方可签名，署名采取以下方式：老师（注册护士）/学生姓名。

5. 度量衡单位一律采用中华人民共和国法定计量单位，记录时间采用 24 小时制。

6. 书写过程中若需要修改，应在需修改的原记录上用双线标识并签名，以保证原记录清晰可辨，不得采用涂改、刀刮、剪贴、涂黑等方法掩盖或去除原来的字迹。

四、查对制度

查对是护士执行医嘱、施行治疗和护理前的必要步骤，是保障患者安全的基本手段。

1. 医嘱查对制度

（1）医嘱必须查对后才可执行，护士执行医嘱后一定要签字。

（2）明确医嘱的内容，有疑问时需要再核实无误后方可执行。

（3）凡是医嘱不全、未签名或未注明时间、剂量、用法者不予执行。

（4）抢救时要注意口头医嘱的处理，护士应重复一遍，待医师确认无误后方可执行。抢救时执行的口头医嘱须在 6 小时内补记。非紧急情况下不执行口头医嘱。

（5）白班医嘱由夜间值班护士核对；夜间医嘱由白班护士核对；对重整医嘱、出院医嘱须当班核对。

2. 注射、输液、服药查对制度

（1）严格执行"三查七对"，床头核对一定要叫患者姓名，并说明药名及注意事项。

"三查"：操作前查、操作中查、操作后查。

"七对"：对床号、姓名、药名、剂量、浓度、时间、用法。

（2）清点和使用药品时，要注意药品的质量、标签、失效时间，如果安瓿有裂缝或瓶口松动，则不得使用。

（3）给药前注意询问有无过敏史，青霉素类药物用红笔填写输液卡，青霉素过敏的患者，一览卡、床头卡、病历要有明显的标志。多种药物同时使用时要注意有无配伍禁忌。

（4）无菌技术操作时，必须查对灭菌日期、灭菌效果及物品质量。

（5）使用毒、麻、剧、限制药物时应按照有关管理制度执行。

（6）给药时如患者提出疑问应及时查清，必要时请示主管医师确认无误后方可执行。

（7）建立输液巡视卡，要求护士按时巡视并记录，杜绝患者拔点滴现象。

3. 输血查对制度

（1）输血前凭取血单与血库人员共同做好"三查八对"。"三查"即查血的有效期、血的质量和输血装置是否完好。"八对"即对姓名、床号、住院号、血液瓶（袋）号、血型、交叉配血实验结果、血液种类和剂量。查对无误方可取血。

（2）血液从血库提出后，应尽早输入。

（3）输血前需经两人仔细核对，无误后方可输入。

（4）输血完毕，按《临床用血规范》中的有关规定保留血袋以备查检。

4. 新生儿查对制度

（1）给新生儿注射、用药时除严格执行"三查七对"制度外，还需核对新生儿床头卡、胸牌、手腕标识（母亲姓名、床号、新生儿出生时间、性别），三处核对无误后方可施行操作。

（2）新生儿沐浴回房时须核对母亲床头卡，新生儿床头卡、胸牌、手腕标识上的床号、母亲姓名。母婴核对无误后再入母婴同室。

（3）在母婴同室内新生儿更衣时或母婴出院更衣时，需核对新生儿床头卡、胸牌中的母亲床号与姓名，新生儿性别与手腕标识上的内容，核对无误后方可出院。

（4）新生儿抚触前后均需核对床头卡、胸牌、手腕标识，三处无误后再入母婴同室。

5. 手术室查对制度

（1）接患者时，要查对科别、床号、姓名、性别、年龄、诊断、手术名称，术前用药。

（2）手术前，必须查对姓名、诊断、手术部位（左、右）以及配血报告、术前用品以及药物过敏试验结果等。

（3）查对无菌包的有效期、灭菌指示剂、是否符合要求以及手术器械是否齐全。

（4）凡进行体腔或深部组织手术，要在缝合前清点所有敷料和器械是否与术前相符，并认真做好记录。

（5）术中输血、补液及用药，严格执行查对制度。

（6）手术取下的标本，应由巡回护士与术者核对后，再填写病理标签送检。

（7）核对植入材料的名称、有效期。

6. 供应室查对制度

（1）准备器械包时，要查对物品名称、数量、质量及清洁度。

（2）发器械包时，要查对名称、消毒日期及灭菌指示剂。

（3）收回器械时，要查对数量、质量及清洁处理情况。

（4）高压灭菌时，要检查温度、压力、时间，灭菌后检查灭菌效果（指示剂及有无湿包等情况），达到要求后方可发出。

五、医嘱执行制度

1. 医嘱要求层次分明，内容清楚，不得涂改，临时医嘱被取消时，单行医嘱由医师用红笔在本条医嘱后写"取消"并用红笔签名；多行医嘱在用法前用红笔写"取消"并用红笔签名。开立、执行和取消医嘱一律注明时间和签全名。

2. 非急救情况，护士不执行口头医嘱。如抢救过程中，医师下达口头医嘱时，护士应复述一遍，在得到医师确认后方可执行，事后应在6小时内及时补记。

3. 护士执行医嘱时必须按查对要求认真核对，执行后签名并注明执行时间。

4. 医生对新入院、转入患者应及时下达医嘱，手术和分娩后要停止术前和产前医嘱，在医嘱单上以红笔划一横线，以示截止，重开医嘱。

5. 凡需下一班执行的临时医嘱，要交代清楚，并在护士交班簿上注明。

六、抢救工作制度

1. 各科抢救工作应由科主任、护士长负责组织和指挥，并迅速及时地投入抢救，对重大抢救及时提出抢救方案报告有关部门。

2. 日常备齐一切中西医抢救药品、物品和器械，放在固定位置，由专人管理。护士必须熟练掌握各种器械、仪器性能及使用方法，抢救物品一般不外借，以保证应急使用。

3. 参加抢救的医护人员分工明确，紧密配合，听从指挥，坚守岗位，遵循抢救程序，做到忙而不乱。

4. 对危重患者应就地抢救，医生未到之前，护理人员应根据病情及时测生命体征、给氧、吸痰、建立静脉通道、止血、心肺复苏等应急处置。待病情稳定后方可移动。

5. 及时、全面、客观、准确书写危重患者护理记录单，紧急情况下可在6小时内补记。严格执行查对制度，防止差错事故，口头医嘱执行应加复核。

6. 严格执行交接班制度，日夜应有专人护理，对病情变化、抢救经过、各种用药要详细交代。

7. 抢救完毕，要做好抢救记录、登记，抢救器械用后及时清理、消毒，消耗部分及时补充，定位放置，定量贮存，定人保管，以保证应急使用。

8. 对群死群伤等情况应及时按组织系统上报，涉及法律纠纷应及时上报有关部门。

附：常用急救药品的使用（见表 2 – 5）

表 2 –5 　　　　　　　　　　　　常用急救药品的使用

药名	药理	不良反应
升压药 – 盐酸肾上腺素	激动 α 和 β 受体，产生较强的 α 型和 β 型作用，能加强心肌收缩力加速传导，加快心率，提高心肌兴奋性，舒张支气管平滑肌等作用 **适应证** 临床上用于心脏骤停、过敏性休克、支气管哮喘、局麻等 **用法用量** （1）过敏性休克：皮下注射或肌注 0.5 ~ 1mg，也可 0.1 ~ 0.5mg 缓慢静注（用盐水稀释到 10ml），如疗效不好可改 4 ~ 8mg 静滴（溶于 5% 葡萄糖 500 ~ 1000ml）。 （2）心搏骤停：副肾 1mg 以 10ml 等渗盐水稀释后静注（必要时 3 ~ 5 分钟重复 1 次） （3）支气管哮喘：0.25 ~ 0.5mg 皮下注射（极量 1mg）仅能维持 1 小时，必要时 4 小时重复 1 次	（1）有心悸、头痛、烦躁、失眠、面色苍白、血压升高、震颤等不良反应 （2）大剂量可致腹痛、心律失常 （3）用量过大或皮下注射时误入血管后，可引起血压突然上升而导致脑出血。 **禁用于**：高血压、脑动脉硬化，器质性心脏病、糖尿病、甲亢
升压药 – 去甲肾上腺素（正肾）	对 α 受体有强大激动作用，对 β$_1$ 受体作用弱，主要使小动脉、小静脉收缩，血压升高，增加心肌收缩力，心率加快 **适应证** 临床上用于治疗休克、药物中毒性低血压、上消化道出血 **用法用量** 皮下或肌内注射：成人：0.5 ~ 1.0mg/次；儿童：每次 0.02 ~ 0.03mg/kg，必要时 1 ~ 2 小时后重复。静脉或心内注射：0.5 ~ 1.0mg/次，以等渗盐水稀释 10 倍后注射	静滴外漏可致局部组织缺血坏死，剂量过大或时间过长，可引起急性肾衰 **禁用于**：高血压、动脉硬化症、少尿、无尿等 本品遇光即渐变色，应避光贮存，如注射液呈棕色或有沉淀，即不宜再用
升压药 – 多巴胺	主要激动 α、β 和多巴胺受体。低浓度（每分钟 10μg/kg）肾脏肠系膜、冠状动脉血管；高浓度（每分钟 20μg/kg）增强心肌收缩力，升高血压（主要增加收缩压和脉压），收缩肾血管 **适应证** 临床用于心肌梗死、创伤、败血症、心脏手术、肾功能衰竭、充血性心力衰竭等引起的休克综合征；补充血容量后休克仍不能纠正者，尤其有少尿及周围血管阻力正常或较低的休克 **用法用量** （1）小剂量（肾反应性剂量）：每分钟静脉滴注2 ~ 4μg/kg 时，主要起多巴胺样激动剂作用，使外周血管阻力降低，血压下降，肾血流增加 （2）中等剂量（心脏反应剂量）：每分钟静脉滴注 5 ~ 10μg/kg（心脏反应计量）时，兴奋 β$_1$、β$_2$ 受体，心肌收缩力增强，使心排出量增加，纠正休克 （3）大剂量（血管加压剂量）：每分钟静脉滴注 10 ~ 20μg/kg 时则 α 受体激动效应占主要地位，体循环和内脏血管收缩，血压升高，纠正休克或改善复苏后脑灌注	（1）大剂量时可发生恶心、呕吐或引起呼吸加速、心律失常，停药后可消失 （2）多巴胺易氧化，需避光保存，忌与碱性药物配伍 （3）多巴胺如外渗到组织间隙，可引起皮肤组织坏死

续表

药名	药理	不良反应
升压药－阿拉明	直接激动 α 受体，对 β₁ 体作用较弱，可引起血管收缩，升高血压，对心率影响不明显 **适应证** 临床用于：（1）防治麻醉时发生的急性低血压；（2）因出血、药物过敏、手术并发症及脑外伤合并休克而发生的低血压的辅助性治疗；（3）治疗心源性休克或败血症所致的低血压 **用法用量** （1）肌肉或皮下注射 2～10mg/次，10 分钟后可重复药； （2）静脉注射，初量用 0.5～5mg，继而静滴，用于重症休克； （3）静脉滴注，将间羟胺 15～100mg 加入氯化钠注射液或 5% 葡萄糖注射液 500ml 内，调节滴速以维持理想的血压。成人极量 1 次 100mg（每分钟 0.3～0.4mg）	（1）过量时表现抽搐、严重高血压、严重心律失常，应立即停用； （2）短期连用可产生快速耐受性； （3）忌与碱性药物配伍
升压药－新福林（去氧肾上腺素）	本品为 α 肾上腺素受体激动药，作用于 α 受体引起血管收缩，外周阻力增加使收缩压及舒张压均升高，随血压升高可激发迷走神经反射，使心率减慢，由此可治疗室上性心动过速 **适应证** 临床用于治疗休克及麻醉时维持血压，也用于治疗室上性心动过速 **用法用量** 升高血压：轻或中度低血压肌内注射 2～5mg，再次给药间隔不短于 10～15 分钟，静脉注射 1 次 0.2mg，按需每隔 10～15 分钟给药 1 次。阵发性室上性心动过速，初量静脉注射 0.5mg，20～30 秒钟内注入，以后用量递增，每次加药量不超过 0.1～0.2mg，1 次量以 1mg 为服	过量时常出现心率加快或不规则
平喘药－氨茶碱	（1）扩张支气管：对支气管平滑肌有较强的松弛作用，尤其对痉挛状态的平滑肌作用突出，可使哮喘症状迅速缓解 （2）兴奋心脏：增强心肌收缩力，增加心输出量，静注治疗急性心功能不全或心源性哮喘 **适应证** 临床主要用于平喘，也可用于心绞痛、心源性肺水肿 **用法用量** 口服：每次 0.1～0.2g，每日 3 次；极量：每次 0.5g，每日 1g。肌注、静注或静滴：每次 0.25～0.5g，每日 2 次。静滴时以 5% 葡萄糖液稀释后缓滴。极量：每次 0.5g，每日 2 次	口服对胃有刺激性，宜饭后服用或用缓释片剂。静注时浓度过高或推速过快，可引起心悸、心律失常、血压骤降等，甚至发生惊厥，故必须稀释后缓慢静注。兴奋中枢，治疗量时少数人会出现失眠、烦躁不安；剂量过大时可引起头痛、谵妄甚至惊厥等
抗胆碱药－阿托品	与 M 胆碱受体结合后竞争性地拮抗 Ach 或胆碱受体激动药对 M 受体的激动作用 **适应证** 临床用于解除平滑肌痉挛，抑制腺体分泌，治疗迷走神经过度兴奋所致房室传导阻滞，抗休克，解除有机磷中毒及眼科验光配镜等	口干、视物模糊、心率加快、瞳孔扩大、皮肤潮红 **禁忌证**：青光眼、前列腺肥大

药名	药理	不良反应
	用法用量 （1）一般 0.5～1mg/次肌内注射 （2）有机磷农药中毒时，肌注或静注 1～2mg（严重时可加大 10 倍），根据病情调整间隔时间至患者清醒 （3）心动过缓：1mg 加入 250mg 葡萄糖中静点 （4）心脏停搏时 1mg 静推，每 3～5 分钟 1 次，总量 2～3mg，即 0.03～0.04mg/kg	
抗胆碱药－山莨菪碱（654－Ⅱ)	与阿托品类似，对中枢兴奋性小，但对血管痉挛的解痉作用选择性相对较高 **适应证** 临床用于感染性休克，内脏平滑肌痉挛 **用法用量** 口服：每次 5～20mg，每日 3 次；肌注：每次 5～20mg，每日 1～2 次。静滴：每次 20～60mg，用 5%～10% 葡萄糖液稀释，每日 1 至数次	与阿托品相似
抗胆碱药－东莨菪碱	为外周作用较强的抗胆碱药，作用较阿托品强而维持时间较阿托品短，以抑制中枢作用为主，能抑制腺体分泌，解除毛细血管痉挛，改善微循环，扩张支气管，解除平滑肌痉挛；对大脑皮质有镇静、安眠及呼吸中枢有兴奋作用 **适应证** 用于麻醉前给药、震颤麻痹、晕动病、躁狂性精神病、感染性休克、有机磷农药中毒等 **用法用量** 皮下或肌内注射，1 次 0.3～0.5mg，极量 1 次 0.5mg，1 日 1.5mg	口干，眩晕，严重时瞳孔散大，皮肤潮红、灼热，兴奋，烦躁，谵语惊厥，心跳加快
降压药－硝普纳	能选择性直接松弛全身小动脉和小静脉的血管平滑肌，降低血压，减轻心脏的前、后负荷，具有强效、快速的降压效果 **适应证** 临床主要用于高血压危象和难治性心力衰竭 **用法用量** 粉针剂：50mg。因水溶液不稳定，故需现用现配，配制时间超过 4 小时的溶液不宜再用。整个滴注系统应用黑纸包裹以防药品遇光破坏，根据血压监测情况随时调整滴速 硝普钠开始剂量 0.5μg/（kg·min），根据治疗反应逐渐调整剂量，常用剂量 3μg/（kg·min），极量为 10μg/（mg·min)	（1）在用药时监测血压、心率，根据血压调节滴数。一般 8～10 滴/分钟 （2）最佳给药方式是应用输液泵控制滴数，以保证用药剂量准确和稳定的血流动力学效果 （3）该药遇光分解，需避光保存和输入 （4）溶液应现用现配，正常应为淡棕色，如变为暗棕色、橙色或蓝色应弃去。每 8 小时一换

药名	药理	不良反应
抗心绞痛药-硝酸甘油	基本作用是松弛平滑肌，对血管平滑肌最明显，能舒张全身静脉和动脉 **适应证** 临床用于治疗心绞痛 **用法用量** 舌下含服：每次 0.3mg 或 0.6mg。极量：每日不超过 2mg。静滴：1～20mg 溶于 5%～10% 100ml 葡萄糖液中，根据疾病情况调整剂量及滴速	面部皮肤血管扩张后引起皮肤发红，搏动性头痛、低血压。连续用药可出现耐药
抗心律失常药-心律平（普罗帕酮）	本品属于直接作用于细胞膜的抗心律失常药，降低浦野纤维自律性，减慢其传导，缩短动作电位时间，延长房室结有效不应期的旁道前向不应期，使阈电位上升，故明显降低心肌自律性与消除折返。尚有轻度钙通度阻滞和 β 受体阻滞作用 **适应证** 主要治疗室性心律失常如室早、室速等，对房早、房速及房扑与房颤等亦适合，预激综合征并心动过速有良效 **用法用量** 静注每次 70～140mg，稀释后缓慢静注，无效可于 10～20 分钟后重复使用 1 次	恶心、头痛、眩晕等，个别出现心动过缓、窦房或房室传导阻滞，停药或减量消失。严重心衰、休克、心动过缓、房室传导阻滞及重度阻塞性肺部疾病等禁用
抗心率失常药-异搏定（维拉帕米）	能阻滞心肌细胞钙离子的运转，降低心肌细胞内钙离子的浓度，延长心房不应期，抑制心肌自律性，减慢房室传导，具有抗心率失常作用，同时也能选择性地扩张冠状动脉，增加冠脉血流量，降低周围血管阻力，减轻心脏负荷，降低心肌耗氧量。静脉注射后作用持续 20～30 分钟 **适应证** 临床用于阵发性室上性心动过速、心房颤动或扑动，亦可用于频发性室上性和室性早搏及心绞痛 **用法用量** 稀释后缓慢静脉注射或滴注，0.075～0.15mg/kg，症状控制后改用片剂口服维持	（1）恶心、呕吐、便秘、眩晕、头痛、呼吸困难、心悸 （2）对心源性休克、心肌梗死急性期、房室传导阻滞、严重心力衰竭、各种原因引起的心动过缓及低血压患者忌用。支气管哮喘患者慎用 （3）孕妇忌用 （4）必须停用 β - 受体阻滞剂，静脉注射必须缓慢
抗心律失常药-利多卡因	降低心脏自律性，提高心室致颤阈，对心房无作用 **适应证** 临床用于治疗心律失常（室性快速性心律失常） **用法用量** 表面麻醉：2%～4% 溶液 1 次不超过 100mg。注射给药时 1 次量不超过 4.5mg/kg 或 7mg/kg。抗心律失常常用量：静脉注射 1～1.5mg/kg 作首次负荷量静注 2～3 分钟，必要时每 5 分钟后重复静脉注射 1～2 次，1 小时之内总量不得超过 300mg	（1）常见不良反应有头晕、嗜睡、恶心、呕吐、烦躁不安等 （2）过量可致肌肉抽搐，甚至精神错乱，癫痫发作，中毒极量可抑制呼吸 （3）严重房室传导阻滞、室内传导阻滞者禁用

药名	药理	不良反应
呼吸兴奋药－可拉明	选择性地兴奋延髓呼吸中枢，也可作用于颈动脉体和主动脉体化学感受器，反射性地兴奋呼吸中枢，使呼吸加深加快 **适应证** 用于中枢性呼吸抑制及各种原因引起的呼吸抑制 **用法用量** (1) 本品可皮下注射、肌肉或静脉注射，每次 0.25～0.5g，1 次静注只能维持作用 5～10 分钟 (2) 必要时可在 1～2 小时内连续给 4～6 个剂量 (3) 极量：皮下、肌肉或静脉注射，1 次 1.25g	剂量过大可致血压升高、心动过速、肌震颤及僵直、咳嗽、呕吐、出汗等，中毒时可出现惊厥
镇痛药－吗啡	镇痛作用强，同时具有镇咳、镇吐、抑制呼吸及肠蠕动、增强括约肌紧张性等作用 **适应证** 临床用于剧痛、心性哮喘、肺水肿及麻醉前给药 **用法用量** 皮下注射或口服：每次 5～10mg，1～3 次/日。极量：皮下每次 20mg，60mg/d；口服每次 30mg，100mg/d	便秘、呕吐、尿潴留。嗜睡、血压降低、呼吸抑制、成瘾
镇痛药－度冷丁（哌替啶）	作用与吗啡相似，镇痛作用为吗啡的 1/8～1/10，维持时间 2～4 小时，抑制呼吸、镇静及镇咳亦较吗啡弱 **适应证** 临床用于各种剧痛、急性左心衰所致心性哮喘与肺水肿 **用法用量** 皮下或肌注：每次 25～100mg，极量：每次 150mg，600mg/d。两次用药间隔不宜少于 4 小时	可有头昏、头痛、出汗、口干、恶心、呕吐，过量可致瞳孔散大、惊厥、心动过速、幻觉、血压下降、呼吸抑制、昏迷、成瘾
镇痛药－纳洛酮	对 4 型阿片受体都有拮抗作用。它本身并无明显药理效应及毒性，但对吗啡中毒者，1～2 分钟可消除呼吸抑制现象 **适应证** 临床用于吗啡中毒的解效，可使昏迷者复苏。本品尚有抗休克作用，临床可用于治疗其他抗休克疗法无效的感染中毒性休克 **用法用量** 常用剂量：纳洛酮 5μg/kg，待 15 分钟后再肌注 10μg/kg 或先给负荷量：1.5～3.5μg/kg，以 3μg/kg·h 维持	几乎无不良反应，可见轻度嗜睡。偶可出现恶心、呕吐、心动过速、高血压和烦躁不安等。对已耐受吗啡者，注射本品能立即引起戒断症状
镇静催眠药－安定（地西泮）	本品属苯二氮卓类，小剂量时有抗焦虑作用，能改善患者紧张、忧虑和恐惧症状，随剂量增加可产生镇静和催眠作用，有中枢性肌松作用，抗癫痫、抗惊厥作用 **适应证** (1) 主要用于焦虑、镇静催眠，还可用于抗癫痫和抗惊厥 (2) 缓解炎症引起的反射性肌肉痉挛等 (3) 用于治疗惊恐症 (4) 肌紧张性头痛 (5) 可治疗家族性、老年性和特发性震颤 (6) 可用于麻醉前给药 **用法用量** 镇静：每次 2.5～5mg，3 次/日，极量每日 25mg	毒性较小，偶见嗜睡、疲倦、头晕、共济失调、低血压、复视、皮疹、血细胞少、尿潴留等。静注过快会引起呼吸抑制

药名	药理	不良反应
抗精神失常药－氯丙嗪	系吩噻嗪类的代表药，为中枢多巴胺受体的阻断剂，具有多种药理活性 **适应证** (1) 治疗精神病：用于控制精神分裂症或其他精神病的兴奋骚动、紧张不安、幻觉、妄想等症状，对忧郁症状及木僵症状的疗效较差 (2) 镇吐：几乎对各种原因引起的呕吐，如尿毒症、胃肠炎、癌症、妊娠及药物引起的呕吐均有效。也可用于治疗顽固性呃逆，但对晕动病呕吐无效 (3) 低温麻醉及人工冬眠：用于低温麻醉时可防止休克发生 (4) 与镇痛药合用，治疗癌症晚期患者的剧痛 (5) 治疗心力衰竭 **用法用量** 一般口服量每次 12.5～50mg，3 次/日。肌内注射每次 25～50mg。治疗精神病宜从小剂量开始，轻症 300mg/d，重症 600～800mg/d，好转后逐渐减用维持量（50～100mg/d）。拒服药者每次 50～100mg，加于 25% 葡萄糖注射液 20ml 内，缓慢静脉注射。 治疗心力衰竭：小剂量肌注，每次5～10mg，1 日 1～2 次，也可静滴，速度每分钟 0.5mg	(1) 口干、上腹部不适、乏力、嗜睡、便秘、心悸，偶见泌乳、乳房肿大、肥胖、闭经等 (2) 注射或口服大剂量时可引起体位性低血压，故用药后应静卧1～2小时 (3) 对肝功能有一定影响，偶可引起阻塞性黄疸、肝肿大，停药后可恢复。长期用药需定期检查肝功能 (4) 可发生过敏反应，常见的有皮疹、接触性皮炎、剥脱性皮炎、粒细胞减少（此反应少见，一旦发生应立即停药）、哮喘、紫癜等
抗组胺药－异丙嗪（非那根）	能拮抗组胺对胃肠道、气管、支气管或细气管平滑肌的收缩或挛缩，解除组胺对支气管平滑肌的致痉和充血作用。主要有镇静、止吐和抗胆碱作用 **适应证** 临床上用于治疗变态反应性疾病（荨麻疹、过敏性鼻炎）、晕动病及呕吐 **用法用量** (1) 抗过敏治疗时，1 次肌注 25mg，必要时 2 小时后重复 (2) 严重过敏时可肌注 25～50mg，最高量不得超过 100mg (3) 紧急情况下，可用灭菌注射用水稀释至 0.25%，缓慢静脉注射；小儿按体重 0.125mg/kg 给予	(1) 对吩噻嗪类药高度过敏的人，也对本品过敏 (2) 常见嗜睡，反应迟钝，注意力不集中 (3) 增加皮肤对光的敏感性，易兴奋，易激动，幻觉，中毒性谵妄 (4) 早产儿、新生儿及临产前 1～2 周的孕妇忌用
肾上腺皮质激素类药－氢化可的松	(1) 抗炎、免疫抑制和抗休克作用 (2) 其他作用：刺激骨髓造血功能，提高中枢兴奋性；使胃酸和胃蛋白酶分泌增多 **适应证** (1) 用于肾上腺功能不全所引起的疾病、类风湿性关节炎、风湿性发热、痛风、支气管哮喘等 (2) 用于过敏性皮炎、脂溢性皮炎、瘙痒症等 (3) 长期大量服用可引起柯兴征、水钠潴留、精神症状、消化系统溃疡、骨质疏松、生长发育受抑制 (4) 用于虹膜睫状体炎、角膜炎、巩膜炎、结膜炎等 (5) 用于神经性皮炎，以及结核性脑膜炎、胸膜炎、关节炎、腱鞘炎、急慢性损伤、腱鞘劳损等 **用法用量** 静滴：每次 100～200mg，1～2 次/日	(1) 长期大量应用引起的反应：满月脸、水牛背、向心性肥胖、低钾、高血压、糖尿病等；诱发或加重感染；消化道出血；骨质疏松 (2) 停药反应：可引起肾上腺皮质萎缩和功能不全，突然停药可使原病复发或恶化 **禁忌证**：严重精神病、严重高血压、糖尿病、孕妇、活动性消化道溃疡、肾上腺皮质功能亢进症

药名	药理	不良反应
肾上腺皮质激素类药－地塞米松	非特异性抗炎作用；抗免疫作用；抗毒作用；大剂量时抗休克作用；刺激骨髓造血；提高中枢神经系统的兴奋性；对代谢的影响：使血糖升高，促进肝外蛋白质分解并抑制其合成；促进脂肪分解并抑制其合成，具有去除水钠潴留及排钾、排钙作用 **适应证** 临床用于治疗严重感染，如重症肺结核、败血症等；治疗自身免疫性疾病和过敏性疾病；抗休克；替代疗法等 **用法用量** 口服：每次 0.7~3mg，每日 3 次。维持量每日 0.5~0.75mg。肌注或静注：每次 2~6mg。对长期用药者，应逐渐减量、停药	长期大量用药可引起类肾上腺皮质功能亢进症；诱发或加重感染、溃疡；可引起骨质疏松及延缓伤口愈合 停药反应：肾上腺皮质功能不全症状；反跳现象
利尿剂－甘露醇	甘露醇为单糖，在体内不被代谢，经肾小球滤过后在肾小管内甚少被重吸收，起到渗透利尿作用 **适应证** (1) 组织脱水药：用于治疗各种原因引起的脑水肿，降低颅内压，防止脑疝 (2) 降低眼内压：可有效降低眼内压，应用于其他降眼内压药无效时或眼内手术前准备 (3) 渗透性利尿药：用于鉴别肾前性因素或急性肾功能衰竭引起的少尿，亦可用于预防各种原因引起的急性肾小管坏死 (4) 作为辅助性利尿措施：治疗肾病综合征、肝硬化腹水，尤其是当伴有低蛋白血症时 (5) 对某些药物逾量或毒物中毒（如巴比妥类药物、锂、水杨酸盐和溴化物等）：本药可促进上述物质的排泄，并防止肾毒性 (6) 作为冲洗剂：应用于经尿道内作前列腺切除术 (7) 术前肠道准备 **用法用量** (1) 利尿：常用量 1~2g/kg，一般用 20% 溶液 250ml 静脉滴注，并调整剂量使尿量维持在每小时 30~50ml (2) 治疗脑水肿、颅内高压和青光眼：0.25~2g/kg，配制为 15%~25% 浓度，于 30~60 分钟内静脉滴注。当患者衰弱时，剂量应减小至 0.5g/kg。密切随访肾功能 (3) 鉴别肾前性少尿和肾性少尿：0.2g/kg，以 20% 浓度于 3~5 分钟内静脉滴注，如用药后 2~3 小时后每小时尿量仍低于 30~50ml，最多再试用 1 次，如仍无反应则应停药。已有心功能减退或心力衰竭者慎用或不宜使用 (4) 预防急性肾小管坏死：先给予 12.5~25g，10 分钟内静脉滴注；若无特殊情况，再给 50g，1 小时内静脉滴注；若尿量能维持在每小时 50ml 以上，则可继续应用 5% 溶液静滴；若无效则立即停药	(1) 注射过快可产生一过性头痛、视力模糊、头晕、畏寒及注射部位疼痛；也可引起肾脏的副作用 (2) 遇冷易结晶，应用前应仔细检查，如有结晶，可置热水中或用力振荡，待结晶完全溶解后再使用。当浓度高于 15% 时，应使用有过滤器的输液器 (3) 根据病情选择合适的浓度，避免不必要地使用高浓度和大剂量。使用低浓度和含氯化钠溶液的甘露醇能降低过度脱水和电解质紊乱的发生机会 (4) 下列情况慎用：①明显心肺功能损害者，因本药所致的突然血容量增多可引起充血性心力衰竭；②高钾血症或低钠血症；③低血容量，应用后可因利尿而加重病情，或使原来低血容量情况被暂时性扩容所掩盖；④严重肾功能衰竭而排泄减少使本药在体内积聚，引起血容量明显增加，加重心脏负荷，诱发或加重心力衰竭；⑤对甘露醇不能耐受者

药名	药理	不良反应
	（5）治疗药物、毒物中毒：50g 以 20% 溶液静滴，调整剂量使尿量维持在每小时 100～500ml （6）肠道准备：术前 4～8 小时，10% 溶液 1000ml 于 30 分钟内口服完毕	（5）甘露醇能透过胎盘屏障。孕妇慎用
呼吸兴奋药－洛贝林	兴奋颈动脉体化学感受器而反射性兴奋呼吸中枢，使呼吸加深、加快，作用迅速而短暂；对呼吸中枢无直接兴奋作用 **适应证** 用于新生儿窒息、一氧化碳中毒引起的窒息、吸入麻醉药及其他中枢抑制剂（如阿片、巴比妥类）的中毒，以及肺炎、白喉等传染病引起的呼吸衰竭 **用法用量** （1）皮下或肌注：成人每次 3～10mg，极量每次 20mg，50mg/d；儿童每次 1～3mg （2）静脉给药：成人每次 3mg，极量 20mg/d；儿童每次 0.3～3mg，必要时，每半小时可重复 1 次	（1）反复或大剂量可引起血压增高、心悸、呕吐、震颤、肌僵直等，应及时停药 （2）若出现惊厥，可注射地西泮（安定）或小剂量硫喷妥钠对抗
强心药物－西地兰(去乙酰毛花甙)	加强心肌收缩，减慢心率与传导，但作用快而蓄积性小，治疗量与中毒量之间的差距较大于其他洋地黄类强心苷 **适应证** 临床用于急、慢性心力衰竭，心房颤动和阵发性室上性心动过速 **用法用量** 常用静脉给药，成人首剂量 0.4～0.6mg，以 5% 或 25% 葡萄糖注射液稀释后缓慢静脉注射，必要时 2～4 小时再给 0.2～0.4mg，全效量 1～1.2mg	（1）过量时可有恶心、食欲不振、腹泻、头痛、心动过速、房室传导阻滞、期前收缩等 （2）常见副作用有黄、绿视 （3）急性心肌梗死患者禁用静脉给药

第二节　病区管理制度

一、病房管理制度

1. 病房由护士长负责管理。

2. 保持病房整洁、舒适、安全，避免噪音，工作人员做到走路轻、关门轻、说话轻、操作轻。

3. 统一病房陈设，室内物品和床位要摆放整齐，固定位置，精密贵重仪器有使用要求并专人保管，不得随意变动。

4. 定期对患者进行健康教育。定期召开患者座谈会，征求意见，改进病房工作。

5. 保持病房清洁整齐，布局有序，注意通风。

6. 医务人员必须按要求着装，佩戴胸牌上岗。

7. 患者应该穿医院患者服，携带必要生活用品。

8. 护士长全面负责保管病房财产、设备，并分别指派专人管理，建立账目，定期清点，如有遗失及时查明原因，按规定处理。

二、住院制度

1. 患者入院后应自觉遵守医院的各项规定，安心休养和治疗，严格遵守作息时间。若情况允许应自行洗漱，保持床铺和室内整洁。

2. 入院时，可携带必需的生活用品（医院备有一次性脸盆、毛巾、暖瓶、拖鞋和患者服）。住院后，按规定着患者服，床头柜上只放水杯和暖瓶，生活用品放置柜内保管，其他非必需品不得带入病区。

3. 病区安静、整洁（不许大声喧哗、吸烟、酗酒、打扑克等）。按规定时间看电视，原则是不影响他人休息。不随地吐痰、扔废弃物。

4. 住院期间未经允许，不要随意外出。特殊情况须经科主任或主治医生同意后方可离院，但要按时返院，不在外留宿，如违反则按自动出院处理。凡未经允许外出发生意外者，后果自负。

5. 查房治疗时间，在病房等候，不可乱串病房，以防交叉感染。未经允许不要进入医护办公室、治疗室，不要私自翻阅病历和有关医护记录。处置期间有事询问可按呼叫器。

6. 尊重医务人员，服从治疗（按时服药、注射），未经同意不私自接受外院治疗和自购药品服用。

7. 病情危重需家属陪护（原则上只能一人陪住）。陪住人员应遵守医院规定，非陪住人员必须离开病区。

8. 爱护医院的公共设施和物品，损坏公物按价赔偿，节约水电，禁止使用电器，预防火灾。

9. 保管好个人钱物，贵重物品妥善保管，外出锁门。

10. 发扬团结友爱精神，患者之间和睦相处，互相关心，互相爱护，互相帮助。

三、陪护制度

1. 陪护人员必须遵守院规，服从工作人员的管理，协助护士保持病房床单位的清洁整齐，与护士共同做好患者的思想工作，鼓励患者树立战胜疾病的信心。

2. 注意保护性医疗制度，禁止在患者面前谈论有碍于患者身心健康的事情，不得在病区大声喧哗，不得乱串病房。

3. 严格遵守住院规则中的有关规定，陪伴时不准与患者同床睡觉和挪用患者的被服。可在躺椅上作适当的休息。

4. 服从治疗。凡未经医师允许的药品不得私自给患者服用，不得参与患者的治疗，如调节滴数、拔除静点等，以防止发生意外。

5. 不给患者吃变质的食物，不得在病房酗酒，以免影响患者治疗。

6. 及时向经治医师和责任护士反映或了解患者的病情，但不得随意进入医护办公室、治疗室，私自翻阅病历或有关护理记录。

7. 保持病房卫生，不乱扔果皮，不随地吐痰，不在室内吸烟。不乱坐患者床铺，不乱动病房内物品及仪器，自觉维护公共场所的卫生，爱护公物，注意节约水电。

8. 陪伴人员不得随便离开危重或不能自理的患者，如有事经值班护士同意后方可离开病房。

四、病房安全制度

1. 病房通道要畅通，禁止堆放各种物品、仪器设备等，保证患者通行安全。
2. 各种物品、仪器、设备固定放置，便于清点、查找及检查。
3. 病房内一律不准吸烟，禁止使用电炉、酒精灯及点燃明火，以防失火。
4. 消防设施完好、齐全，周围无杂物。防火通道应通畅，不堆杂物。
5. 加强对陪住和探视人员的管理。
6. 贵重物品不要放在病房。
7. 及时请探视人员离开病区。
8. 空病房要及时上锁。

五、健康教育制度

健康教育是一项科普工作。通过健康教育，使患者增加卫生知识，以利于防病和治病。

1. 健康教育的方法

（1）个别指导：内容包括一般卫生知识，如个人卫生、公共卫生、饮食卫生、常见病、多发病、季节性传染病的防治知识，简单的急救知识、妇幼卫生、婴儿保健、计划生育等。在护理患者时，结合病情、家庭情况和生活条件作具体指导。

（2）集体讲解：门诊利用患者候诊时间，病房则根据工作情况与患者作息制度选定时间进行集体讲解，还可结合示范，配合幻灯、模型等，以加深印象。

（3）文字宣传：利用黑板报、宣传栏编写短文、图画或诗词等，标题要醒目，内容通俗。

（4）卫生展览：如图片或实物展览，内容定期更换。

（5）卫生广播、录像：利用患者候诊及住院患者活动时间进行宣教。

2. 健康教育的内容和要求

（1）健康教育的内容包括入院须知，病区环境介绍，医护人员概况，所患疾病的病因及诱因，疾病的发展过程及心理因素对疾病的影响，各种检查、治疗及护理，手术、用药、注意事项，自我保健，饮食，起居等。

（2）宣教要及时，内容应具有针对性、科学性及可行性，语言要通俗易懂，针对不同患者的不同文化程度、嗜好、习惯，采取有效的个体化宣教方式。宣教要耐心、反复，体现中医特色的颐养知识。宣教后将重点内容记录在护理记录单上。

（3）护士宣教时可根据患者的文化程度、理解能力直接让患者阅读领会，有针对性地解答问题或给患者边读、边解释、边示范，直至患者掌握。同时，对处于不同疾病阶段的患者，护士应给予不同程度的指导。

（4）护士长或临床组长要定期询问患者掌握宣教知识的情况，能否复述或演示，作为考核护士宣教效果的方法之一。

六、物品、药品、器材管理制度

1. 一般管理制度

（1）护士长全面负责物品、药品、器材的领取、保管、报损工作，建立账目，物品分类保管，定期检查，做到账物相符。

（2）在护士长指导下，各类物品指定专人管理。定期清点，如有不符，应查明原因。

（3）凡因不负责任或违反操作规程而损坏的物品，应根据医院赔偿制度处理。

（4）掌握各类仪器的性能，注意保养，提高使用效率。

（5）借出物品必须办理登记手续，经手人要签字，重要物品经护士长同意方可借出，抢救仪器一般不外借。

（6）护士长调动时，必须办好移交手续，交接双方共同清点物品并签字。

2. 被服管理制度

（1）各病房根据床位确定被服基数与机动数，定期清点，如基数不符或遗失须立即追查。

（2）患者出院时，卫生员或值班护士要将被服当面点清。

3. 药品保管制度

（1）各病区设药柜，根据病种备有常用和急救用的中西药品，保持一定的基数。供应住院患者按医嘱使用，其他人员不得私自取用。

（2）病房小药柜指定专人管理，负责领药和保管工作。

（3）定期清点、检查药品，防止积压、变质，如发现有沉淀、变色、过期、药瓶标签模糊或与瓶内药品不符时，不得使用，并报药剂科处理。

（4）需要冷藏的药品（如白蛋白、胰岛素等）要放在冰箱内，以免影响药效。

（5）抢救药品定位、定数存放，标签清楚，每日检查，保证随时取用。

（6）毒麻、限剧、贵重药品，设专用抽屉存放，加锁登记，专人保管，保持一定基数，用后及时补充。每日交接班时必须点清、记录并签名。

（7）毒麻药品由医师开医嘱及专用处方，由护士取回，非患者不得使用，用后保留空安瓿。

（8）建立毒麻药使用登记本，注明患者姓名、床号、使用药名、剂量、使用日期、时间，双签名。

4. 器材管理制度

（1）医疗器械由专人负责保管，每班要认真交接班，定期检查，保持性能良好。

（2）掌握器械的性能及保养方法，严格遵守操作规程，用后清洗处理或消毒后归还原处。

（3）贵重、精密仪器必须指定专人负责保管，经常保持仪器清洁、干燥。

七、入院、出院工作制度

1. 入院制度

（1）患者住院持由门诊医生开立的入院通知单办理住院手续；危重患者可先住院，

然后补办手续。

（2）病房主班护士或责任护士负责接待新入院的患者，为患者准备床位。备齐用物，主动、热情地向患者介绍住院规则及病房有关制度。

（3）患者入病房后，先安排上床休息，为患者进行入院宣教。再为患者测体温、脉搏、呼吸、血压和体重，并记录在体温单上，通知负责医生检查患者。如遇危重患者要准备好抢救用品，配合医生共同急救。

（4）填写一览卡、床头卡，在体温单上盖"入院"章。

（5）了解患者的生活习惯、心理状况，以便做好完整的身心护理。

（6）入院 24 小时内做好卫生处置。

2. 出院制度

（1）出院由主治医师或负责医师决定。医师开立出院医嘱后，病房护士停止患者一切治疗，完成各种护理记录，并通知住院处办理出院手续。患者交还住院期间借用的衣物。

（2）做好出院指导。指导出院后的注意事项，如饮食、功能锻炼、卫生常识、复诊时间、养生保健等方面的知识。

（3）患者出院后，整理床单位的一切用物，做好终末消毒，然后铺好备用床。

八、处置室工作制度

1. 室内布局合理，清洁区、污染区分区明确，标志清楚。无菌物品按灭菌日期依次放入专柜，过期重新灭菌，设有流动水洗手设施。

2. 医护人员进入室内应衣帽整洁，严格执行无菌技术操作规程。

3. 严格遵守交接制度，各班要认真清点药品、器材、用物，登记并签名。遇有损坏或丢失，及时查明原因。

4. 毒麻、限剧及贵重药应加锁保管，严格交接班。

5. 处置车上物品应摆放有序，上层为清洁区，下层为污染区。

6. 严格遵守消毒隔离制度。

7. 保持处置室卫生，坚持每日地面湿式清扫制度；定时紫外线空气消毒，有登记、签名；定期细菌培养，并有报告记录。

九、治疗室工作制度

1. 工作人员进入治疗室应衣帽整洁，各种无菌操作前洗手、戴口罩，严格执行无菌操作规程。

2. 治疗室、治疗柜内各种药品、医疗器械，物品应标签完整、字迹清楚、位置固定，专人保管，按时整理补充，保持整洁有序，用后放回原处。

3. 各种无菌物品、罐内消毒液按规定时间消毒与更换，定期检查消毒灭菌日期，并按失效期先后顺序摆放。用过的物品、器械清洗后及失效物品及时与供应室交换，保证治疗工作顺利进行。

4. 保持室内清洁，完成一项工作后要及时清理。严格区分无菌区、清洁区与污染区。

5. 除工作人员及治疗患者外，其他人员一律不许进入治疗室，更不准动用室内的消毒物品及器械，防止交叉感染。

6. 一次性物品用后按规定处理。

7. 每月细菌培养，有报告记录。每日使用紫外线消毒，有登记与签名。

十、换药室工作制度

1. 换药室有专人负责管理，室内保持清洁。

2. 工作人员进入换药室应衣帽整齐，戴口罩换药，操作前后均洗手。

3. 严格遵守无菌操作原则，换药时做到一人一碗（盘）及一份无菌物品，不得共用。除固定敷料外（绷带等），一切换药物品均需保持无菌，并注明灭菌有效日期，无菌溶液定期检查，无过期。

4. 换药时动作轻柔，先处理清洁伤口，后处理感染伤口，特殊感染不得在换药室处理。

5. 用过的换药碗、弯盘、镊子每天要及时清洗并高压灭菌。各种无菌敷料、纱布、棉球由容器内取出后不可再放回原处。污染或已用过的敷料需放入一次性黄色防渗防漏塑料袋内，封闭运送，统一处理。

6. 每次换药完毕要整理用物，放置在固定的位置。

7. 换药室每日用紫外线照射消毒，记录消毒时间及签名，定期彻底清扫。

第三节 特殊科室及附属科室管理制度

一、急诊室工作制度

1. 一般制度

（1）工作人员必须仪表端庄，着装整齐，对工作认真负责，具有高度的责任心，不迟到、不早退，准时交接班，坚守岗位，昼夜应诊。

（2）急诊护士应熟练掌握各种抢救技术及各项基础护理操作技能，随时做好抢救患者的准备工作。及时、准确、严肃、敏捷地进行抢救，密切观察病情变化，做好各项记录和交接班。

（3）严格执行各项急诊规章制度和技术操作规程，建立危重患者抢救技术操作程序，对危重不宜搬动的患者，应在急诊室内就地抢救。

（4）严格执行"三查七对"制度，严格无菌操作，掌握药物配伍禁忌，根据医嘱合理用药。

（5）急诊室应备齐各类抢救药品及器械，并有专人管理，放置固定位置，经常检查，及时补充、更新、修理和消毒，完好率达100%。

（6）急诊室要制定急诊范围，检诊并做好急诊患者登记。急诊室应设立一定数量的观察病床。

2. 急诊科分诊工作制度

（1）热情接待患者，根据患者主诉辅以必要检查（体温、脉搏、呼吸、血压），需要时协助医生给患者开化验单，做心电图，并进行分科，安排就诊。

（2）遇紧急情况，呼叫相关科室医生。

（3）遇突发事件，患者集中到达时，除通知当班医生外，应及时报告医务科、护理部。

（4）遇传染病，通知感染科，配合医生做好转诊工作；如遇烈性传染病通知感染科的同时，上报医务部、护理部。护士做好相应的消毒隔离工作，防止院内感染。

（5）危重患者，电话通知相应接诊科室，并护送患者。

（6）配合各科医生工作，维护就诊秩序，保证诊室设备良好，补充各诊室物品。

3. 急诊科抢救室工作制度

（1）抢救室专为抢救患者设置，其他任何情况不得占用。

（2）一切抢救药品、物品、器械、敷料等均须放指定位置，并有明显标记，不得随意挪用或外借。

（3）每日检查核对抢救药物、器材、一次性物品，班班交接，做到数目相符、性能完好。

（4）抢救室护士必须坚守岗位，不得擅离职守。

（5）无菌物品须注明灭菌日期，不得有过期。

（6）抢救室使用后要及时整理、清洁、消毒，每周彻底清扫1次。

（7）抢救时抢救人员要按岗定位，按照各种疾病的抢救常规进行工作。

（8）抢救室护士应熟练掌握各种抢救仪器的使用及各种抢救技术，积极主动配合抢救，做好护理记录，同时做好基础护理。

（9）抢救用过的各种物品、仪器设备等要及时清理、消毒，以备再用。药品用后及时补充齐全。

（10）重大抢救病例抢救结束后进行总结。

二、重症监护室工作制度

1. ICU护士实行24小时连续监测护理。值班人员应加强急救观念，接班时要认真检查急救物品、器械、仪器性能及有效期。

2. 值班人员进入岗位应高度负责，全面了解患者病情发展变化。不允许在病房会客、闲谈或大声喧哗。

3. 负责所有患者的治疗、护理、病情观察及特殊处置，准确记录监护结果及病情变化。做好基础护理工作。

4. 保持病房环境整洁、舒适、安全、安静，注意通风，定期紫外线空气消毒，进行空气培养。

5. 医务人员着装整洁，戴好工作帽、口罩。不得在病房内打手机，不得在病区内吃东西。

6. 病房床位和物品摆放规范，所有与医疗、护理有关的仪器和物品，如监护急救仪器、急救物品、药品及一次性用物等应放置在固定位置，使用后应物归原处，不得

29

随意乱放。

7. 急救仪器设备和用物应常备不懈，并指定专人负责每日清点、检查、添充，做到有备无患。

8. 护士交接班必须在患者床旁，接班护士确定无问题后，交班护士方可离开病房。

9. 做好患者及家属的管理，原则上不允许探视。如需要，探视人员应穿隔离衣及鞋套。危重抢救时，家属在指定位置等候。

10. 遇有严重感染、传染、免疫功能低下等患者应与其他患者隔离，有条件应安置在单间隔离病房，专人护理。

11. 病情稳定出室后，对床单位进行终末消毒处理。

12. 护士长全面负责保管病房财产及设备，并指派专人管理，建立账目，定期清点。如有遗失，及时查明原因，按规定处理。

13. 进行各种操作前后要注意洗手，患者使用的仪器及物品要专人专用。

三、血液透析室工作制度

1. 进入透析室必须穿工作服，戴工作帽，换工作鞋；操作时戴口罩。

2. 严格执行各项规章制度和操作常规，认真观察患者的病情变化及透析机运转情况，保持高度的责任心，确保治疗患者的安全。

3. 注意观察患者透析时状况，发现问题，及时处理。

4. 每次透析治疗完毕要及时清理卫生，做好更换与消毒。保持透析室清洁、整齐、舒适、安静。

5. 定期进行透析用水、置换液、透析液的监测。

6. 治疗室、水处理室定期做空气细菌培养，有报告记录，达到质量要求。

7. 备齐急救仪器设备和用物，专人负责每日清点、添充。

8. 原则上一律谢绝探视、陪伴，家属在门外等候，未经允许不得进入，以免增加感染机会。如需要进入时，需穿隔离衣，换拖鞋。

9. 工作期间，严禁在血透中心会客、谈笑，不得看书报、杂志，透析治疗期间内禁止用餐或吃零食。

四、产房工作制度

1. 分娩室工作制度

（1）分娩室实行24小时值班，值班人员必须坚守工作岗位。

（2）分娩室工作人员必须更换专用工作服、帽子、口罩、鞋方可进入分娩室；待产妇也应更换鞋方可进入分娩室。

（3）分娩室的药品和急救设备要有专人保管，定期检查、补充和更换。

（4）值班人员应密切观察产程（正常产妇30分钟听1次胎心），并记录观察情况。如有异常不能处理，应及时上报上级医生。

（5）严格交接班，接班者要测血压，听胎心，观察宫口开放情况，并做好记录。

（6）接产后，接产人员应及时、准确填写产程、临产、新生儿和出生证等情况记录。

（7）产妇产后应在分娩室观察 2 小时，无特殊情况送回病房。新生儿处理完毕，送给产妇辨认性别，全身检查，测验脚印、手圈、点眼后，及时进行母婴皮肤接触，30 分钟后送回母婴病房。

（8）每次分娩结束后，应及时整理用物，产床、被服行常规清洁消毒，各种物品归还原位。

（9）保持分娩室清洁，定期常规清扫消毒，定期紫外线照射，定期进行大消毒（包括器械、敷料、医疗用品等），及室内空气培养，并做好记录。

（10）设专用清洁卫生工具。

（11）分娩室内不允许家属及其他无关人员入内。

（12）有传染病或有感染的产妇，分娩时与正常产妇分别使用产床，并严格执行消毒隔离制度。

2. 婴儿室工作制度

（1）非婴儿室工作人员不得进入婴儿室，每次检查、处置婴儿时要洗手。

（2）保持室内清洁，按时通风，婴儿室定时紫外线消毒，每日早晨处置婴儿前先消毒。

（3）婴儿用的棉巾，每日用后要煮沸消毒。

（4）新生儿的手圈、包被外面均须注明母亲、婴儿性别、出生日期、体重及产式，以便识别。

（5）对婴儿要进行健康检查，并做好有关记录，出生后接种乙肝疫苗，24 小时接种卡介苗。

（6）新生儿患传染病或感染可疑者，应予以隔离。

（7）每次交接班除有书面报告外，应巡视新生儿，做好床头交班。对病危新生儿应将特殊病情记入重症护理记录单上。一切物品应整理齐备交给下一班。

（8）经常到病房宣教母乳喂养知识，指导母亲喂养婴儿。

五、手术室工作制度

1. 一般制度

（1）进入手术室人员必须衣帽整齐，更换拖鞋及手术衣、裤、口罩，每次手术完毕，手术衣、裤、口罩、帽子、拖鞋须放回指定地点，外人不得擅自进入手术室。外出时应更换外出鞋，着外出衣。

（2）手术室应保持肃静和整洁，禁止吸烟及大声谈笑。

（3）手术室的药品、器材敷料均应有专人负责保管，定期检查，及时修理补充，用后放在固定位置。急诊手术器材、设备应经常检查，以保证手术正常进行。毒、麻、限剧药品应有明显标志，严格管理。未经科室领导同意，手术室器械不得外借。

（4）择期手术通知单须于术前一日提交手术室，以便准备手术器械、物品、安排参加手术的人员。

（5）急诊手术可电话通知，同时填写急诊手术通知单，以免发生错误。如急诊手术与常规手术发生冲突时，优先安排急诊手术。

（6）接手术患者时，要带病历，并核对患者姓名、年龄、床位、手术名称和手术部位，防止差错。

(7) 手术室内的值班人员，应随时准备接受急诊手术，不得擅自离岗。

(8) 手术开始前，参加手术人员均应在预定时间前20~30分钟到手术室，做好准备工作。临床科室因故更改、增加或停止手术时应事先与麻醉科主任、护士长联系。

(9) 严格遵守无菌操作技术常规，先做无菌手术，后做污染手术，严禁同时在一室内施行无菌手术与污染手术。

(10) 手术室对施行手术的患者应做详细登记。

(11) 负责保存和及时送检采集的标本，防止标本丢失。

(12) 手术完毕后用过的器械、物品及时清洁或消毒处理，整理备用。严重或特殊感染手术用过的器械和物品均作特殊处理（先浸泡，后"双消"），术间按要求消毒处理。凡特殊感染手术只能在感染手术间实施，手术间的所有工作人员只能从手术间侧门或后门及污物通道离开手术限制区。

(13) 手术完毕及时擦净地上污液，保持地面清洁，污染手术间与手术后地板的处理严格按照消毒隔离要求执行。

2. 手术室术前、术后访视制度

(1) 术前由访视护士到手术患者所在科室进行访视。

(2) 查阅病历，收集客观资料。

(3) 了解生命体征及病史。

(4) 发现影响次日手术问题及时给以解决。

(5) 了解患者心理、生理问题。

(6) 为患者做好术前各项准备，加强术后对患者的访视工作，及时反馈手术室护理工作情况，做到持续性改进。

六、门诊护理工作制度

1. 注射室工作制度

(1) 工作人员必须衣帽整齐，热情地接待患者，消除其紧张、恐惧的心理。

(2) 各种注射应按注射单和医嘱执行，严格执行查对制度。对容易引起过敏的药物，注射前必须按规定做过敏试验。

(3) 注射时注意保暖，并随时密切观察患者情况，一旦发生过敏或其他注射反应和意外，应立即采取措施，并报告医生。

(4) 严格执行无菌操作规程，器械要定期消毒和更换。保证消毒液的有效浓度。注射必须每人一针一管。

(5) 备齐抢救药品、器械，并置于固定位置，定期检查，及时补充和更换。

(6) 室内要定期消毒，定期采样做细菌培养，有报告记录。

(7) 严格执行隔离、消毒制度，防止交叉感染。

2. 采血室工作制度

(1) 树立良好的职业道德形象，主动、热情、满意、周到地全心全意为患者服务。

(2) 严格执行医院的各项规章制度，全天为患者采集血液标本。

(3) 严格遵守无菌操作原则，认真执行核对制度，确保准确、无误。遇特殊检验项目或急诊,做到陪检、陪送。

(4) 对患者有高度的责任心和同情心,用娴熟的操作技术"稳、准、轻、快"地将患者的痛苦降至最低程度;做好必要的解释与沟通,礼貌待患,耐心解答患者提出的各种询问。

(5) 与相关科室做好配合,按规定时间发放检验报告单,随时为患者收取并保管好检验报告单。

(6) 严格执行消毒隔离制度,用过的一次性物品,按规定处理。

3. 静点室工作制度

(1) 工作人员衣帽整洁,操作前后均洗手、戴口罩。严格遵守无菌技术操作原则。

(2) 按医嘱单严格执行医嘱,对易致过敏的药物,必须按规定做好注射前的药物过敏试验。需要多种药物同时输液时,要注意药物的配伍。严格执行"三查七对"制度,保留用过的空瓶24小时制。

(3) 认真执行巡视制度,在患者输液的过程中,护士要及时观察,发现问题及时报告医师,积极处理。

(4) 严格执行消毒隔离制度,实行一人一针一管一巾一带一消毒制,用过的一次性物品,按规定处理。做好处置室的清洁、消毒工作。

(5) 备齐抢救药品、器械,并置于固定位置,定期检查,及时补充、更换和维修。

(6) 做好患者的宣教工作。

4. 门诊手术室工作制度

(1) 凡进入手术室的工作人员,必须更衣、换鞋帽、戴口罩,术后放回原处。

(2) 手术室内禁止吸烟、喧哗。

(3) 手术室工作人员及参加手术人员,必须自觉遵守无菌技术操作原则,保持室内卫生。

(4) 做好空气消毒工作,手术间定时通风换气,定期紫外线照射,定期进行工作人员的手细菌培养。

(5) 认真执行"三查七对"制度,杜绝差错事故发生。

(6) 为医院节能降耗,杜绝跑票漏收现象。

(7) 加强优质服务和人性化护理,杜绝生、冷、顶的不良服务态度,热情为患者服务。

(8) 认真执行医院医德医风管理条例,拒吃请,拒收红包。

5. 导诊室工作制度

(1) 在门诊部主任和护士长的领导下负责门诊的导诊工作,为方便患者就诊提供服务。

(2) 导诊人员应衣帽整洁。讲文明,懂礼貌,对患者态度和蔼可亲,服务热情周到,对患者提出的问题应耐心解释,满足患者的要求。

(3) 努力钻研医学和护理知识,熟悉各科疾病种类,指导患者准确到各诊室就诊。

(4) 积极做好卫生宣教工作。

(5) 对急、危、重患者要主动护送到诊室或病房,遇老年、体弱、行动不便的患者要协助其交款、取药,做各种检查,处处关心体贴患者,解除患者的各种顾虑。

（6）坚守岗位，忠于职守，救死扶伤，对工作极端负责，严格执行各项规章制度。

（7）维护门诊大厅的正常秩序，使就诊环境肃静、整洁，一旦遇有特殊情况立即向有关部门报告，并协助解决。

6. 接诊服务站工作制度

（1）服务态度好，对患者态度和蔼，语言亲切，解释耐心。

（2）接待患者有序，及时测量体温、血压等生命体征，并准确记录，按时登记。

（3）与病房各科室做好有效沟通，保证患者顺利入院，并护送到病房做好交接。

（4）对年老体弱和危重患者要优先安排，使患者及时、有效地接受治疗和护理。

（5）陪送患者接受各种检查要热情周到，及时、有效率。

【思考题】

1. 分级护理工作制度包括哪些内容？

2. 护理查对制度的重要性？

第三章　护理人力资源管理

第一节　各级护理技术人员职责

一、主任（副主任）护师职责

1. 在护理部主任及护士长领导下，指导本科室护理技术、科研和教学工作。

2. 检查指导本科室急、重、疑难患者的护理计划实施、护理会诊及抢救危重患者的护理工作。

3. 了解国内外护理发展动态，并结合本院实际情况努力引进先进技术，提高护理质量，发展护理学科。

4. 主持全院或本科室护理大查房，指导下级护理人员的查房，不断提高护理业务水平。

5. 对院内护理差错、事故提出技术鉴定意见。

6. 组织主管护师、护师及进修护师的业务学习，拟定教学计划和内容，编写教材并负责讲课。

7. 担任部分课程的讲授和指导主管护师的临床带教工作。

8. 负责组织全院或本科室护理学术讲座和理论病案讨论。

9. 制定本科室护理科研计划，并组织实施。通过科研实践，写出有较高水平的科研论文，不断总结护理工作经验。

10. 参与审定、评价护理论文和科研成果，以及新业务、新技术成果。

11. 协助护理部做好主管护师、护师的晋升及业务考核工作，承担对下级护理人员的培训工作。

12. 对全院护理队伍建设、业务技术管理和组织管理提出建设性意见，协助护理部主任加强对全院护理工作的指导。

二、主管护师职责

1. 在病房护士长领导下及本科室主任（副主任）护师指导下进行工作。

2. 协助护士长把好护理质量关，发现问题及时解决。

3. 解决本科室护理业务上的疑难问题，指导危重、疑难患者护理计划的制定及实施。

4. 负责指导本科室各病房的护理查房和护理会诊，对护理业务给予具体指导。

5. 负责本科室的护师、护士的业务指导。

6. 对本科室发生的护理差错、事故进行分析，并提出防范和整改措施。

7. 组织本科室护师、护士进行业务培训，拟定培训计划，编写讲义，负责业务小讲课。

8. 负责护理专业学生的临床实习及实习学生的考核、成绩评定工作。

9. 指导全科护师、护士开展护理科研工作，并参与护理论文撰写及科研项目申请。

10. 协助本科室护士长做好行政管理和队伍建设工作。

三、护师职责

1. 在病房护士长领导和本科室主管护师指导下进行工作。

2. 参加病房的护理临床实践，指导护士正确执行医嘱及各项护理技术操作规程，发现问题，及时解决。

3. 参与病房危重、疑难患者的护理工作，承担难度较大的护理技术操作，带领护士完成新业务、新技术的临床实践工作。

4. 积极参加本科室的护理查房、会诊及病例讨论等工作。

5. 协助主管护师完成本科室实习生、进修护士的带教工作。

6. 积极参加本科室的科研工作，不断总结临床护理工作，勇于创新，改进工作。

四、护士职责

1. 在护士长领导及护师指导下进行工作。

2. 认真履行护士职责，严格遵守各项规章制度和护理技术操作规程，正确执行医嘱，准确、及时地完成各项护理工作，严格执行查对、交接班制度及消毒隔离制度，防止差错事故的发生。

3. 做好基础护理和心理护理工作。

4. 认真做好危重患者的抢救工作及各种抢救物品、药品的准备、保管工作。

5. 协助医师进行各种治疗工作，负责采集各种检验标本。

6. 经常巡视患者，密切观察并记录危重患者的病情变化，如发现异常情况及时处理并报告。

7. 参加护理教学和科研工作，工作中应不断总结经验，以提高护理水平。

8. 指导护生、护理员、配膳员、卫生员工作。

9. 定期组织患者学习，宣传卫生知识和住院规则，经常征求患者意见，做好说服解释工作，在出院前为患者做好健康教育工作。

10. 办理入院、出院、转科、转院手续，做好有关文件的登记工作。

11. 认真做好病房物资、器材的使用及保管工作，同时做好勤俭节约工作。

第二节　护理人员岗位职责

一、主班职责

1. 参加科室晨会，核实夜班医嘱。

2. 负责白天医嘱的执行、核对，确保医嘱正确。检查医嘱本及各种护理文书的书写是否规范，填写交班内容。

3. 负责接药、摆药和毒麻、限剧药及贵重药品的保管，保证急救药品齐备。负责冰箱管理，急救车药品和物品的清点、补充。

4. 保持无菌物品处于无菌状态，定期检查无菌物品的消毒日期，及时与供应室更换消毒物品。

5. 负责处置室及护士站的卫生、消毒，定时空气消毒，定期空气培养。

二、治疗班（处置班）职责

1. 参加科室晨会。

2. 熟知本病房常用药物的适应证、禁忌证及注意事项，做好用药指导。

3. 完成患者的各项治疗。操作中熟悉各种药物配伍禁忌，严格执行"三查七对"，并及时填好注射单，根据等级护理及病情巡视病房，认真填写巡视卡。

4. 检查治疗室、抢救室常备物品的使用情况，若有损坏、丢失，及时追查并报告。

5. 协助护士长解决护理工作中出现的紧急情况，参加危重患者的抢救工作。

6. 下班前完成处置室的卫生清扫工作。

三、护理班职责

1. 负责本科室当日入院患者的床位安排，做好接诊工作。

2. 负责本病房各项基础护理工作，包括扫床、整理病房、环境消毒等工作。

3. 负责危重患者的病情观察，以及皮肤护理、口腔护理等生活护理。做到"六知道"，并做好重症记录。

4. 认真执行分级护理制度。

5. 负责病房的对外联系工作，护送患者完成各项检查。

6. 熟练掌握微机操作程序，负责核对医技及药品医嘱的申请及取药，确保患者用药及时，每日下班前审核计账，确保各项计费准确无误。

7. 负责患者的出院、转院、死亡床单位的终末消毒；办理出入院、转科、转院等工作及相关手续。

四、夜班职责

1. 夜班护士提前到岗。做好各类物品、麻醉药品的交接工作。

2. 危重患者床前交接，接收急诊入院患者。负责患者晚间各项治疗及护理工作。

3. 核实白班医嘱，测晚间、晨间体温。负责次日手术及特殊检查的准备工作，发现异常，及时报告医生。

4. 做到心中有数。

5. 巡视病房，对病情变化者及时通知医生给予处理。

6. 督促陪护人员遵守院规，保持病房安静、有序，按时熄灯，保证患者安全。

7. 负责晨间各项治疗、护理及标本的采集、收集等工作，完成夜间交班报告。

8. 做好治疗室消毒工作，保持办公室清洁整齐。

五、病房责任护士职责

1. 在护士长的领导下，责任护士实行 24 小时负责制。

2. 热情接待患者，做好入院宣教。

3. 通过与患者交谈，了解病情，24 小时内完成首次护理记录。

4. 密切观察病情，掌握患者所需要解决的护理问题，制定护理计划。根据病情变化随时修改护理计划。

5. 按整体护理要求，对负责患者要做到掌握患者姓名、诊断、病情及阳性体征、主要治疗、饮食、情志、护理措施等。

6. 做好患者心理护理，鼓励并帮助患者树立战胜疾病的信心。

7. 评估患者饮食情况，对不能独立进食者给予协助。

8. 定期参加经治医生查房，及时了解患者的病情变化及特殊治疗的目的。

9. 对出院患者及时写好护理小结，并给予出院指导。

【思考题】

各级护理人员的岗位职责？

第四章 专科护理应急预案

第一节 内科护理应急预案

一、急性心肌梗死的应急预案

1. 发生急性心梗时，嘱患者绝对卧床休息，取适当体位，立即通知医生。

2. 吸氧 3～4 升/分钟，保持呼吸道通畅，迅速建立静脉通道。

3. 遵医嘱立即给予吗啡等止痛药物。

4. 持续心电监护，监测生命体征，发现异常情况及时报告。

5. 准备好抢救设备及药品，配合医生对症处理及抢救。

（1）心肌再灌注：①溶栓：起病 6 小时以内并且无禁忌证者，使用纤溶酶激活剂溶解冠脉内的血栓，常用链激酶、尿激酶。②经皮腔内冠状动脉成形术。

（2）消除心律失常：①发生室性期前收缩或室性心动过速时，立即用利多卡因 50～100mg 静脉注射，每 5～10 分钟重复 1 次。②发生室颤时，立即行非同步直流电除颤。③必要时安装临时起搏器。

（3）抗休克：应用升压药及血管扩张药多巴酚丁胺；应用低右等纠正低血容量；使用碳酸氢钠等纠正酸中毒；抗休克治疗。

6. 抢救结束后，及时准确地记录抢救过程。

二、心跳骤停的应急预案

1. 畅通呼吸道

清除口腔、鼻腔内分泌物，解开衣领和腰带，按下列方法开放气道：①仰头抬颈法；②仰面举颌法；③托下颌法。

2. 口对口人工呼吸

吹气频率：成人 14～16 次/分钟，儿童 18～20 次/分钟，婴儿 30～40 次/分钟。必要时行气管插管，应用呼吸机辅助呼吸。

3. 人工循环

（1）心前区捶击，距离胸壁 20～25cm 高度，捶击 1～2 次。

（2）胸外心脏按压，部位为胸骨中、下 1/3 交界处，下压深度 3～5cm，频率 80～100 次/分钟。

（3）电除颤，首次电击 200W/s，最大不超过 360W/s。

4. 药物治疗

静脉输液、气管内滴入及心内注射用药。

5. 脑复苏

主要针对四个方面：①降低脑细胞代谢率；②加强氧和能量供给；③循环再通；④纠正可能引起继发性脑损害的全身和颅内病理因素。应急预案包括：

（1）维持血压。

（2）低温疗法。

（3）脱水剂及激素的应用。

（4）高压氧的应用。

三、心绞痛的应急预案

1. 稳定型心绞痛

（1）嘱患者卧床休息。

（2）立即通知值班医生。

（3）休息后不缓解者，遵医嘱使用硝酸酯类药物。

（4）必要时给予氧气吸入。

（5）做好护理记录。

2. 不稳定型心绞痛

（1）入 ICU 病房或 CCU 病房。

（2）立即通知值班医生。

（3）绝对卧床休息，床旁心电监护。

（4）呼吸困难者给予吸氧，维持血氧饱和度在 90% 以上。

（5）遵医嘱应用硝酸酯类药物缓解疼痛。

（6）对烦躁不安、疼痛剧烈者，遵医嘱使用镇静止痛药物，如吗啡、哌替啶等。

（7）反复监测心肌坏死标志物，注意观察有无肌梗发生。

（8）急诊介入治疗。

（9）及时准确记录生命体征、病情动态变化及抢救过程。

四、恶性室性心律失常的应急预案

1. 发现后立即通知医生。

2. 室性心动过速伴意识不清、严重低血压、急性肺水肿者应紧急行同步电复律。

3. 如为室颤应立即行电除颤。

4. 心跳、呼吸停止时应立即进行心肺复苏。

5. 遵医嘱应用抗心律失常药物。

6. 及时记录生命体征及抢救过程。

五、高血压急症的应急预案

1. 嘱患者绝对卧床休息。

2. 立即通知医生。

3. 行床旁血压监护。

4. 遵医嘱迅速给予降压药物，必要时使用镇静剂。

5. 控制降压，24 小时内血压下降 20%～25%，48 小时不低于 160/100mmHg，如有重要器官缺血表现，在 1～2 周内将血压逐步降到正常水平。

6. 及时、准确做好护理记录，记录生命体征、意识状态及抢救过程。

六、急性肺水肿的应急预案

1. 当患者出现急性肺水肿时，立即通知医生。

2. 协助患者取端坐位或半卧位，双腿下垂，以减少回心血量，减轻心脏前负荷。

3. 高流量吸氧 6～8 升／分钟，减少肺泡内毛细血管渗出。同时湿化瓶内加入 30% 的酒精，改善肺部气体交换，缓解缺氧症状。

4. 遵医嘱给予镇静、利尿、扩血管和强心药物。

5. 必要时进行四肢轮流结扎，每隔 10 分钟轮流放松一侧肢体的止血带，以减少回心血量。

6. 及时、准确记录抢救过程。

7. 患者病情平稳后，加强巡视，重点交接班。

七、介入穿刺处出血的应急预案

1. 发现介入穿刺处出血时，立即打开穿刺处的敷料，暴露出血点，迅速用纱布按压介入穿刺点上方 1cm 处。同时立即报告值班医生，检查有无血肿，配合医生进行局部处理。

2. 测量血压、心率，观察患者的意识状态。

3. 加强巡视，每 30 分钟检查介入穿刺处 1 次，并定期测量血压、心率，观察介入穿刺处有无再出血。

4. 重新包扎后，继续观察患者的双侧足背脉搏搏动情况及皮肤温度情况。

5. 嘱患者介入侧肢体制动不少于 12 小时，平卧 24 小时。

6. 及时、准确做好护理记录。

八、介入患者鞘管脱出的应急预案

1. 发现鞘脱出时应保持冷静，立即通知医生。

2. 确定鞘管脱出的程度。

3. 观察鞘管周围有无出血以及出血量的多少。

4. 若鞘管部分脱落，渗血量少，则协助医生还原鞘管，妥善固定。

5. 若鞘管全部脱出，出血量大，应立即按压出血点，呼叫其他医护人员。

6. 备好无菌纱布按压出血点。

7. 观察动脉鞘管。

8. 遵医嘱给予止血药物。

9. 监测生命体征变化，做好护理记录。

九、晕厥的应急预案

1. 患者发生晕厥，立即解开患者衣领，让患者取平卧位或头低脚高位，并立即通知医生。

2. 保持呼吸道通畅，监测生命体征，协助医生抢救。

3. 观察患者意识恢复情况，并检查有无外伤。

4. 向患者及家属讲解有关晕厥防治的知识。

5. 做好护理记录。

十、脑出血的应急预案

1. 急性期患者须就地抢救，不宜搬动，以免加重出血。

2. 使患者绝对卧床休息，头部抬高 30°。

3. 使患者保持呼吸道通畅，及时清除其口腔分泌物或呕吐物，吸氧。

4. 对躁动不安者可选用地西泮、巴比妥类药物，禁用吗啡、哌替啶。

5. 降温：物理降温或采用冰帽、冰袋。必要时行人工冬眠，以降低脑代谢。

6. 若昏迷患者头偏向一侧，定期翻身拍背，预防压疮及坠积性肺炎。

7. 加强护理，大小便失禁者，及时更换衣物及床单，必要时留置导尿。使用导尿管时须严格无菌操作，防止尿路感染。

8. 密切观察病情：注意患者的生命体征变化，做好心电监护和血气分析。

9. 心跳、呼吸停止，立即进行心肺复苏。

十一、脑出血患者再出血的应急预案

1. 脑出血患者突然出现头痛、眩晕、呕吐、意识障碍、大小便失禁、步态不稳，或不明原因突然出现言语困难、一侧肢体麻木或无力常提示有再出血发生。

2. 立即通知值班医生。

3. 意识清醒的患者应保持安静，避免情绪激动，取舒适卧位，取下义齿，暂禁食、水。

4. 昏迷患者取平卧位，头偏向一侧，及时清除口、鼻腔分泌物或呕吐物，防止误吸。

5. 注意保暖，不可剧烈搬动患者。

6. 保持呼吸道通畅，吸氧，吸痰，必要时行气管插管。

7. 密切观察病情，观察神志、血压、瞳孔、呼吸、面色情况。若发现呼吸、心跳停止，立即进行心肺复苏。

8. 配合医生进行对症处理。

9. 护送患者做急诊 CT 检查。

10. 做好病情及护理记录。

十二、脑疝的应急预案

1. 脑疝患者常见的先兆症状有头痛剧烈、呕吐频繁、血压上升、一侧瞳孔散大、脉搏慢而有力，伴有不同程度的意识障碍、健侧肢体活动障碍等。

2. 发现患者有脑疝表现时，立即置患者于侧卧位或仰卧位，头偏向一侧。患者烦躁时要防止坠床，同时通知医生。

3. 迅速建立静脉通道，遵医嘱快速静脉输入20%甘露醇250ml。

4. 保持呼吸道通畅，给予吸氧2～4L/min，必要时行气管插管或气管切开。

5. 给予物理降温，头部放置冰帽或冰袋，以增加脑组织对缺氧的耐受性，防止脑水肿。

6. 密切观察患者神志、瞳孔、呼吸、血压、心率、血氧饱和度的变化，及时报告医生，必要时做好脑室引流准备。

十三、癫痫大发作的应急预案

1. 保持呼吸道通畅
清除口腔分泌物，吸氧，必要时行气管插管。

2. 控制抽搐
（1）药物应用地西泮、苯妥英钠、苯巴比妥钠等静脉或肌内注射。

（2）保留灌肠。

（3）人工冬眠疗法。

3. 防治脑水肿
给予20%甘露醇、地塞米松静推或快速滴注。

4. 病因治疗
针对病因进行低血糖、低血钙等代谢紊乱的治疗。

5. 护理要点
（1）立即平卧，头偏向一侧或侧卧，解开衣领及腰带，保持呼吸道通畅。

（2）将缠有纱布的压舌板塞于患者上下臼齿之间，防止咬伤舌头、颊部。

（3）抽搐时，不可强压肢体，以防骨折。

（4）密切观察用药后的呼吸、血压、脉搏、神志、瞳孔变化。

（5）保持环境安静，避免刺激性诱因。

（6）做好病情和护理记录。

十四、脑动脉支架术后急性血管闭塞的应急预案

1. 密切观察患者的生命体征，倾听患者的主诉，特别注意有无局灶性神经功能缺损症状，如一侧手麻木，突然失语、面瘫，同时伴头痛、恶心、呕吐等症状。

2. 患者一旦出现急性血管闭塞，立即通知医生，安慰患者和家属要保持镇静，准备急诊，CT确诊病变性质。

3. 患者出现颅内压增高时，遵医嘱给予脱水、降颅压处理。

4. 根据医嘱给予脑血管痉挛及控制血压的药物。

5. 备好平车，送患者到介入室行急性溶栓手术。

6. 如果给患者行床旁溶栓，立即处理相关医嘱。

7. 遵医嘱给予肝素抗凝治疗，同时注意监测出凝血时间。

8. 及时、准确记录病情变化。

十五、上消化道大出血的应急预案

1. 止血

（1）药物应用：口服止血粉，或静脉输入垂体后叶素。

（2）三腔管压迫止血：适用于食管、胃底静脉曲张破裂出血。

（3）内镜下止血。

2. 补充血容量

给予 0.9% 氯化钠溶液、葡萄糖酐或代血浆。

3. 护理要点

（1）患者上消化道大出血时，嘱其绝对卧床休息。

（2）立即通知医生，给予吸氧。

（3）准备好抢救用物，如负压吸引器、气管插管、呼吸皮球、三腔管、吸痰管等。

（4）及时清理口腔、鼻腔分泌物，保持呼吸道通畅，防止窒息。

（5）抽血做交叉配血试验，备血，迅速建立静脉通道，尽快而准确地实施输血、输液及各种止血治疗。

（6）遵医嘱给药，可用冷盐水洗胃：4℃等渗盐水，1 次灌注 250ml，然后抽出，反复多次，直至抽出液澄清为止。

（7）如采用冷盐水洗胃后仍出血不止，可将去甲肾上腺素注入胃内，即冷盐水 100ml 加去甲肾上腺素 8mg，30 分钟后抽出，每小时 1 次。并根据出血程度的改善，逐渐减少频率，直至出血停止。

（8）密切观察患者的生命体征及病情变化。

（9）准确记录出入量，观察呕吐物和粪便的性质及量，判断患者的出血情况及并发症的发生。

（10）做好心理护理，关心、安慰患者。

（11）做好护理记录。

十六、急性胰腺炎的应急预案

1. 立即通知医生，嘱患者卧床休息，协助患者取弯腰、屈膝侧卧位，以减轻疼痛。必要时做好安全防护，防止剧痛时引起坠床。

2. 迅速建立静脉通道，遵医嘱静脉给药。

3. 暂禁食、禁水，必要时行胃肠减压。

4. 疼痛剧烈时，遵医嘱应用解痉止痛药，如阿托品抑制腺体分泌，解除胃、胆管及胰管痉挛。禁止使用吗啡，以防引起奥狄括约肌痉挛，加重病情。协助患者采用非药物止痛方法，如放松疗法、皮肤刺激法等。

5. 密切观察生命体征及病情变化，发现有持续发热不退、面色苍白、四肢湿冷、血压下降等休克表现时，立即通知医生，并协助抢救。

6. 向患者及家属做好解释工作，以取得合作。

7. 及时、准确做好护理记录。

十七、急性肠梗阻的应急预案

1. 患者出现肠梗阻时取半卧位，头偏向一侧，保持呼吸道通畅，同时立即通知医生。

2. 迅速建立静脉通道，遵医嘱补液或静脉输入解痉药物，必要时加快输液速度。不可随意应用止痛剂，以免掩盖病情。

3. 暂禁食、禁水，遵医嘱给予胃肠减压，注意观察引流液的性质及量。

4. 密切观察生命体征变化，注意腹胀、腹痛、呕吐及腹部体征情况。若患者症状与体征不见好转或反有加重，应考虑患者可能发生肠绞窄，并立即通知医生，准备外科手术。

5. 病室保持安静，避免不良刺激。

6. 向患者及家属做好解释工作，以取得合作。

7. 认真做好护理记录。

十八、血液透析发生空气栓塞的应急预案

1. 立即关闭血泵，并夹住患者穿刺针静脉端及管路，并通知医生。快速排尽透析器及管路中多余的空气，遵医嘱酌情处理。

2. 将患者置于头低脚高左侧卧位，使气泡停留在右心房的顶端。气体未抽出前禁止按压心脏。

3. 当空气进入右心房的量较多时，应立即行右心室穿刺抽气。

4. 让患者吸高流量纯氧或送入高压氧舱内治疗。

5. 遵医嘱静脉输入地塞米松和脱水药，减少脑水肿，注入低分子肝素钠和低分子右旋酐（低右），以改善微循环。

6. 密切观察生命体征，做好护理记录。

十九、无肝素透析发生凝血的应急预案

1. 透析机报警显示静脉压持续升高、透析器颜色变深、静脉壶中滤网有凝块、管路温度降低、外壳变硬、静脉壶血液液面上有泡沫即可判断有凝血发生。

2. 立即打开动脉管路上的补液口输入等渗盐水，并用止血钳将患者动脉端管路夹住，停止引血。

3. 用止血钳轻敲透析器，同时调整血流量，将血流速度逐渐调至100ml/min。当血液回输成功后关闭血泵。如血液已凝固，切忌不可强行回血，以免造成栓塞。

4. 按透析回血步骤，回输动脉端的血液。如果凝固，可拔针丢弃针头动脉端上的少量血液。

5. 密切观察生命体征，做好血压监测，并做好透析护理记录。

二十、弥散性血管内凝血的应急预案

1. 立即通知医生，给予吸氧，纠正乏氧。

2. 迅速建立静脉通道，遵医嘱静脉输液，抗休克治疗，纠正酸中毒及电解质紊乱。

3. 备好抢救药品和用物，协助医生积极抢救。

4. 抗凝治疗：皮下注射低分子肝素钠 3000～5000U，每日 1～2 次；静脉输入川芎注射液 100ml。

5. 补充凝血因子、肝素化血小板和新鲜血浆。

6. 遵医嘱应用抗纤溶药。

7. 密切观察生命体征、意识状态及瞳孔、尿量的变化，记录 24 小时出入液量。

8. 及时、准确做好护理记录。

二十一、糖尿病酮症酸中毒的应急预案

1. 立即通知医生，配合抢救，备好各种抢救物品及药品。

2. 立即采血查血糖、血酮体、电解质、肾功能、血气分析等，留取尿液标本。

3. 给予氧气吸入，保持呼吸道通畅，并迅速建立静脉通道。

4. 遵医嘱经皮下、静脉注射，给予胰岛素治疗，并监测血糖。

5. 纠正酸中毒。

6. 纠正电解质紊乱：补钾、补镁、补磷。

7. 给予心电监护，密切观察生命体征。

8. 通知家属，做好心理护理。

9. 认真记录抢救过程。

二十二、甲亢危象的应急预案

1. 立即通知医生，配合医生进行抢救，准备抢救物品和药品。

2. 给予氧气吸入，患者呼吸困难时取半卧位。

3. 遵医嘱应用碘剂等药物。

4. 迅速建立静脉通道，纠正水、电解质紊乱。

5. 高热患者给予物理降温，必要时行人工呼吸。

6. 密切观察生命体征的变化，准确记录 24 小时出入液量。

7. 消除诱发因素，积极治疗并发症。

8. 协助通知家属。

9. 及时、准确记录抢救过程。

二十三、肺心病合并呼吸衰竭的应急预案

1. 立即通知医生。

2. 遵医嘱给予持续低流量吸氧，及时清除呼吸道分泌物，保持呼吸道通畅，迅速建立静脉通道。

3. 给予药物对症治疗，缺氧明显和二氧化碳潴留时，遵医嘱应用呼吸兴奋剂，不用对呼吸有抑制作用的药物，根据病情合理使用简易呼吸器或呼吸机。

4. 正确、合理地使用抗生素治疗。

5. 纠正电解质紊乱和酸、碱平衡失调。

6. 给予心电监护，密切观察生命体征的变化。

7. 告知家属。

8. 及时、准确做好护理记录。

二十四、哮喘重症的应急预案

1. 立即通知医生。

2. 置患者于半坐卧位。

3. 立即给予持续低流量吸氧,开放静脉通道。

4. 遵医嘱应用β肾上腺素受体激动剂,缓解呼吸道阻塞,纠正低氧血症,恢复肺功能,防止并发症。

5. 协助患者排痰,保持呼吸道通畅,防止呼吸道感染。

6. 密切观察病情变化。

7. 告知家属。

8. 做好护理记录。

二十五、大咯血的应急预案

1. 确保患者绝对卧床休息,头偏向一侧,立即通知医生。

2. 使患者呼吸道保持通畅,鼓励其将血块咯出,必要时吸出鼻、咽喉及支气管的血块。

3. 备好抢救用物及药品。

4. 给予吸氧,开放静脉通道。

5. 遵医嘱对症处理。

6. 必要时配合医生行纤维支气管镜下止血。

7. 密切观察患者的病情,注意其咯血量、咯血次数、体温、脉搏、呼吸、血压及意识的变化。

8. 预防患者失血性休克、肺部感染、阻塞性肺不张、窒息等并发症的发生。

9. 做好护理记录。

二十六、自发性气胸的应急预案

1. 立即通知医生,给予吸氧。

2. 备好抢救用物,配合医生紧急排气治疗,用无菌针头或注射器直接从患侧锁骨中线外侧第二肋间隙穿刺抽气。

3. 迅速建立静脉通道,遵医嘱给予止咳剂、镇静剂。

4. 协助医生继续抢救。

5. 密切观察病情变化。

6. 需行胸腔闭式引流术者,按胸腔引流术后护理常规护理。

7. 给予健康指导。

8. 做好护理记录。

二十七、肝性脑病的应急预案

1. 立即通知医生,患者置于平卧位,头偏向一侧,必要时加床档及约束带保护,防止坠床。

2. 保持呼吸道通畅，吸氧，深昏迷患者必要时做气管切开。

3. 迅速建立静脉通道，遵医嘱给药，促进毒素的清除。

4. 去除诱发因素，避免诱发和加重肝性脑病，减少肠内毒素的生成和吸收。禁止摄入蛋白质，必要时给予弱酸性溶液灌肠和硫酸镁导泻。

5. 尿潴留患者给予留置导尿，并详细记录24小时出入量。

6. 密切观察生命体征、神志、瞳孔变化情况。

7. 做好护理记录。

二十八、急性荨麻疹的应急预案

1. 立即通知医生，必要时吸氧。

2. 询问过敏史，遵医嘱给予抗过敏治疗。

3. 密切观察患者的生命体征，有喉头水肿时做好气管插管或气管切开等抢救准备。

4. 做好护理记录。

第二节　外科护理应急预案

一、创伤性休克的应急预案

1. 立即通知医生，高流量吸氧。

2. 严重休克的患者入ICU救治，保持通风良好。

3. 患者置于仰卧中凹位，头与躯干抬高20°～30°，下肢抬高15°～20°，增加回心血量及改善脑血流。

4. 迅速为患者建立静脉通道，安置深静脉导管，必要时采用双通道给药，确保液体顺利输注。

5. 及时清除口腔、鼻腔内的血块及异物，保持呼吸道通畅，吸氧，监测氧饱和度。必要时行气管插管或气管切开及人工辅助呼吸。

6. 密切观察病情的动态变化，注意患者的面色、口唇、甲床的颜色，给予心电监护，做好术前准备。

7. 留置导尿管，记录出入量，观察尿量变化。

8. 注意保暖，适当加盖棉被、毛毯，避免用热水袋或热水瓶，防止烫伤。

9. 高热患者采用物理降温。

10. 及时、准确地记录抢救过程。

二、颅脑损伤的应急预案

1. 立即通知医生，吸氧，保持呼吸道通畅，必要时行气管切开进行机械通气。

2. 建立有效的静脉通道，遵医嘱给予10%葡萄糖500ml静脉滴注。

3. 控制出血，遵医嘱给予止血药。

4. 预防感染，给予足量的抗生素。

5. 控制脑水肿，遵医嘱使用脱水剂，或给予肾上腺皮质激素，或采用低温疗法，给予氯丙嗪或物理降温。

6. 控制癫痫发作。

7. 如需开颅清除血肿，做好剃头、配血、导尿、皮试等术前准备工作。

8. 对耳鼻流血或脑脊液耳鼻漏者，保持局部清洁通畅，切勿堵塞或冲洗。

9. 密切观察病情变化，做好 24 小时内每 15～30 分钟测血压、呼吸、脉搏 1 次，观察意识、瞳孔及颅内压变化情况。

10. 做好护理记录。

三、颅内高压危象的应急预案

1. 患者出现高血压危象时立即通知医生。

2. 及时清除呼吸道分泌物，保持呼吸道通畅，给予氧气吸入，必要时行气管插管或气管切开。

3. 迅速建立静脉通道，遵医嘱使用脱水剂，常用 20% 甘露醇 250ml 快速静脉滴注或静脉推注，15～30 分钟内输注完毕。

4. 做好术前准备，协助医生行脑室穿刺引流。

5. 采用冬眠低温或冬眠配合头颈局部低温（冰帽或冰袋），降低颅内压，减轻脑水肿，并提高脑组织对缺氧的耐受性。

6. 密切观察生命体征、神志、瞳孔及神经系统体征变化。

7. 做好护理记录。

四、胸部外伤的应急预案

1. 立即通知医生，给予吸氧，迅速建立两条以上静脉通道。

2. 及时清理呼吸道分泌物，保持呼吸道通畅。呕吐时使患者头偏向一侧，避免误吸。观察呕吐物的性质、量及颜色，并记录。

3. 备好抢救物品及药品。

4. 遵医嘱给予止血剂、激素，必要时输血。

5. 密切监测患者生命体征：意识的变化及面色、口唇、甲床的颜色，行心电监护。

6. 协助医生放置胸腔闭式引流管，观察引流液的性质、颜色及量，并记录。如持续引流出不凝血块，心率 >120 次/分，血压 <80/50mmHg，意识不清，四肢厥冷，说明患者出现失血性休克，应在抗休克治疗的同时，积极做好术前准备。

7. 做好心理护理，减轻患者及家属的恐惧和焦虑心理。

8. 做好护理记录。

五、胸腔穿刺术后突发血气胸的应急预案

1. 立即置患者于半卧位，嘱患者卧床休息，禁食，禁饮水，通知医生，同时迅速与家属联系。

2. 保持呼吸道通畅，吸氧 2～4L/min。

3. 协助医生做好手术或胸腔闭式引流准备，并配合抢救。

4. 密切监测生命体征，观察病情变化。

5. 保持胸腔引流管通畅，观察引流液情况。

6. 做好心理护理，减轻患者及家属的紧张和恐惧心理。

7. 做好护理记录

六、食管术后胃管脱出的应急预案

1. 立即通知医生。

2. 协助医生重新置入胃管。

3. 密切观察患者的生命体征变化。

4. 观察胃液引流情况，确保胃管通畅。

5. 观察有无胃胀、胃痛，指导患者取半卧位。

6. 做好心理护理和健康教育，解除或减轻患者的紧张和恐惧心理。

7. 及时、准确地做好护理记录。

七、腹部术后伤口裂开的应急预案

1. 立即通知医生。

2. 安慰患者，嘱患者禁止活动，禁食，禁饮水，避免咳嗽。

3. 协助医生处理伤口，并做好术前准备。

4. 遵医嘱执行治疗方案。

5. 术后进行胃肠减压。

6. 必要时建立静脉通道，遵医嘱给予适量抗生素。

7. 做好护理记录。

八、闭合性腹部外伤的应急预案

1. 立即通知医生，迅速建立静脉通道，补充血容量，必要时建立两条静脉通道。

2. 遵医嘱应用止血药物、706 代血浆或全血。

3. 密切观察生命体征变化，监测血压、心率及血氧饱和度。根据生命体征情况，遵医嘱给予升压药物。

4. 配合医生做腹腔穿刺，以明确诊断。

5. 行胃肠减压，并保持引流管通畅，注意观察引流液的颜色及量。

6. 患者绝对卧床休息，取平卧位，以保证脑部供血，同时注意保暖。

7. 做好术前准备。

8. 做好患者及家属的心理护理。

9. 做好护理记录。

九、膀胱术后膀胱冲洗留置管脱出的应急预案

1. 立即报告医生。

2. 停止膀胱冲洗，并观察膀胱憋胀的情况。

3. 协助医生治疗，准备重新置尿管或到手术室置尿管。

4. 监测患者的生命体征变化。

5. 重新置尿管后，遵医嘱调整膀胱冲洗速度。

6. 保持膀胱冲洗通畅，观察冲出液的颜色。

7. 做好心理护理和健康教育，解除或减轻患者紧张和恐惧的心理。

8. 及时、准确地做好护理记录。

十、前列腺摘除术后大出血的应急预案

1. 立即通知医生，同时作好患者及家属的心理护理。

2. 重新固定尿管，拉直尿管紧贴于大腿内侧，用宽胶布固定。嘱患者尽量平伸该侧下肢，达到牵拉止血的作用。同时调快膀胱冲洗速度，保持尿管通畅，避免血块堵塞。

3. 当创面大量渗血，出现血压下降、脉搏加快时，迅速建立静脉通道，遵医嘱给予止血和输血治疗，必要时手术止血。

4. 监测生命体征。

5. 做好护理记录。

十一、膀胱破裂的应急预案

1. 立即通知医生，测量血压、脉搏，如患者血压下降、脉搏加快、面色苍白，提示有休克发生，应立即建立静脉通道，输血、输液。

2. 遵医嘱给予镇静及止痛剂，尽早使用抗生素预防感染。

3. 观察血尿及腹膜刺激症状，判断有无再出血发生，记录24小时引流尿液的颜色、性质和量。

4. 较重的膀胱破裂及有复合伤，需及时手术者，协助做好术前准备工作。若患者呼吸、心跳停止，立即进行心肺复苏。

5. 密切观察患者生命体征变化，发现异常及时处理。

6. 做好心理护理，耐心解答患者及家属的问题，以减轻患者的恐惧和焦虑心理，使其积极配合治疗。

7. 做好护理记录。

十二、泌尿系损伤的应急预案

1. 立即通知医生，测量血压、脉搏，如患者血压下降、脉搏加快、面色苍白，提示有休克发生，应立即建立静脉通道输血、输液。

2. 给予高流量吸氧，保暖。

3. 密切观察病情变化，注意腰腹部肿块范围有无增大，有无腹膜刺激症状，观察排出尿液的颜色，注意排尿畅通情况。

4. 遵医嘱给予止痛、镇静剂和止血药物，尽早使用广谱抗生素预防感染。

5. 及时补充血容量，维持水、电解质平衡。

6. 如有严重血尿，内有血凝块，或严重的腹膜刺激症状提示损伤严重，应紧急做

好术前准备，便于手术治疗；损伤较轻者，指导其绝对卧床休息至少 2 周。

7. 做好护理记录。

十三、开放性骨折的应急预案

1. 立即通知医生，迅速为患者建立静脉通道，补充血容量，必要时遵医嘱输血，准备好抢救物品及药品。

2. 保持呼吸道通畅，吸氧。

3. 伤肢妥善固定，伤处包扎止血。

4. 常规采血，协助做各种辅助检查。

5. 必要时留置尿管，观察并记录尿液颜色、性质和量，以了解有效循环血量情况、泌尿系统损伤程度。

6. 协助做好各种诊断性穿刺及治疗。

7. 抢救的同时做好术前准备：禁食、禁饮水、备皮、皮试、术前用药准备、各种检查结果报告单的准备等。

8. 做好患者及家属的心理护理，病情危重者，专人陪伴，使其有安全感，以减轻其恐惧和焦虑心理。

9. 做好护理记录。

十四、颈椎骨折的应急预案

1. 患者颈椎骨折时，应绝对卧硬板床休息，颈部筒沙袋固定。

2. 立即通知医生，配合检查、治疗，留置导尿。

3. 建立静脉通道，遵医嘱给予对症治疗。

4. 吸氧，心电监护。

5. 配合医生行颅骨牵引术，备好急救药品和器械。

6. 密切观察生命体征及四肢感觉、运动、肌力、感觉平面变化。

7. 做好心理护理，关心、安慰患者及家属。

8. 做好护理记录。

十五、股骨头置换术后股骨头脱出的应急预案

1. 发现患者患肢体位异常或主诉患肢疼痛、活动异常时，立即通知医生。

2. 置患者于平卧位，限制活动。

3. 遵医嘱通知放射科床边拍片检查，积极配合医生治疗。

4. 根据具体情况，配合医生进行手法复位，或联系家属做好手术准备。

5. 协助医生在手法复位后行骨牵引或石膏外固定。手法复位失败后，协助医生行急诊手术。

6. 密切观察生命体征及患肢情况。

7. 做好护理记录。

十六、肛肠术后出血的应急预案

1. 立即通知医生，同时安慰患者不要惊慌、恐惧。

2. 迅速建立静脉通道，监测血压，备好各种抢救用品，如肛门镜、肠镜、负压吸引器、冷光源、器械包等，并积极配合医生找出出血原因，进行止血。

3. 密切观察病情变化，定时测量生命体征，并做好记录。

4. 止血后继续密切观察有无腹胀，大便的性质、量和颜色，警惕二次出血。

5. 嘱患者 24 小时内绝对卧床休息，取舒适卧位，稳定后可下床活动。嘱患者排便时勿用力、勿久蹲，以免再次出血。

6. 嘱患者 24 小时内暂禁食，如无再次出血，可进无刺激、少渣的流质饮食。大便颜色由黑色转为正常后，改为普通饮食，以营养丰富、粗纤维多的食物为主，多饮水，多吃新鲜蔬菜和水果。

7. 做好患者和家属的心理护理，听取并解答患者和家属的疑问，以减轻他们的恐惧和焦虑心理，使其有安全感。

8. 及时、准确地记录抢救过程。

十七、急性直肠肛管外伤的应急预案

1. 立即通知医生，测量生命体征，建立静脉通道，吸氧、心电监护，做好手术前的各项准备工作。

2. 遵医嘱输入平衡盐溶液或止血药，采血查血常规，做交叉配血试验。

3. 配合医生在麻醉下彻底清创、止血、引流。

4. 遵医嘱，留置导尿管，合并尿道、膀胱损伤者进行相应处理。

5. 直肠损伤易造成严重感染，遵医嘱应用有效的抗生素，注射破伤风抗毒素。

6. 禁食，卧床休息，监测生命体征，控制排便 48 小时。

7. 协助医生做相应的解释工作，如有可能造成肛门畸形、狭窄、关闭不严、肛门移位、渗漏等并发症和后遗症，部分需做二期修复手术。

8. 做好护理记录。

十八、大面积烧伤的应急预案

1. 立即安置患者在隔离病室，并通知医生。

2. 对危及生命的症状、体征及时处理，吸痰、吸氧。

3. 遵医嘱给予镇静止痛剂。

4. 建立有效的静脉通道（穿刺或切开），制定输液计划，遵医嘱给予晶体液、胶体液交替滴入。

5. 补液速度：伤后 8 小时补入总量的一半，另一半于伤后 8~24 小时补入。能口服者，争取口服。

6. 备好各种抢救药物、用品，如呼吸兴奋剂、强心药、气管切开包、雾化吸入器、吸痰器等。

7. 保持呼吸道通畅，清理呼吸道分泌物。呕吐物时，将患者头偏向一侧，避免误吸。呼吸道烧伤严重、呼吸困难时立即行气管切开，可行超声雾化吸入，湿化呼吸道。

8. 抽血鉴定血型，做交叉配血试验，测二氧化碳结合力及血常规。

9. 留置导尿，注意观察尿的性质、量和颜色，同时准确记录出入液量。

10. 密切观察病情变化，重度烧伤患者每15~30分钟测量生命体征1次，病情稳定后遵医嘱测量生命体征，必要时进行心电监护。

11. 及时进行创面处理，清除血迹、污迹。

12. 做好患者的心理护理，急性期有专人护理，使患者有安全感，听取并解答患者或家属的疑问，以减轻他们的恐惧和焦虑心理。

13. 做好护理记录。

第三节　妇产科护理应急预案

一、宫外孕失血性休克的应急预案

1. 立即通知医生，给予中凹卧位，使患者头胸部位抬高10°~20°，下肢抬高20°~30°。

2. 建立有效的静脉通道，选用16~18G套管针进行静脉穿刺，保持输液通畅。

3. 立即吸氧2~4L/min，保持患者呼吸道通畅，注意观察给氧效果。

4. 密切监测生命体征，观察腹痛、阴道出血情况。

5. 协助医生做后穹隆穿刺。

6. 遵医嘱联系床边B超，禁止灌肠、搬动患者。

7. 迅速留取血标本，查血常规、出凝血时间、血型，必要时输血。

8. 做好术前备皮，留置导尿管；迅速通知手术室接患者，并与手术室护士交接；对于大出血病情危急的患者，迅速将患者护送到手术室。

9. 在病房抢救期间，抢救人员分工明确，抢救药品要两人核对，保留空药瓶与安瓿。

10. 做好护理记录。

二、中重度妊娠高血压综合征的应急预案

1. 迅速将患者安置在单人房间，协助孕妇左侧卧位，加床栏，避免声光刺激。

2. 通知医生，建立静脉通道。

3. 备好各种抢救用品（急救车、吸引器、氧气、开口器，产包）及急救药品（硫酸镁、葡萄糖酸钙等）。如发生子痫，即刻将压舌板放于上下磨牙之间，以防舌咬伤及舌后坠。

4. 遵医嘱给予解痉、镇静、降压、合理扩容及利尿，并观察疗效。用硫酸镁治疗时，注意呼吸、尿量、膝反射。

5. 密切观察患者的病情及血压变化，注意有无先兆性子痫、子痫症状。

6. 观察全身症状，警惕胎盘早剥、心力衰竭、肾衰竭的发生。

7. 勤听胎心，注意先兆临产、胎动，如宫缩规律，及时送待产室待产。

8. 吸氧，保持呼吸道通畅。

9. 做好各项化验及术前准备。

10. 详细记录 24 小时出入液量，必要时限制水、钠的摄入。
11. 做好护理记录。

三、子痫的应急预案

1. 发现有惊厥迹象或正在惊厥的孕妇时，应立即置患者于平卧位，头偏向一侧，解开衣领、扣带，同时请身边其他患者或家属帮助呼叫医务人员，及时通知医生。
2. 加用床档，以防患者坠床。将缠有纱布的压舌板放于患者的上下磨牙之间，以防舌咬伤。
3. 保持静脉通道通畅。遵医嘱给予降血压、镇静及肌肉松弛药物、降颅压药物、利尿及扩容药物。
4. 将患者安置在单人房间，保持安静，避免声、光刺激，减少一切不必要的操作及刺激。一切治疗及护理操作尽量轻柔，相对集中，避免干扰。
5. 密切监测生命体征及尿量，一切治疗及护理操作尽量轻柔（留置导尿管），记录液体出入量。密切观察病情变化，及时发现脑出血、脑水肿、急性肾衰竭等并发症。
6. 及时进行必要的血、尿化验与特殊检查。
7. 做好病情及护理记录。

四、胎膜早破的应急预案

1. 发现孕妇出现胎膜早破时，及时通知医生或助产士，立即进行胎心监测，并行肛诊，必要时行阴道检查，了解胎先露部衔接情况及脐带脱垂情况。
2. 胎先露部未衔接者嘱其绝对卧床休息，抬高臀部，以防脐带脱垂造成胎儿缺氧或宫内窘迫。使用消毒棉巾或纸巾垫于外阴，勤换外阴垫，保持清洁干燥，预防上行感染。
3. 阴道检查有脐带脱垂者，在无菌术下行脐带还纳术，尽早结束分娩。
4. 遵医嘱给予抗感染治疗，根据产程及胎儿情况，做好剖宫产术的术前准备工作。
5. 密切观察产程进展及胎心音，并做好产程记录。

五、产后出血的应急预案

1. 立即通知医生，吸氧，建立两条静脉通道，选用16～18G套管针进行静脉穿刺，补充血容量，必要时行深静脉穿刺术。
2. 查明原因，迅速止血。如子宫收缩乏力，按摩子宫并应用宫缩剂；疑有胎盘组织残留时，立即做阴道及宫腔检查，清除胎盘残留物；疑有软产道损伤时，及时检查软产道，必要时缝合止血；出现凝血功能障碍，遵医嘱执行治疗。
3. 遵医嘱静脉给予各种止血剂、新鲜血或血浆代用品。如患者继续出血，出血量 >1000ml，心率 >120 次/分，血压 <80/50，且神志恍惚，四肢湿冷，说明患者已出现失血性休克，立即按休克护理程序处理。
4. 备好各种抢救药物及器械。
5. 若发生子宫破裂，配合医生迅速做好术前准备工作。
6. 当班护士应密切观察子宫收缩及阴道出血情况，观察产妇的生命体征、神志及瞳孔变化情况，及时报告医生，采取有效措施。

7. 病情稳定后，遵医嘱将患者送回病房，与当班护士交接班，并做好记录。

六、子宫破裂的应急预案

1. 严格执行医嘱，医护密切配合，在抢救休克的同时迅速做好术前准备。

2. 迅速建立有效的静脉通道，给予输液、输血，短时间内补足血容量。

3. 遵医嘱给予纠正酸中毒和抗感染药物。

4. 保暖，面罩给氧。

5. 密切观察生命体征，记录出入量，急查血红蛋白，评估失血量，指导治疗护理方案。

6. 为产妇及家属提供心理支持，帮助其度过悲伤阶段。

7. 做好抢救记录。

七、羊水栓塞的应急预案

1. 当产妇突然出现烦躁不安、呛咳、气促、呼吸困难、发绀，甚至休克、昏迷、出血不止且不凝等羊水栓塞的临床表现时，立即通知医生。

2. 立即置患者于半卧位，加压吸氧，必要时协助医生气管切开，保证供氧，减轻肺水肿，改善脑缺氧。

3. 遵医嘱给予抗过敏、解痉、纠正心力衰竭、抗休克、抗纤溶药物。

（1）抗过敏：立即静脉推注地塞米松 20～40mg，以后依病情继续静脉滴注维持；也可用氢化可的松 500mg 静脉推注，以后静脉滴注 500mg 维持。

（2）解痉挛：静脉推注阿托品 1mg，每 10～20 分钟 1 次，直至患者面色潮红、微循环改善。

（3）纠正心力衰竭，消除肺水肿：①用毛花苷丙 0.4mg 加入 50% 葡萄糖液 20ml 中静脉推注，必要时 1～2 小时后可重复应用，一般于 6 小时后再重复 1 次以达到饱和量；②呋塞米 2～40mg 或依他尼酸 25～50mg，静脉推注，有利于消除肺水肿，防治急性肾衰竭。

（4）抗休克，纠正酸中毒：①用低分子葡萄糖酐补足血容量后血压仍不回升，可用多巴胺 20mg 加入 5% 葡萄糖液 250ml 静脉滴注，以 20 滴/分开始，以后酌情调节滴速；②5% 碳酸氢钠 250ml 静脉滴注，早期及时应用，以纠正休克和代谢失调。

（5）应用肝素和抗纤溶药物，补充凝血因子，以防止大出血。

4. 密切监测生命体征，观察出血及凝血情况，及时记录。

5. 为产妇及家属提供心理支持，向其介绍患者病情的严重性，取得配合。

6. 做好护理记录。

第四节　儿科护理应急预案

一、新生儿窒息的应急预案

1. 立即通知医生，擦干新生儿，清理呼吸道，吸净鼻、口咽部液体，并将新生儿置于保暖台上。

2. 建立有效的呼吸，刺激弹拍足底，面罩给氧。若无效行皮囊加压手控通气，必要时行气管插管。

3. 恢复、维持正常的循环功能，心率 < 60 次/分立即行胸外心脏按压（120 次/分）。

4. 遵医嘱脐静脉给药：①母亲曾用麻醉药的新生儿可给纳洛酮 0.1mg/kg；②母亲未用麻醉药者，可给 5% 碳酸氢钠 3 ~ 5ml/kg，1∶10000 肾上腺素 0.5 ~ 1ml 脐静脉给药。

5. 监测生命体征，密切观察病情，发现异常时及时处理。

6. 有感染者遵医嘱给予抗生素。

7. 做好护理记录。

二、早产儿呼吸暂停的应急预案

1. 发现早产儿呼吸暂停，立即通知医生，并做好抢救物品及药品的准备。

2. 患儿置俯卧位，头偏向一侧，以改善肺的通气功能。

3. 增加刺激，防止触发因素。弹拍患儿足底或摇动肩胸部，将其置于低限的中性温度中，保持体温在 36.2℃。

4. 反复发作有低氧倾向者在监测 PaO_2 情况下，给予低浓度氧，一般小于 25%，维持 PaO_2 在 6.65 ~ 9.31kPa、$SaO_2$85% ~ 95% 之间。若无效，行皮囊加压手控通气。

5. 遵医嘱给予氨茶碱兴奋呼吸，负荷量为 4 ~ 6mg/kg，间隔 6 ~ 8 小时后用维持量，每次 1.4 ~ 2mg/kg。

6. 必要时行持续呼吸道正压通气（CPAP），严重者采用机械通气。

7. 密切观察病情变化。

8. 做好护理记录。

三、婴儿捂热综合征的应急预案

1. 出现婴儿捂热综合征（体温在 41℃ ~ 43℃），立即通知医生。

2. 降温，置患儿于通风、空气新鲜处。

3. 给氧，必要时行 CPAP 或机械通气。

4. 遵医嘱给予药物治疗。

（1）止惊：安定 0.2 ~ 0.5mg/kg 静脉推注，10% 水合氯醛 0.3 ~ 0.5ml/kg 灌肠，反复抽搐者给予苯巴比妥 8 ~ 10mg/kg 肌内注射。

（2）补液纠酸：1.4%碳酸氢钠 10～20ml/kg，1/5～1/3 张液体 100～150ml/(kg·d)。

（3）有脑水肿者可用 20% 甘露醇 0.5g/kg、地塞米松 0.5～1mg/kg、速尿 1mg/kg 交替使用。

（4）有心力衰竭者正确使用洋地黄类药物。

5. 间断高压氧治疗，防止和减少后遗症。

6. 加强全身支持治疗，保证营养供给。

7. 做好护理记录。

第五节 五官科护理应急预案

一、急性喉阻塞的应急预案

1. 立即通知医生，配合抢救。

2. 准备好抢救药品及用品，如气管切开包、吸引器、无影灯及药物，如麻黄碱、肾上腺素等。患者置于半卧位，持续吸氧，并请旁边的人员帮助呼叫医生。

3. 遵医嘱执行抢救方案，根据不同病因，做不同处理。如因异物引起，立即取头低足高位，拍打背部，促使异物排出。若无效，立即行手术取出异物。

4. 给予持续吸氧，保持呼吸道通畅，及时吸出呼吸道内的分泌物，堵塞严重行气管切开者，床旁桌上备好抢救设备。

5. 密切观察患者的生命体征、意识，特别注意气管切开后的呼吸情况，观察患者血氧饱和度及呼吸困难改善程度。

6. 固定好外套管，在管口覆盖无菌等渗盐水浸湿的纱布，保持内套管通畅，及时吸痰，如痰液黏稠不易吸出，可给予雾化吸入或气管内持续滴药。

7. 患者病情平稳，神志清楚，生命体征稳定后，护理人员还应：①密切观察有无出血、感染、皮下气肿、纵隔气肿、气管食管瘘等并发症的发生；②安慰患者和家属，教会患者及家人交流的各种方式；③及时、详细、准确地记录抢救过程。

二、鼻出血的应急预案

1. 立即通知医生，患者置于半卧位。

2. 额部、鼻部、颈部、枕部冷敷或冰敷。

3. 遵医嘱给予 1% 麻黄碱滴鼻液，或 0.1% 肾上腺素液棉片填塞鼻腔。

4. 嘱患者手指捏双侧鼻翼压迫 10～15 分钟。

5. 注意观察患者的血压、脉搏。

6. 出血较多时，协助医生行前、后鼻腔填塞，建立静脉通道，遵医嘱用止血剂。

7. 做好护理记录。

三、视网膜中央动脉阻塞的应急预案

1. 立即通知医生。

2. 遵医嘱用药进行指压眼球按摩。①给予扩张血管药物：亚硝酸异戊酯吸入，或硝酸甘油片舌下含服；②协助医生进行球后注射：妥拉唑啉 12.5～25mg；③口服乙酰唑胺或 0.5%噻吗洛尔滴眼液滴眼；④吸氧：吸入 95%氧气和 5%二氧化碳的混合气体，每小时 1 次，每次 10 分钟。

3. 做好护理记录。

四、急性闭角型青光眼的应急预案

1. 立即通知医生。

2. 遵医嘱用药：①局部用 2%毛果芸香碱滴眼液，每 10 分钟 1 次滴眼，共滴 4～6 次；②口服乙酰唑胺，首次 500mg。

3. 用药的同时按摩眼球。

4. 上述处理眼压控制不好，可静脉快速滴注 20%甘露醇 250～500ml。

5. 做好护理记录。

五、化学性眼外伤的应急预案

1. 冲洗伤眼，必要时行放射状结膜切开彻底冲洗。

2. 遵医嘱进行相应处理：①结膜下注射庆大霉素 2 万单位、妥拉唑啉 12.5～25mg。碱烧伤注射维生素 C 50mg，酸烧伤注射维生素 C 100mg，自体血 1ml，每周 2 次；②大面积的化学烧伤，用油膏玻璃棒分离上下穹隆部，防止形成眼球粘连；③局部滴抗生素和散瞳眼药水；④胶原酶抑制剂 0.5%EDTA 频繁滴眼。

3. 做好护理记录。

六、口腔颌面部外伤发生窒息的应急预案

1. 立即通知医生，配合抢救。

2. 准备好抢救的药品及物品。

3. 遵医嘱执行抢救方案。首先解除阻塞，根据窒息发生的原因不同采取相应的有效措施。如将异物取出或移动组织瓣，吸出分泌物、血凝块等；舌后坠立即用舌钳或用穿好粗线的大针在舌背正中距舌尖 1.5～2cm 处穿舌体，将缝线固定于外衣扣上，或用胶布固定等。

4. 改变患者体位，保持呼吸道通畅。解开颈部衣扣，根据病情采取仰卧位、头偏向健侧或俯卧、前额垫高等。

5. 放入通气导管：对意识不清的患者，除以上处理外，可再放入通气导管。对下颌体前部粉碎性骨折或双侧骨折患者需运送时，即使意识清醒亦应放置通气导管，注意保持导管通畅，必要时辅以开口器。

6. 遵医嘱用药，必要时使用呼吸兴奋剂。

7. 密切观察意识及生命体征变化，特别注意呼吸情况。

8. 环甲膜穿刺或气管切开：以上方法都不能使呼吸道通畅时，迅速行环甲膜穿刺，尽早行气管切开。

9. 气管切开后按常规护理。

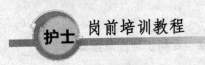

10. 做好护理记录。

第六节　手术室护理应急预案

一、术中物品清点有误差的应急预案

1. 台上、台下仔细查找，包括手术台、器械车、地桶、地盆、污物袋、吸引器瓶、房间各个角落。

2. 立即报告术者，暂停手术，协助在术野内查找。通知护士长，再次查找。

3. 可显影物品通知放射科即刻拍片确认是否遗留在术野内，术中无法拍片于手术结束后在手术室拍片。确认无误后，将患者送回病房，如在术野内即行取出。

4. 不显影物品请术者在术野内仔细查找，确认未在术野遵医嘱关闭切口。

5. 术后另填手术护理记录单，详细记录并请术者签字后交护士长存档。如有 X 线片一同存档。

二、术中负压吸引装置发生故障的应急预案

1. 仔细查找原因，检查各连接处是否脱落、有无堵塞，及时处理上述情况。

2. 通知护士长、中心控制室协助查找原因。

3. 将备用吸引器推至手术间，更换后继续手术。

4. 无备用吸引器时，报告术者暂停手术。如有出血，使用纱布、纱垫、棉条、棉片压迫止血。

5. 折住管道，防止管道内的液体回流，污染术野。

6. 通知麻醉师做好应急处理，防止患者误吸。

三、术中发生电烧伤的应急预案

1. 术中若出现电烧伤立即切断电源，通知术者、麻醉师、护士长观察患者病情，给予对症处理。严重者通知相关科室，及时进行抢救。

2. 保护现场仪器状态，通知器械维修及电工查找原因。

3. 如为皮肤电烧伤，通知术者、麻醉师、护士长，请相关科室会诊，对症处理，采取必要的措施。

4. 保护好受伤部位，较小的电烧伤局部涂抹烧伤药物。

5. 在手术记录单上做好详细记录。

四、术中输错血的应急预案

1. 立即停止输血，保留血袋及输血器。报告术者及麻醉师，遵医嘱采取相应急救措施。

2. 密切观察患者的生命体征及有无输血反应，备好抢救药物（利尿药、血管扩张剂、激素、升压药）及抢救物品。

3. 通知护士长，组织人员协助抢救患者，保持清醒、冷静，认真核对，防止乱中出错。

4. 当事人详细记录，再次核对患者姓名、年龄、性别、病房、床号、住院号、血型、献血者血型、凝集反应、血液有效期，通知血库查找原因。

5. 按护理差错上报程序逐级汇报。

五、术中给错药的应急预案

1. 立即停止给药，保留好注射器及安瓿，报告术者及麻醉师。

2. 采取急救措施，遵医嘱给予拮抗药。

3. 密切观察患者的生命体征，备好抢救药物及物品。

4. 通知护士长，协助抢救患者，保持清醒、冷静，认真核对，防止乱中出错。

5. 按护理差错上报程序逐级汇报。

6. 保留各种药物安瓿及药瓶，据实准确记录抢救过程。

第七节　门诊护理应急预案

一、门诊宫外孕失血性休克的应急预案

1. 立即将患者就地安置于平车或诊床上，头和躯干抬高 20°～30°，下肢抬高 15°～20°。

2. 立即通知医生和其他护士，同时通知急诊科派车。

3. 遵医嘱立即建立两条静脉通道。

4. 保持呼吸道通畅，给予氧气吸入。

5. 测量生命体征，观察神志。

6. 病情允许的情况下，护士陪同患者做各种术前检查。

7. 做好心理护理，耐心开导患者，说明抢救、治疗与手术对阻止内出血、挽救生命的重要意义，使患者坦然地接受手术治疗。

8. 与医生一起护送患者至急诊科或病房。

9. 做好抢救记录。

二、患者就诊或治疗过程中发生晕厥、虚脱时的应急预案

1. 如患者为不明原因突然晕厥时：①将患者就地安置于平车或诊床上；②通知医生和其他护士；③测量生命体征，观察神志；④如患者症状缓解，及时安排患者就诊；⑤遵医嘱继续进行观察或转诊。

2. 如患者为因低血糖引起的虚脱，立即搀扶患者至诊椅上，遵医嘱给患者口服糖水一杯，患者症状缓解，及时安排患者就诊。

3. 如患者在等候抽血或抽血过程中出现虚脱、晕厥等症状时：①搀扶患者至诊椅上，给患者饮用 10% 葡萄糖水；②如症状不缓解，通知内科医生到抽血处，同时通知

急诊科派车。

4. 遵医嘱执行各种治疗。

5. 与医生一起护送患者至急诊科。

6. 做好相应记录。

第八节 急诊护理应急预案

一、休克的应急预案

1. 保持呼吸道通畅 清除口咽部异物、血块、黏液等，同时头偏向一侧，防止舌后坠，必要时气管插管或气管切开。给予氧气吸入，缺氧严重者，可通过面罩给氧或人工辅助呼吸。

2. 立即止血：对失血性休克患者，采取直接压迫出血处止血。脏器血管破裂出血，快速做好手术前准备，在抢救休克的同时手术止血。

3. 建立两条静脉通道，及时补充血容量。

4. 休克患者就地进行抢救，避免过多搬动或远距离的转运，保持患者安静。

5. 取休克卧位，头和躯干抬高 20°~30°，下肢抬高 15°~20°。

6. 遵医嘱给予镇痛药物：有创伤或剧烈疼痛时给予镇痛剂，如吗啡5~10mg肌内注射或静脉注射。有严重颅脑外伤、呼吸困难、急腹症患者诊断未明确者禁用。

7. 降温或保暖：根据患者的具体情况和室温采取降温或保暖措施。

8. 采血标本送检、查血型及交叉配血。

9. 监测肾功能。

10. 放置中心静脉压导管，监测中心静脉压；心电图监测。

11. 密切观察病情变化：观察生命体征及神志、尿量监测。

12. 做好护理记录。

二、昏迷的应急预案

1. 置患者于平卧位，头偏向一侧，防止舌后坠。避免搬动，松解衣服、腰带，取出义齿。

2. 保持呼吸道通畅，清除口腔及呼吸道内的分泌物和呕吐物，防止窒息。给予氧气吸入，必要时进行气管插管。自主呼吸停止者施行人工呼吸或机械通气。

3. 迅速建立静脉通道。

4. 密切观察病情变化，观察神志、瞳孔、体温、脉搏、呼吸及血压变化。

5. 加强基础护理及安全护理，预防并发症。

三、呼吸困难的应急预案

1. 协助患者取合理体位，减轻呼吸困难，如急性左心衰竭、严重哮喘、肺气肿等患者取坐位或半坐位；肋骨骨折患者取健侧卧位；胸腔积液的患者取患侧卧位；急性呼吸窘迫综合征（ARDS）患者取平卧位。

2. 保持呼吸道通畅，有效清除呼吸道分泌物，协助患者咳嗽、咳痰；进行雾化吸入，给予祛痰药，采取机械吸痰措施；必要时行人工呼吸，或给予机械通气，辅助呼吸。

3. 根据缺氧程度，调节氧流量。

4. 密切观察病情及生命体征的变化。

5. 遵医嘱对原发病进行治疗和护理。

6. 做好护理记录。

四、惊厥的应急预案

1. 患者取平卧位，头偏向一侧，松开其衣领，解开衣扣。

2. 防止患者咬伤舌头及颊部，用开口器、牙垫、通气导管、压舌板或筷子缠上纱布置于患者口腔一侧的上下磨牙之间。

3. 保持呼吸道通畅，清除口咽部分泌物及呕吐物。将患者下颌托起，防止舌后坠而阻塞呼吸道。有义齿者应取下义齿。出现呼吸困难、发绀及时给予氧气吸入。

4. 保持环境安静，避免刺激。进行专人护理或加床档，防止坠床。对肢体进行保护或适当约束，但以防骨折和关节脱位等。

5. 建立静脉通道，按医嘱给予快速、足量、有效的镇静、抗惊厥药物，控制抽搐与惊厥的发作。

6. 密切观察患者的神志、瞳孔、生命体征的变化及惊厥发作的次数、持续时间、临床表现，并详细记录。

7. 对发热者给予物理降温。

8. 做好护理记录。

五、超高热危象的应急预案

1. 密切观察病情：①保持呼吸道通畅，吸氧；②注意患者生命体征的变化，密切监测体温的变化；③注意患者伴随症状的变化；④记录液体出入量。

2. 迅速将体温降至38.5℃左右。方法：①物理降温：用冰水盆浴或擦浴；或温水擦浴；或冰敷；或用4℃ 5%葡萄糖盐水1000~1500ml快速静滴或冷（冰）盐水灌肠、洗胃。②遵医嘱给予药物降温。

3. 遵医嘱给予镇静止痉药物。

4. 将患者处于安静、通风、温湿度适宜的环境中。

5. 给予恰当的心理护理，以减轻其焦虑、恐惧情绪。

6. 及时更换汗湿的衣裤、床单，保持皮肤清洁干爽，并定时翻身，防止压疮。

7. 加强口腔护理，防止口唇干裂和口腔黏膜溃烂；正确补充液体和营养。

8. 采用雾化吸入、翻身、拍背等措施以协助排痰。

9. 对于烦躁、惊厥者，适当约束四肢，加床栏防止坠床。

10. 做好护理记录。

六、一氧化碳中毒的应急预案

1. 迅速将患者转移至空气新鲜、流通处，确保呼吸道通畅，神志不清者将头部偏向一侧，以防呕吐物吸入呼吸道引起窒息。呼吸停止时，及早进行人工呼吸。

2. 迅速纠正缺氧：给予高浓度吸氧，流量每分钟 8～10L，以后根据病情采用持续低流量吸氧，清醒后改为间歇吸氧。有条件者行高压氧治疗。

3. 建立静脉通道，遵医嘱给药：①给予脱水药 20% 甘露醇 125～250ml 快速静脉滴注，防治脑水肿；②促进脑细胞代谢：常用能量合剂，如三磷腺苷、辅酶 A、细胞色素 C，大量维生素 C，还可用甲氯芬酯、胞磷胆碱、脑活素等；③头置冰袋，昏迷并高热抽搐者以头部降温为主，降温解痉的同时注意保暖。

4. 密切监测中毒者的生命体征、神志、面色等病情变化。

5. 对昏迷者注意保持呼吸道通畅，必要时行气管切开，防治肺部和泌尿系感染，预防压疮。抽搐者遵医嘱选用安定、苯巴比妥钠、水合氯醛等制止抽搐，但禁止用吗啡。有高热者给予物理降温或冬眠降温。注意观察有无神经系统和心脏等并发症的发生。

6. 做好护理记录。

七、溺水的应急预案

1. 恢复呼吸，纠正低氧血症：无呼吸者行气管插管，在建立有效通气及循环的情况下，给予呼吸兴奋剂，如安钠咖等。

2. 恢复有效循环无心跳者，继续进行胸外心脏按压；心跳已恢复者，补充血容量，维持血循环。

3. 防治脑水肿及肺水肿：有脑水肿可用 20% 甘露醇 250ml 快速静滴，同时头部用冰帽或冰槽降温；有肺水肿者给予呼气末正压（PEEP）给氧或间歇正压（IPPV）给氧，在氧气湿化瓶中加入 40%～50% 酒精以去泡沫；高压氧治疗。

4. 纠正酸中毒及水电解质紊乱。

5. 防治感染：遵医嘱选用广谱抗生素控制呼吸道感染。

6. 密切观察生命体征、神志变化，给予心电监护，准确记录 24 小时液体出入量。

7. 做好护理记录。

八、高血压危象的应急预案

1. 密切监测病情，立即送入重症监护病房，密切监测血压、呼吸、心率、神志及心、肾等器官功能，注意观察瞳孔变化。

2. 嘱患者绝对卧床休息，抬高床头 30°，以利体位性降压。给予氧气吸入。

3. 安慰患者使其保持情绪稳定，避免躁动，避免其他诱发因素，保持环境安静。

4. 建立静脉通道，遵医嘱给药，首选硝普钠。

5. 严密监测血压及其他脏器功能。

6. 观察瞳孔变化。

7. 做好护理记录。

九、高血糖危象的应急预案

1. 立即采血查血糖、血酮体、电解质、肾功能、血气分析等。

2. 留尿标本，查尿糖、尿常规，神志障碍者留置导尿。

3. 吸氧，注意保持呼吸道通畅，保暖，做好口腔、皮肤护理。

4. 密切观察病情变化，准确记录24小时出入量。

5. 遵医嘱给予胰岛素治疗：采用静脉滴注胰岛素，加入等渗盐水，持续静滴，并监测血糖。

6. 补液：首先给等渗盐水，然后5%葡萄糖或糖盐水。速度先快后慢，并注意避免补液过快而发生肺水肿。高渗性非酮症糖尿病昏迷者迅速补液，以恢复血容量，纠正高渗透压和脱水。

7. 纠正电解质紊乱：根据血钾浓度与心电监护结果，24小时补钾总量3～6g。

8. 纠正酸中毒：遵医嘱正确给药。

9. 遵医嘱进行抗感染治疗。

10. 密切的监测，及早发现并积极防治休克、心律失常、心力衰竭、肾功能不全、脑水肿等并发症。

11. 嘱患者绝对卧床休息，注意保暖，做好口腔护理、皮肤护理等。昏迷者按昏迷患者护理常规进行护理。

12. 做好护理记录。

十、低血糖危象的应急预案

1. 立即做血糖测定，并动态观察血糖水平。

2. 对于低血糖症患者，在患者急救同时，马上准备25%或50%高渗糖及脱水药等抢救药，确诊后迅速按医嘱给予。

3. 低血糖危象患者常有精神失常、异常行为等，对此加以特殊保护及防护，避免发生意外。

4. 抽搐者按医嘱酌情适量应用镇静剂；昏迷者按昏迷常规护理。

5. 神志恢复后密切观察有无出汗、倦怠、神志模糊等再度低血糖状态，一经发现，及时报告医生。

6. 密切观察病情，做好护理记录。

十一、急性呼吸衰竭的应急预案

1. 保持呼吸道通畅，清理口鼻分泌物；将患者头偏向对侧，颈部后仰，抬起下颌。根据需要插入口咽通气管，或行气管切开、气管插管。

2. 危重患者采取机械通气法给氧。注意调节给氧的浓度和持续时间。

3. 建立静脉通道：遵医嘱正确给药，纠正酸中毒；增加通气量，减少CO_2潴留；营养支持。

4. 进行有效的气管内负压吸引。

5. 监测和记录液体出入量，注意电解质尤其是血钾的变化。

6. 密切观察病情变化，监测呼吸、脉搏、神志状态等体征的变化。

7. 监测动脉血气分析的变化。

8. 湿化呼吸道。

9. 重视心理情绪的变化，了解患者的心理需求，提供必要的帮助。教会患者自我放松，以缓解呼吸困难。

10. 做好护理记录。

十二、急性肝功能衰竭的应急预案

1. 取半卧位。

2. 保持呼吸道通畅：鼓励患者咳嗽、排痰，变换体位，及时清除呼吸道分泌物。

3. 建立静脉通道：遵医嘱正确静脉给药。

4. 密切观察病情变化：

（1）注意症状和体征，观察患者的行为及神志状态。

（2）监测生命体征及瞳孔的变化、皮肤黄疸和出血情况，及时发现各种并发症。

（3）注意水分、营养状态和胃肠道出血情况，留置导尿管和鼻胃管，准确记录液体入量和每小时尿量。

（4）测量腹围、体重。

5. 饮食给予高糖、高维生素、低动物蛋白、低脂肪的流质或半流质饮食。肝性脑病的患者开始数日禁食蛋白质，昏迷患者经鼻胃管进食。

6. 加强安全防护，对躁动者采取加床档等安全防护措施，避免发生意外损伤。

7. 保持病室清洁，空气流通，减少探视，做好消毒隔离，防止交叉感染。昏迷患者加强口腔和皮肤护理，定时翻身，避免压疮发生。做好床边隔离，操作时穿隔离衣、戴手套及防护眼罩。

8. 关心、安慰和鼓励患者，使其增强自信心，消除焦虑和恐惧情绪。为患者进行有创性医疗操作时应向其解释，取得其积极配合。

9. 做好护理记录。

十三、急性肾衰竭的应急预案

1. 卧床休息，以减轻肾脏负担。

2. 建立静脉通道，遵医嘱正确给药。

3. 注意观察生命体征和神志的变化，严格监测 24 小时尿量及出入量，并详细记录，密切监测体重及血钾变化，每天检测肾功能。

4. 饮食给予高热量饮食；糖类的摄入每天不少于 100g；蛋白质的摄入严加限制，每天不超过 0.5g/kg，蛋白质要以富含氨基酸的动物蛋白质为主；限制饮食中钾和钠的含量；危重患者应禁食。

5. 严格无菌操作，防止交叉感染，加强各种管道的护理及基础护理，防止尿路感染及褥疮的发生。

6. 做好心理疏导，消除紧张和不安情绪；向家属做好解释工作，告知早期透析的重要性。

7. 做好透析患者的护理。

8. 做好护理记录。

十四、多器官功能障碍综合征的应急预案

1. 建立静脉通道，遵医嘱给予病因治疗、对抗炎症介质、营养支持、中和毒素、器官功能支持等治疗。

2. 密切观察生命体征和神志的变化，注意心率、心律和心电图变化，并及时处理。注意尿量、颜色，酸碱度和血尿素氮、肌酐的变化。

3. 注意皮肤颜色、湿度、弹性、皮疹、出血点、瘀斑等。观察有无缺氧、脱水、过敏、DIC 等现象，准确记录 24 小时出入量。

4. 观察药物反应。

5. 保证营养与热量的摄入。

6. 预防感染：患者最好住单人房间，严格床边隔离和无菌操作，注意呼吸道护理，保证室内空气流通，定时开窗通风、消毒，控制探视人员，减少各种可能污染的机会。

7. 做好护理记录。

十五、急诊洗胃过程中遇停电或故障时的应急预案

1. 洗胃机故障，应先关闭洗胃机，分离洗胃管，流出胃内容物，启用备用洗胃机，连接胃管继续洗胃，通知维修部门。

2. 停电先关闭洗胃机，分离洗胃管，流出胃内容物，连接注洗器灌洗至来电或洗胃液澄清无味。

十六、出现气管插管脱出的应急预案

1. 立即呼叫医生，同时保持患者呼吸道通畅（吸痰或放置通气管）。放置面罩与呼吸机相连，四头带固定，并通知麻醉科。

2. 测量患者的生命体征，遵医嘱检查及用药。

3. 检查脱管原因，做好相关记录。

十七、急诊使用呼吸机过程中突遇停电的应急预案

1. 保持镇静，立即人机分离，迅速将简易呼吸器与患者气管插管相连接，进行人工辅助呼吸。

2. 通知主管医生。

3. 同时呼叫其他人通知维修部门。

4. 持续人工气囊通气至来电，测试及接好呼吸机。

5. 观察病情变化，测量生命体征。

6. 记录停电时间、抢救措施及患者情况。

第九节　ICU 护理应急预案

一、危重患者转运时发生意外的应急预案

1. ICU 患者转运时，备有氧气袋、简易呼吸器及便携式氧饱和度监测仪。
2. 患者转运途中突然发生意外，以就地抢救为原则，进行心肺复苏。
3. 求助周围的其他人员呼叫医生。
4. 将患者转至就近病房进行抢救。
5. 病情平稳后转至相应病房。

二、使用呼吸机抢救过程中突然断电时的应急预案

1. 立即放下手头的其他工作，边呼叫医生边迅速到达患者床边，分离呼吸机与气管套管的连接，正确连接简易呼吸器，进行持续人工辅助呼吸，16～20 次/分，同时观察患者胸廓的起伏程度，了解人工呼吸的效果。
2. 另一人接通氧气，调好流量，再连接到简易呼吸器的氧气入口处。
3. 同时观察颈外动脉的搏动，如摸不到颈外动脉的搏动，应立即进行胸外心脏按压、心肺复苏。
4. 查找断电原因，与相关部分联系维修。
5. 通电后调好呼吸机参数，正确连接呼吸机。

第十节　供应室护理应急预案

一、供应室停水或停电时的应急预案

1. 及时汇报，寻求解决。
2. 寻找原因，联系维修。
3. 护士长负责全面工作调配，护士负责装卸车，消毒员负责押送消毒物品外出消毒，以确保供应医院消毒工作的完成。
4. 供应室应备有一次性各种消毒包以应急。
5. 对传染病患者使用过的用品进行双蒸消毒处理。
6. SRAS 设有专用消毒锅。

二、消毒锅遇冷气团或发生故障时的应急预案

1. 消毒锅每日做空锅实验，如果 3M 指示卡显示锅内有冷气团存在或消毒锅出现异常情况，此消毒锅立即停止使用。
2. 通知设备维修部，查找原因，尽快维修。

3. 待锅冷却后，重新做空锅实验，合格后方可使用。

4. 如果两台锅同时发生问题，启动联系外出消毒预案。

第十一节　后勤保障应急预案

一、接到停电通知或突遇停电的应急预案

1. 接到停电通知后，立即做好停电准备，备好应急灯、手电筒、蜡烛等。查看重要医疗仪器蓄电池的电量、保障停电期间仪器正常运转。

2. 开启病房应急灯，或用手电筒照明。

3. 突然停电后，立即查找停电原因，维持抢救仪器设备正常运转，使抢救工作有条不紊地进行。

4. 使用输液泵的患者，在停电时立即启用输液泵；输液泵储备电不足时，撤下输液泵，采用人工调整输液速度，保持输液通畅。

5. 及时与相关部门联系，查找停电原因。

6. 加强巡视病房，安抚患者，告之患者停电原因及时间，协助解决停电带来的不便，同时注意防火、防盗。

二、接到停水通知或突遇停水的应急预案

1. 接到停水通知后，与相关部门协助，确保饮用及医疗必需用水。

2. 突然停水时，立即与相关部门联系，尽快查找原因并维修。

3. 加强巡视病房，向患者及家属做好解释和安抚工作，避免发生混乱。

4. 随时解决患者饮水及使用水需求，有困难或其他特殊情况，及时向相关部门寻求帮助。

三、泛水的应急预案

1. 查找泛水原因，能够自行解决的应采取措施阻止泛水。不能自行解决的，与相关部门联系协助解决。

2. 及时将病房各种贵重、需防潮的仪器如输液泵、各种电源、呼吸机等转移至高处，以防损坏。

3. 帮助患者整理好用物，以防弄湿患者用物。

4. 告诫患者切不可涉足泛水区域或潮湿处，以防滑倒。

5. 协助维修人员共同将水扫净，保持环境清洁。

四、失窃的应急预案

1. 发现失窃，保护好现场。

2. 电话通知相关部门进行现场处理。

3. 积极提供线索，协助进行调查工作。

4. 维持病室秩序，保证患者医疗护理安全。

5. 做好患者的安抚工作。

6. 不断加强安全保护措施，防止再次被盗。

五、遭遇暴徒的应急预案

1. 保持沉着冷静，分析和处理发生的各种情况。

2. 采取果断措施保护好患者及公物，同时保护好自己，尽量减少不必要的损失。

3. 设法通知相关部门或寻求帮助，拨打报警电话。

4. 注意观察暴徒的特征。

5. 做好患者及家属的安抚工作，减少在场人员的焦虑、恐慌情绪。

6. 暴徒逃走后，注意其走向，为破案人员提供线索。

7. 尽快恢复病室的正常医疗护理工作，保证患者的医疗安全。

六、化学药剂泄漏的应急预案

1. 沉着冷静，立即通知相关部门。

2. 有秩序的组织人员撤离现场。用湿口罩、湿毛巾罩住口鼻，以防中毒窒息。

3. 根据药剂的性质，选择中和药剂或通风，以降低药物浓度。

4. 易燃药剂应注意防火。

5. 做好中毒的防治工作。

6. 及时向上级部门汇报，协助了解事情经过。

【思考题】

1. 猝死的应急预案。

2. 心梗的应急预案。

3. 脑出血的应急预案。

第五章　中医一般护理

第一节　病情观察

一、病情观察的目的与要求

病情观察是护士在护理工作中积极启动感觉器官以及应用辅助工具，有目的、有计划地了解、观察患者的生理、病理变化和心理反应的知觉过程。病情观察能力是临床护士必须具备的基本能力之一，对于及时、准确地掌握和预见病情变化有着十分重要的意义。

（一）病情观察的目的

1. 为诊断疾病和制定治疗护理方案提供依据

疾病对机体的损害达到一定程度后，机体便会产生一定的反应，并以一定形式表现出来，护理人员可以通过这些表现及发展过程的观察和综合分析，为医生诊断疾病和确定治疗方案提供信息。同时，细致入微的病情观察还可及时、准确地发现和预见患者病情变化，为确定护理问题、制定护理方案提供依据。

2. 预测疾病的发展趋势和转归

疾病的轻重常与患者的病情表现有一定关系，因此，病情观察有助于预测疾病的发展趋势和转归。如观察到患者在原有症状基础上又出现新的症状常说明病情在变化。

3. 了解治疗效果和用药反应

在疾病诊治过程中，护士通过主动、细致入微的病情观察可了解治疗方案的效果，尤其是药物的毒性反应，以便有针对性地提供护理服务。

4. 及时发现危重症或并发症，防止病情恶化

患者在接受疾病诊治的过程中有可能出现病情突变或发生各种并发症。护士的密切观察，可捕捉到其先兆表现，从而及时判断病情，进而采取积极的护理措施。尤其在危重症抢救时，及时的病情观察，准确的病情判断和积极、有效的护理决策常可使患者转危为安。

（二）病情观察的要求

1. 既有重点，又要全面

病情观察根据不同的病证有不同的重点。如体温变化是外感温热病的重点内容，而对高血压患者来说，一般并不重要。所谓全面是指对观察重点的各个方面及其全过程的了解。如对腹泻患者要观察腹泻出现的时间，大便的次数、性状、颜色、量及其伴随症状等。在治疗过程中还应观察效果和用药反应，病情是好转还是恶化等。

2. 细致而准确

对观察项目应细致准确，能用计量表示的一定要显示具体数量，如体温、尿量等。对不能量化的要表达准确，如对疼痛患者以谈笑如常、蹄卧不动、转侧不安、呻吟呼号等表示疼痛的轻重程度。

3. 排除干扰，获取准确结果

病情观察常受多种因素干扰，从而影响观察的准确性。

（1）患者的禀性不同，可影响观察结果。性格内向的患者不善于表达；善于表达的患者，会把病情表达得有条有理；有神经质的患者，诉述症状多而且互相矛盾。因此，护理人员应针对不同禀性，因人而异地获取正确的结果。

（2）患者对疼痛耐受程度不同及某些患者的特殊思想情况造成病情诉说中的差异等，也可影响病情观察的正确性。护理人员需要去伪存真，详加分析，反复印证，以获得正确观察的结果。

4. 认真记录，及时通报

护理人员在护理过程中要做到认真记录每一个护理程序，不漏掉任何细小环节，一旦发现异常或危急情况要及时通知有关人员，采取有针对性的措施予以施救。

二、病情观察的内容

（一）一般状况的观察

1. 发育情况

发育的正常与否，通常以年龄、智力和体格成长状态（身高、体重及第二性征）之间的关系来判断。发育正常，年龄与体格成长状态之间的关系是平衡的。正常成人的判断指标一般为：头长约等于身高的1/7，胸围约等于身高的一半，两上肢展开的长度约等于身高，坐高约等于下肢的长度。

发育与遗传、内分泌、营养代谢、生活条件、体育锻炼等内外因素均有密切关系。如在发育成熟前垂体前叶功能亢进，则体格可异常高大，成为巨人症。若在发育成熟后垂体前叶功能亢进，则成为肢端肥大症；若垂体功能减退，则体格可异常矮小，成为侏儒症。

2. 营养状况

营养状况是根据皮肤、毛发、皮下脂肪、肌肉的发育情况综合判断的，也可通过测量一定时间内体重的变化来观察营养状况。

（1）营养状态的等级：临床上习惯用良好、中等、不良三个等级来表示：

①良好：黏膜红润，皮肤光泽，弹性良好，皮下脂肪丰满而有弹性，肌肉结实，指甲、毛发润泽，肋间隙及锁骨上窝平坦，肩胛部和股部肌肉丰满。

②不良：皮肤黏膜干燥，弹性减低，皮下脂肪菲薄，肌肉松弛无力，指甲粗糙无光泽，毛发稀疏，肋间隙、锁骨上窝凹陷，肩胛骨和髋骨棱角突出。

③中等：介于两者之间。

（2）常见的营养异常状态

①营养不良：主要由摄食不足或消耗增多两大因素引起，常表现为消瘦，即体重低于标准体重的10%。

营养不良多见于患有慢性疾病或严重疾病的患者，如食管、胃肠道病变，神经系统病变，以及肝、肾等内脏病变引起的摄食或消化障碍；长期活动性结核病、恶性肿瘤、代谢性疾病（如糖尿病等）和某些内分泌疾病（如甲状腺功能亢进）等。

②肥胖：超过标准体重20%以上者为肥胖。肥胖主要由于摄食过多，摄入量超过消耗量，过剩的营养物质转化为脂肪积存在体内所致。此外，内分泌、家族遗传、环境、运动和精神因素等皆对其有影响。肥胖可分为单纯性肥胖和继发性肥胖，后者多为病理性肥胖，如肾上腺皮质功能亢进（cushing 综合征）。

3. 面容与表情

健康人表情自然、神态安怡，患者由于病痛困扰常可出现特征性病态面容与表情。常见的有以下几种典型面容：

（1）急性疾病面容：面色潮红，兴奋不安，鼻翼翕动，口唇疱疹，表情痛苦，常见于急性热病，如大叶性肺炎、疟疾等患者。

（2）慢性疾病病容：面容憔悴，面色灰暗或苍白，目光暗淡，常见于慢性消耗性疾病，如恶性肿瘤、肝硬化等患者。

（3）贫血面容：面色苍白，唇舌色淡，表情疲惫乏力，常见于各种贫血患者。

（4）甲亢面容：面容惊愕，眼裂增大，眼球凸出，目光闪烁，兴奋，烦躁，常见于甲状腺功能亢进患者。

（5）二尖瓣面容：面色晦暗，双颊紫红，口唇轻度发绀，常见于风湿性心脏病患者。

（6）满月面容：面圆如满月，皮肤发红，常伴痤疮和小须，常见于肾上腺皮质功能亢进及长期应用肾上腺皮质激素的患者。

（7）病危面容：面容枯槁，面色苍白或铅灰，表情淡漠，目光无神，眼眶凹陷，鼻骨翘耸，常见于大出血、严重休克、脱水、急性腹膜炎等患者。

4. 姿势和体位

姿势是指举止的状态。健康成人躯干端正，肢体动作灵活适度。体位是指在卧位时所处的状态，体位对某些疾病的诊断具有一定意义，如极度衰竭或意识丧失的患者常呈被动卧位；心力衰竭患者常采取强迫坐位，以减轻心脏负担并改善呼吸；发绀型先天性心脏病患者往往步行不远或其他活动的进程中采取蹲跪体位，以缓解呼吸困难和心悸等症状。

5. 步态

步态即走动时所表现的姿态。某些疾病可表现出特征性的步态改变，如佝偻病、大骨节病、进行性肌营养不良或双侧先天性髋关节脱位等患者，走路时身体左右摇摆，亦称蹒跚步态（鸭步）；小脑疾患、乙醇中毒或巴比妥中毒患者，走路时躯体重心不稳，步态紊乱如醉酒状，亦称醉酒步态。此外，患者突然出现步态改变，可能是病情变化的征兆之一，如高血压患者突然出现跛行，则应考虑有发生脑血管意外、偏瘫的可能。

6. 皮肤、黏膜

皮肤、黏膜的表现常是全身疾病表现的一部分，主要应观察其颜色、弹性、温度、湿度以及有无皮疹、出血、水肿等情况。如贫血患者皮肤苍白；休克患者皮肤常苍白湿冷；肝胆疾病患者常有巩膜黄染；严重缺氧患者常表现为口唇、指（趾）端发绀；

脱水患者常出现皮肤干燥且弹性减低；造血系统疾病患者常出现皮肤、黏膜的出血点、紫癜、瘀斑等；肾脏疾病患者常可见全身水肿；右心衰竭患者可出现下肢水肿等。

（二）生命体征的观察

生命体征的观察包括对体温、脉搏、呼吸和血压等情况的观察（可参考《护理学基础》）。

（三）精神状况的观察

1. 意识情况

意识是大脑高级神经中枢功能活动的综合表现，即对内外环境的知觉状态。凡影响大脑功能活动的疾病均会引起不同程度的意识改变，即意识障碍，主要表现为兴奋不安、思维紊乱、语言表达能力减退或失常、情感活动异常、无意识动作增加等。根据意识障碍的程度一般可分为：

（1）嗜睡：最轻的意识障碍。患者持续地处于睡眠状态，能被唤醒，醒后能正确回答问题和做出各种反应，刺激去除后很快又入睡。

（2）意识模糊：意识水平轻度下降。患者对周围环境漠不关心，答话简短迟钝，表情淡漠，对时间、地点、人物的定向力完全或部分发生障碍。

（3）昏睡：接近于不省人事的意识状态。患者处于熟睡状态，不易唤醒，醒后不能正确回答问题，刺激停止后即进入熟睡。

（4）昏迷：严重的意识障碍，按其程度可分为三种：

①轻度昏迷：意识大部分丧失，无自主运动，对周围事物及声、光刺激无反应，对强烈刺激（如压迫眶上缘）可有痛苦表情及躲避反应。角膜反射、瞳孔对光反射、吞咽反射、眼球运动等可存在。生命体征一般无改变，可有大小便潴留或失禁。

②中度昏迷：对周围事物及各种刺激均无反应，对剧烈刺激可出现防御反射。角膜反射减弱，瞳孔对光反射迟钝，眼球无转动。

③深度昏迷：意识完全丧失，对各种刺激全无反应，全身肌肉松弛，深、浅反射均消失。

此外，谵妄也是一种以兴奋性增高为主的高级神经中枢急性活动失调状态，主要表现为意识模糊、定向力丧失、感觉错乱（幻觉、错觉）、躁动不安、言语杂乱。谵妄可发生于急性感染的发热期，也可见于某些药物中毒（如颠茄类药物中毒、急性酒精中毒）、代谢障碍（如肝性脑病）、循环障碍或中枢神经系统疾患等。有些谵妄患者可发展成为昏迷状态。

2. 瞳孔变化

瞳孔变化是许多疾病病情变化的一个重要指征。观察瞳孔要注意两侧瞳孔的形状、位置、边缘、大小、反应等。正常瞳孔为圆形，位置居中，边缘整齐，两侧等大，在自然光线下直径为 2～5mm，对光反射和调节反射两侧相等。瞳孔直径小于 2mm 称瞳孔缩小，两侧瞳孔缩小常见于有机磷、吗啡等中毒；单侧瞳孔缩小常提示同侧小脑幕裂孔疝早期。瞳孔直径大于 5mm 称瞳孔扩大，单侧瞳孔扩大、固定常提示同侧小脑幕裂孔疝；两侧瞳孔扩大常见于双侧小脑幕裂孔疝、枕骨大孔疝、颠茄类药物中毒等；重危症患者瞳孔突然扩大常是病情急剧变化的标志。

3. 心理状态

心理状态的观察包括患者思维能力、语言和非语言行为、异常情绪、情感反应等，如有无记忆力减退，思维混乱，反应迟钝，语言、行为怪异等情况，以及有无焦虑、忧郁、恐惧、绝望等情绪状态。

（四）常见症状的观察

1. 疼痛

疼痛是很常见的症状，它既是促使患者就医的主要原因之一，也是一种警戒信号。因此，一旦出现疼痛要引起重视，并需仔细地观察和了解疼痛的部位、发生的急缓、疼痛的性质和程度、持续时间和伴随症状、疼痛与体位及按压的关系、既往有无类似发作、有无牵涉痛等。

2. 咳嗽

当呼吸道受到异物、炎症、分泌物、化学气体或过敏性因素等刺激时，即可反射性地引起咳嗽。观察时应注意咳嗽发生的急缓、性质、有无时间规律、与气候的关系、有无职业和环境的影响、有无伴随症状等。如急性咳嗽常见于呼吸器官的急性炎症或异物吸入；经常性咳嗽、寒冷季节及晨间加剧者常见于慢性支气管炎、支气管扩张等；阵发性咳嗽伴有哮喘常见于支气管哮喘、心源性哮喘等；刺激性咳嗽常见于肺癌等。

3. 咳痰与咯血

咳痰与咯血是支气管、肺部疾患的常见症状之一。观察痰液应注意痰量，痰液的性质、颜色、气味，咳痰的时间、伴随症状等。观察咯血应分清是痰中带血还是大口咯血，量有多少，颜色鲜红还是暗红，有无口腔、鼻腔、齿龈等处出血，大量咯血应注意与呕血相区别。

4. 恶心与呕吐

恶心常为呕吐的前期表现，但二者未必同时发生。引起恶心、呕吐的常见原因有：

（1）反射性：由于强烈刺激传入延髓的呕吐、中枢或胃及肠管扩张而反射性地引起的呕吐，常见于幽门梗阻、药物刺激、视觉和内耳前庭器官受刺激等。此类呕吐常有恶心等前驱症状，呕吐后患者感觉轻松。

（2）中枢性：疾病或药物直接作用于呕吐中枢而引起，常见于颅内压增高，尿毒症，糖尿病酮症酸中毒，应用吗啡、洋地黄类药物等。此类呕吐常无前驱症状，呕吐后患者并不感觉轻松。

（3）条件反射性：是指看到不洁食物、嗅到厌恶气味时引发的恶心、呕吐。观察恶心、呕吐要注意发生的次数、与进食的关系、有无相关诱因和伴随症状，以及呕吐物的性状、量、颜色、气味等，并根据需要及时记录和收集标本送检。如颅内压增高患者呕吐呈喷射状；幽门梗阻患者呕吐常在晚间发生，呕吐物含大量隔宿食物，呈腐败味；急性上消化道大出血患者呕吐物呈鲜红色，慢性出血者呕吐物呈咖啡色等。

（五）舌象与脉象的观察

1. 舌象情况

舌象是病情观察的重要内容。尤其在外感热病的辨证施护中尤为重要。它能客观地反映正气的盛衰、病邪的深浅、邪气的性质、病情的进展，是判断病情转归和预后的重要依据。

（1）判断正气盛衰：观察舌质可知正气盛衰，观察舌苔可知邪之出入。舌质红润为气血旺盛，舌质淡白为气血虚衰；舌苔薄白而润是胃气旺盛，舌光无苔为胃气衰败或胃阴枯竭。

（2）辨别病位深浅：舌苔薄白多为疾病初期，病邪较浅，病位在表；苔厚提示病邪入里，病位较深；舌质红绛为热入营血，病情危重。

（3）区别病邪性质：黄苔多主热邪；白滑苔多主寒邪；腐腻苔多为食积痰浊；黄腻苔多提示湿热。舌偏歪多为风邪，舌有瘀斑或瘀点为瘀血。

（4）推断病情进展：舌苔与舌质往往随正邪的消长和病情的进展呈现动态变化，尤其是外感热病中更为明显。舌苔由薄白转黄，进而变灰黑，说明病邪由表入里，由轻转重，由寒化热；舌苔由润转燥多为热盛伤津。反之，舌苔由厚转薄，由燥转润，往往是病邪渐退、津液复生、病情好转之象。

2. 脉象情况

脉象可作为判断疾病病位、病性和推断疾病预后的重要依据。

（1）了解病位的深浅：浮脉主表，沉脉主里。

（2）推断疾病的性质：迟脉多主寒证，数脉多主热证；洪脉多为邪实，脉细数多主正虚；芤脉见于失血，脉微欲绝为阳气衰微等。

（3）推断疾病的进展和转归：久病脉见缓和，是胃气渐复、病退向愈之兆；久病虚损，亡血失精反见洪脉，多属于阴竭阳脱之危象。外感热病，热退脉见缓和，是病向愈之候；若脉急而数，烦躁者则病进。若汗出脉静身凉，提示病情好转；若见脉象急疾，患者又烦躁不安，汗出热不退，为正不胜邪之危候。

但在脉象观察中，要注意病、脉、证合参。一般情况下，病、脉、证是相符的，但也可出现不相符的特殊情况。因此，在临床运用时需通过四诊合参后再决定是"舍证从脉"还是"舍脉从证。"

（六）其他观察

如排泄物的观察，饮食、睡眠的观察，药疗后或特殊治疗后反应的观察等。

三、各类患者的观察重点及要求

（一）新入院患者

1. 初步评估病情的轻重，确定重点观察的内容

新入院患者病情轻重缓急不一，诊断也不尽明确，及早实施入院健康状况的评估，并根据患者的主诉、病史、各种检查结果，结合患者的入院方式和一般状况等，有助于对病情及其轻重做出初步判断，找出主要护理问题，并确定重点观察的内容。如对大面积烧伤、创伤患者重点观察生命体征，尤其是血压的变化，以警惕早期休克的发生；对肝硬化的患者重点观察饮食、意识状况，以警惕肝性脑病的发生。

2. 注意观察潜在或继发病证

新入院患者往往诊断尚未明确，病情尚在发展中，观察其潜在或继发的病证，可防止忽略某些重要病情。有些创伤患者在外观上只表现为机体局部组织的破损或出血，但仍应密切观察其血压和神志变化，警惕有内脏潜在或继发出血的可能。

3. 注重心理状态的观察

新入院患者对医院环境、人员、生活习惯等都很陌生，对自身疾病的诊治期望很高，容易出现许多复杂的心理问题。对此，应注意观察，并给予针对性的心理疏导，帮助患者尽快熟悉和适应住院生活，从而积极、主动地参与到治疗、护理中来。

（二）老年患者

1. 注意观察症状、体征不典型的病情

老年患者新陈代谢低下，感觉迟钝，患重病时往往反应不明显。有些老年人患肺炎时，体温、血液白细胞计数常不高。因此，应注意对症状、体征不典型的病情做细致、全面的观察，以准确地判断病情变化。

2. 注意观察有无脑及心血管意外

老年患者易发生心脑血管意外。一旦发生，往往来势凶猛，病情危重。对此，护士应注意观察其先兆症状，以便尽早发现病情变化，及时采取防治措施。如冠心病患者频繁发作心绞痛，且程度加重，持续时间延长，服用硝酸甘油无效，则应考虑是否发生了心肌梗死，并作进一步密切观察和处理。

3. 注意观察并发症

老年患者起病潜隐，病程迁延，抵抗力差，疾病恢复慢，容易出现并发症。如对长时间卧床患者应注意观察局部皮肤改变，以警惕压疮的发生；对术后患者应观察其呼吸、排痰情况，以警惕肺部感染的发生。

4. 注意观察与疏导心理问题

老年患者心理状态复杂多变，有的固执己见，有的烦躁易怒，有的沉默寡言等。对此，应做到尊重患者，细心观察，并给予针对性的疏导。此外，鉴于老年患者感官功能减退，记忆力下降，反应迟钝，在观察病情时应耐心听其主诉，并认真核实，以准确掌握病情。

（三）小儿患者

小儿患者对生疏的环境和人员适应性差，易产生恐惧、害怕的心理，加之表达能力差，不能具体诉说病情。因此，应重点观察患儿的精神状态、饮食量、大小便的性状及颜色、啼哭的声音等。小儿哭闹不止应考虑是否存在饥饿、口渴、过热、过冷、尿垫潮湿，或是腹痛、感染病灶等引起的不适；给患儿测体温或更换尿垫时，若发现果酱样血便，而肛门周围及外阴无损伤，应考虑有无肠套叠的可能。患儿由于器官发育尚未成熟，故病情变化快而剧烈，轻微的炎症就可能引起高热，甚至发生惊厥。因此，观察病情应及时、准确，并及早进行适当处理。

（四）危重患者

危重患者病情重、复杂、变化快，若不及时发现病情变化，则可能延误抢救而影响预后，甚至威胁生命。因此，应重点观察其生命体征及相关的症状、体征，以尽早发现或预见病情变化，及时采取预防或应急措施，抢救患者生命。如对慢性肺源性心脏病患者应重点观察其呼吸、血压、脉搏的变化；同时，密切观察患者的神志、意识状态。若发现患者头痛、烦躁不安、语言障碍或嗜睡，则应考虑可能是发生了肺性脑病。危重患者病情复杂多变，观察病情应全面、连续、细致。

（五）做特殊检查或药物治疗的患者

临床上各种检查、治疗的目的虽各不相同，但均应重点了解其注意事项，观察可能出现的副反应或并发症，以及治疗后的效果。如锁骨下静脉穿刺后患者有无胸闷或呼吸困难；乙状结肠镜检查后患者有无脉搏细数或便血；应用利尿剂的患者尿量多少，有无电解质紊乱的表现；应用胰岛素治疗的患者有无出冷汗、心慌、神志不清等低血糖反应的表现等。

四、观察后的处理

1. 一般病情变化的处理

在职责范围内给予适当处理，以减轻或解除患者的痛苦，同时应将经过以口头或书面的形式告知医生，也可先告知医生再作处理。如高热患者可先给予物理降温；一般术后患者夜间发生尿潴留时，可让患者听流水声或用温水冲洗尿道口，诱导排尿。需要注意的是，对一般病情变化及其处理都应进行详细记录，并作好后续的处理效果观察。

2. 严重病情变化的处理

当发现患者病情恶化或有严重并发症征象或先兆时，如消化道溃疡患者排出黑便，心脏病患者出现呼吸困难等，应及时告知医生。同时继续密切观察病情，安抚患者情绪，并给予积极处理，如给氧、建立静脉通道、准备急救用品等。

3. 紧急病情变化的处理

如发现患者突然发生心脏骤停或呼吸停止等紧急病情变化时，应当机立断，采取必要的应急措施，如给氧、胸外心脏按压、人工呼吸等。同时设法通知医生，医生到达后，按医嘱配合医生进行抢救。抢救过程中的各项抢救措施及病情变化，均应详细记录，以便进一步观察病情和分析判断抢救治疗后的效果。

4. 心理状态异常的处理

应密切、细致地观察患者的心理状态，要以热情诚恳的态度关心、体贴患者，建立良好的护患关系，使患者有话愿意向护士倾诉，这样才能及时、准确地掌握患者的心理状态。对于心理状态有异常表现的患者，要采取措施积极干预。对于一般性的心理状态异常，如新入院患者因环境、人员的陌生而产生的焦虑心理，术前患者因担心手术而产生的恐惧心理，都应给予针对性的心理疏导，安抚患者情绪；对于一些特殊的心理异常状态，如恶性肿瘤患者有轻生欲望的表现，应及时给予疏导，并密切观察患者的言行，认真作好交班，必要时请专人协助观察和疏导。

第二节　生活起居护理

一、顺应四时调阴阳

随着春、夏、秋、冬四时更迭，气候在不断变化，不同的时令气候，万物出现生、长、收、藏的相应变化，形成了有规律的运行。四时阴阳的变化，是万物生长变化的根本。正如《素问·六节藏象论》所云："天食人以五气，地食人以五味。气和而生，津液相成，神乃自生。"自然界的变化会使人的身体产生不同的病理生理变化。因此《灵枢·岁露》曰："人与天地相参也，与日月相应也。"《素问·四气调神大论》曰："夫四时阴阳者，万物之根本也。所以圣人春夏养阳，秋冬养阴，以从其根，故与万物沉浮于生长之门，逆其根，则伐其本，坏其真矣。故阴阳四时者，万物之终始也，死生之本也。逆之则灾害生，从之则苛疾不起，是谓得道。"人类也要随着四时的变化调节阴阳，依天地而生。春夏两季要注意保养阳气，秋冬两季要注意保养阴气，与万物一样，顺应阴阳之性而生活于自然界生长收藏的规律之中，以从根本上保养身体。

由于自然界的阴阳消长运动影响人体阴阳之气的盛衰，人体必须适应大自然的阴阳消长变化，才能保持人体内环境与外环境的统一，从而维持人体正常的生理活动，保持健康。所以，阴阳四时的变化是万物生长的终始，是死生的根本。能顺应四时变化，就不容易发生疾病，这是健康的法则。

二、四时起居的护理原则

生活起居应适应四时气候变化，要遵循"春夏养阳，秋冬养阴"的原则。

1. 春季的护理原则

春季万物复苏，气候由寒转暖，阳气生发，充满生机。正如《素问·四气调神大论》所说："春三月，此谓发陈，天地俱生，万物以荣。"春季人体阳气生发，肝气舒展，腠理开疏，因此要根据春季气候特点施护。

（1）春季夜变短，昼渐长，故应"夜卧早起"，鼓励患者晨起后到户外活动锻炼，呼吸新鲜空气，用春天生发的阳气补充人体阳气。

（2）春季对应五脏之中的肝。春季肝气不足，人易疲乏、倦怠，产生"春困"。因此，应对患者进行健康教育，制定科学的春季作息时间，合理安排睡眠时间。

（3）因肝木应春，肝阳在春天易生发，因此要多食清肝养肝的食物。肝属木，味为酸，春季要少吃酸味食品，多吃甜味。春天宜多吃如韭菜、百合、枸杞、茼蒿、黑木耳、莲子、菊花等食物。

（4）春季风主令，六淫之邪常与风邪合而致病。正如《素问·骨空论》所说："风者百病之始也。"而且春季天气变化大，乍冷乍暖，且人体阳气又尚未充盛，尤其是虚弱者，本身素体不足，邪之易干，容易受风邪，导致病情加重或添新病。因此，春季应避风邪，被褥、衣物不能骤减。

2. 夏季的护理原则

夏季天气酷热，地火上腾，天地之气相交，万物生长发育繁荣茂盛，湿气较多，暑湿主令，故夏季的起居护理原则应以"养阳护阴、防暑湿"为主。

（1）夏季夜最短，昼最长，故应合理安排起居，亦做到"夜卧早起"，顺应阳气的生发。

（2）夏季对应五脏中的心，长夏对应脾，暑湿主令。夏季炎热升发，容易耗伤津液，损伤身体阳气；夏季湿性重浊，黏滞，易阻滞脾气纳运。夏季易发生中暑、泄泻、腹痛等心脾疾病。夏季汗流不畅，皮肤不洁，易生痱子、疮疡。因此夏季要注意个人卫生，防暑避湿邪，注重养心护脾。

（3）夏季人体代谢旺盛，出汗多，易伤津耗气。因此，患者要多食祛暑益气、生津止渴、养阴清热、健脾化湿类食物。夏季应多吃绿豆、鸭梨、西瓜、乌梅、甜瓜、菊花、枸杞、苦瓜等食品。夏季应忌食辛辣香燥，耗液伤津的食品。同时脾胃虚寒的患者，夏季也不能多食生冷性寒食品。

（4）夏季暑湿主令，天热易出汗，此时阳气也最旺盛。要养阴护液，病房要凉爽通风，要薄衣薄被。鼓励夜晚到外面纳凉，以祛除暑热，宁心安神。但是，不能在外过夜，防止着凉。

3. 秋季的护理原则

秋季天转凉，阳气渐收，阴气渐盛，人体应顺应自然界的收敛肃降之势。

（1）秋天白昼渐短，夜晚变长。人体内的阳气也开始收敛，阴气增长，此时应科学休息，早卧早起，以应秋季"收养之道"。

（2）秋季肃杀之气变重，人的情绪易低落、悲观。《寿亲养老新书·秋时摄养》曰："秋时四年往昔亲朋，动多伤感。"秋季应重视对患者的情志护理，让患者多参加户外活动，保持愉快乐观的情绪。

（3）秋季与肺相对应，肺喜清恶燥。因此，患者要多食生津养阴、润肺止渴、滋阴清燥的食物，多吃百合、莲子、栗子、山药、莲藕、银耳等食品，忌食寒凉、破气、伤阴的食物。

（4）秋季燥气主令，易耗伤肺气，伤津液。秋季起居护理要做到两点：一要防止感冒，二要防燥热伤肺。

4. 冬季的护理原则

冬季气候寒冷，阴气极盛，草木凋零，万物生机闭藏潜伏，人体代谢相应下降，故冬季起居护理原则以防寒保暖、养精固阳为主。

（1）冬季夜最长，昼最短。患者的生活起居应当顺应人体养精固阳的需要，"早卧晚起，与日同行"。

（2）冬季是锻炼身体的最佳季节，可适当增加活动量。但是晨练时间宜在日出之后再进行，以避开霜冻。

（3）冬季人体阳气藏于内，阴精气盛。因此，患者要多吃温肾助阳、补中益气的食物，"虚者补之，寒者温之"，多吃狗肉、羊肉、肉桂、枸杞、芝麻、牛肉、龙眼等食品。同时忌食寒凉食品，如绿豆、菊花、西瓜、薄荷、绿豆芽等。

（4）冬季寒气主令，应于五脏中的肾。寒为淫邪，性主收引，易伤阳气。外出要注意防寒保暖，衣着要厚、轻、暖，颜色深。鼓励到阳光充足的地方进行日光浴，不要久待在房间内，以免使筋骨软弱，不耐风寒，不利于疾病的康复。

三、环境适宜避外邪

人类的健康与环境密切相关，一方面人们通过自身的应对机制在适应环境，并不断改善或改变自身的生存与生活质量；另一方面，环境质量的好坏直接影响着人们的健康状况。

邪气是导致疾病发生的重要条件，故未病先防除了养生以增强正气、提高抗病能力之外，还要注意避免病邪的侵害。《素问·上古天真论》说："虚邪贼风，避之有时。"就是说要谨慎躲避外邪的侵害，这是预防疾病发生的重要措施。六淫即风、寒、暑、湿、燥、火六种外感病邪。风、寒、暑、湿、燥、火原本是自然界中六种不同的气候变化，在正常情况下，称为"六气"。一般不会导致人体发病。只有当四季气候变化异常，六气发生太过或不及，即夏天过分的炎热，冬天特别的寒冷；或冬天过于温暖，夏天反而寒凉；再就是气候变化过于急骤，加上人体正气的不足，抵抗力下降，"六气"才能成为致病因素，伤及人体而发生疾病。护理工作人员应主动掌握四时气候变化的规律，做到春防风，夏防暑，长夏防湿，秋防燥，冬防寒。注意通风良好和阳光充足，保持病室安静，注意环保，防止有害化学、物理、粉尘污染，为患者创造良好的治疗及护理环境。

1. 病床摆放

病床摆放应根据病证性质不同而定。如寒证、阳虚证患者，多畏寒怕风，宜安排在向阳温暖的病室内，使患者感到舒适；热证、阴虚证患者，多恶热喜凉，可安排在背阴凉爽的病室内，使患者感到凉爽、舒适、心静，以利于养病。

2. 病室环境

病室应整洁美观、陈设简单。安静的环境有助于患者休养。噪声的刺激常使患者心烦意乱，尤其是心气虚的患者可因突然的声响而心悸不已。护理人员应设法消除嘈杂之声（以不超过60分贝为宜）。病室内因常汇集秽浊之气，影响患者的食欲和休息。为此，应经常通风换气，保持室内空气新鲜。通风要根据四时气候和病证不同而异，但切忌对流风。

3. 病室的温度和湿度

适宜的温度可使患者感到舒适、安宁，利于散热和降低肾脏负担，减少消耗，也有利于患者的治疗、护理与休息。一般病室温度应保持在18℃~22℃，阴虚证、热证患者的室温以16℃~20℃为宜。若室内温度过高会使患者神经系统受到抑制，不利于散热，也会干扰患者消化及呼吸功能，影响体力恢复。

老年病房、新生儿、沐浴者、阳虚证、寒证患者以22℃~24℃为宜。如果室温过低则会使患者畏缩，肌肉紧张，在接受诊疗、护理时容易受凉，影响机体康复。病室内应备有室温计，以随时评估室温的变化，不同季节采取不同的调节方式，并注意根据气温增减患者的衣被。

适宜的病室湿度为50%~60%，亦应根据气候和不同证型进行调节。如湿盛患者，湿度宜低；阳虚患者多寒而偏湿，湿度宜低。若湿度过高，则蒸发作用弱，抑制出汗，会使患者感到潮湿、气闷，尿液排出增加，加重肾脏负担。

燥证患者湿度可略高些。阴虚者多热而偏燥，湿度宜高。湿度过低的话，则空气干燥，人体会蒸发大量水分，使得患者呼吸道黏膜干燥，出现口渴、咽痛等，尤其对气管切开或呼吸道疾患的患者更为不利。因此，病室内应备有湿度计，方便护理人员评估湿度的变化，并适当调节。室内湿度过高时，可开门、开窗使空气流通，或使用空气调节器来降低湿度；湿度过低，可给地面洒水、使用空气加湿器等，冬天可在暖气上放水槽、水壶等蒸发水气，以达到提高室内湿度的目的。

4. 病室光线

一般病室内要求阳光充足，使患者感到舒适愉快，但不宜让日光直射患者面部。但不同病证对光线的要求也不一样。热证、阳亢患者，神经衰弱者光线宜偏暗；痉证、癫狂证者，强光可诱发痉厥，应用黑窗帘遮挡。

第三节　情志护理

情志护理是指运用调节情志来治疗脏腑疾病的方法，主要是通过护理人员的语言、表情、姿势、态度、行为及气质等来影响和改善患者的情绪，消除其顾虑和烦恼，从而增强战胜疾病的意志和信心，减轻或消除引起患者痛苦的各种不良情绪和行为，以及由此产生的种种躯体症状，使患者能在最佳心理状态下接受治疗和护理，达到早期康复的目的。

所谓"七情"是指喜、怒、忧、思、悲、恐、惊七种情志变化。其中，心主喜，肝主怒，脾主思，肺主忧，肾主恐。此称为"五志"，合之为情志。

人的情志状态对疾病的发生、发展、预后、转归与治疗都有很大的影响，无论是急性病、慢性病，还是疾病的不同阶段，情志上都会有不同的改变。中医认为，七情活动与脏腑气血有着密切关系，七情活动适度可使气机条达，营卫调和，经脉通利。如果七情太过，失去制约（突然或长期持续性刺激超出人的耐受限度）即成为致病因素，可使气机紊乱，脏腑阴阳气血失调，从而导致疾病的发生。《内经》曰："怒则气上，喜则气缓，悲则气消，恐则气下，惊则气乱，思则气结。"不同的情志变化可伤及不同的脏腑，从而产生疾病。由于人体是统一的整体，七情伤及一脏则病可累及他脏。情志的异常波动可导致机体发病或使原有疾病复发、加重或急剧恶化。如有高血压病史者，往往因过度恼怒而肝阳上亢，发生眩晕，甚至突然昏厥，或昏仆不语，半身不遂，口眼㖞斜。

因此，护理工作中应设法消除患者的紧张、恐惧、忧虑、烦恼、愤怒等不良的情志刺激，帮助患者树立战胜疾病的信心，这是提高整体护理质量的重要内容。

一、情志护理的原则

1. 诚挚体贴，一视同仁

患者的情志状态和行为不同于正常人，常常会产生寂寞、苦闷、忧愁、悲哀等不良情绪，甚至环境、生活的各个方面都会对情志产生影响。《素问·汤液醪醴论》曰："精坏神去，荣卫不可复也。"故医护人员应"视人犹己"；"见彼苦恼，若己有之"，对患者要有同情心，尊重患者，关心、体贴患者的疾苦。对待患者要热情、亲善、和蔼、有礼貌，使患者一踏进医院就感到温暖、亲切；当患者感到忧愁或痛苦时，应主动与之分忧；当患者悲观时，要热情予以鼓励。

诚挚体贴体现在护理过程的各个环节，在医护人员面前，患者只有病情的轻重缓急之分，而没有贫富贵贱之别。孙思邈在《大医精诚》中说："如有疾厄求救者，不得问其贵贱贫富，长幼妍媸，怨亲善友，华夷智愚，普同一等，皆如至亲之想。"要求对待患者要一视同仁，不论其职位之高低，家境之贫富，也不论年龄之老幼，相貌之美丑，不念恩怨亲疏，不分中外民族，不管聪明愚昧，都看作是自己的亲人。护理人员只有具备这种高尚的美德，才能赢得广大患者的信赖。而患者对护理人员的信任，是情志护理成功的关键。

2. 因人施护，促进康复

因人施护是根据患者具体情况给予有针对性的护理。比如通过观察、交谈等方式收集患者的心理健康资料，并对其进行评估，进而采取针对性强的护理措施。心理评估包括情感、动机、精神状态、人格类型、思想、应对能力和应激水平。《灵枢·寿夭刚柔》指出："人之生也，有刚有柔，有弱有强，有短有长，有阴有阳。"患者由于遗传、环境和所受教育的不同；由于家庭、职业、性别、年龄、经济条件、知识经验和阅历的不同；由于情感、意志、需要、兴趣、能力、性格和气质的不同，以及疾病的性质和患病时间长短不同，其情志状态也是不大相同的。例如：有的热情开朗，虽病而情绪仍不失饱满，与医护人员配合良好，能克制自己的病痛；有的却孤独抑郁或焦躁不安，或终日愁眉苦脸，一言不发。因此，对不同的患者应采取不同的情志护理方法，既要耐心，又要细致，一方面要坚持正面引导，以情动人；另一方面，又要因人而异，有的放矢地进行情志护理，减轻患者患病后的心理压力，以促进其身体早日康复。

3. 避免刺激，稳定情绪

《素问·笃刺法论》中曾指出，针刺后的患者要"静神七日，慎勿大怒"；"勿大醉歌乐"；"勿大悲伤"，以免"真气复散"。说明患者在治疗期间应当安心静养，保持情绪稳定，这样才有利于疾病的康复。正如清代王燕昌在《王氏医存》中所言："善养病者，调之护之，务期安静，医药有当，自能速愈。"因此，为患者提供一个良好的休养环境，避免给患者造成不良的刺激，使之保持情绪稳定是情志护理不可或缺的。齐德之在《外科精义》中指出："勿令于患人左右，弹指嗟咨，掩泪窃言，感激患者，甚不利便。"即强调要注意实行保护性医疗。患者由于疾病的折磨，精神负担很重，对医护人员的一言一行极为敏感，因此，应避免因处理不当或出言不慎而影响患者的情绪。当患者病情突然发生变化时，护理人员也应沉着镇定，不要在患者面前表现出惊慌失措的神态，要积极配合医师抢救，同时做好患者及家属的安慰工作，稳定患者的情绪。

情绪稳定是使疾病早日康复的重要条件。《王氏医存》中说得好："戒骄躁、节喜怒，使元气归复，为愈病第一要务。"作为护理人员应积极指导患者进行精神调养。在施行心理护理的过程中，应积极宣传心理养生知识，注意调动患者的积极性。

二、情志护理的方法

情志护理是具有中医特色的医学护理方式，它反映了古代医家独特的思维和辩证观。情志变化可以直接影响人体脏腑的变化。《素问·汤液醪醴论》指出："精神不进，意志不治，故病不可愈。"历代名医也一再提倡："善医者，必先医其心，而后医其身。"因此，加强情志护理，不仅有助于临床治疗及护理，而且还能防患于未然，体现"治病必求其本"。情志护理的方法包括说理开导法、释疑解惑法、移情易性法、健康教育法、以情胜情法和顺情从欲法。

1. 说理开导法

该方法是通过讲道理，使患者解除心理压力，从而建立战胜疾病的信心。实施该方法时态度要和蔼，要注重情感交流，做一个有效的倾听者，体贴、理解患者，同时进行有的放矢的心理疏导。《素问·移精变气论》指出："闭户塞牖，系之病者，数问其情，以从其意。"就是说要选择一个安静的环境，详细询问患者，让其倾诉隐讳之情，同时进行耐心地说服开导。这种方法对于一些内伤情志之病有一定的效果。李中梓在《医宗必读》中指出："境缘不偶，营求未遂，深情牵挂，良药难医。"护理人员要善于因势利导，用恰当的语言加以抚慰、开导，使患者从精神创伤中解脱出来。通过正面说理开导，使患者认识到喜怒不节是"生乃不固"的重要因素之一，而"和其喜怒"、喜怒有度是养生长寿的根本，引导患者自觉地戒除恼怒，调节情志。说理开导法要求护理人员必须要取得患者的信赖，态度要真诚、热情，对患者要有同情心和责任感，对患者的隐私要注意保密，尊重患者的人格，这样才能达到通过说理开导，动之以情，晓之以理，喻之以例，明之以法，从而达到治愈情志疾患的目的。

2. 释疑解惑法

人患病以后容易产生各种各样的猜疑心理，尤其是久病不愈之人，往往由于"久病知医"，而又一知半解就小病疑大，或轻病疑重，甚至听说某某确诊为癌就怀疑自己患了不治之症，以致精神紧张，忧心忡忡，到处寻求名医，要求做各种各样的检查，对医生的诊断也提出各种疑问。对于这类患者，护理人员要耐心向他们解释病情，不可搪塞，要让患者了解相关疾病的知识，解除患者不必要的疑虑。对疑心病重者，更要注意巧妙运用释疑解惑法。中医古籍中不乏成功的案例。

3. 移情易性法

移情易性法就是利用某些方法，转移患者对于疾病的注意力，改变其消极情绪，以促进疾病的恢复。某些人患病后，往往将注意力集中在疾病上，整天围绕疾病胡思乱想，从而陷入苦闷烦恼和忧愁之中，这不仅严重影响治疗效果，而且还能加重病情。《素问·移情变气论》指出："古之治病，唯其移情变气，可祝由而已。""祝由疗法"系祝说发病的缘由，转移患者的注意力，以达到调整患者气机，使精神内守以治病的方法，又称"移精变气法"。"移精变气法"的目的是通过转移患者的精神，以调整逆乱之气机，从而达到治病之目的。

在采用语言劝导的同时，引导患者开展一些力所能及的活动，往往能够起到事半功倍的效果。如下棋、猜谜、听音乐、散步、读书报、听广播、看电视、打太极拳等，把患者的注意力从疾病上引开，分散及化解不良情绪，以不治为乃治，从而达到促进康复的目的。

4. 健康教育法

有的患者对自己的病不太重视，不能遵守疾病禁忌，养病期间也骄恣纵欲。对此护理人员要"告之以其败，语之以其善，导之以其所便，开之以其所苦"，要向患者说明疾病发展变坏的后果，以引起患者的重视。同时向患者讲清楚遵守禁忌的好处，只要积极配合治疗是有利于恢复健康的。例如对于消渴病患者，要强调其严格遵守禁忌，告诉其不控制饮食的危险性，使其自觉遵守相关禁忌。

5. 以情胜情法

相制，即是以一种情志抑制另一种情志，达到淡化，甚至消除不良情志，以保持良好的精神状态的一种情志护理方法。《素问·阴阳应象大论》提出："怒伤肝，悲胜怒；喜伤心，恐胜喜；思伤脾，怒胜思；忧伤肺，喜胜忧；恐伤肾，思胜恐。"朱丹溪更进一步提出："怒，以忧胜之，以恐解之；喜，以恐胜之，以怒解之；忧，以喜胜之，以思解之；思，以怒胜之，以喜解之；恐，以思胜之，以忧解之；惊，以忧胜之，以恐解之；悲，以恐胜之，以怒解之。"在临床实践中，古代医家张子和还创立了许多行之有效的方法："悲可以治怒，以怆恻苦楚之言感之；喜可以治悲，以谑浪亵狎之言娱之；恐可以治喜，以迫遽死亡之言怖之；怒可以治思，以污辱欺罔之言触之；思可以治恐，以虑彼志行之言夺之。"

这种以情胜情的心理疗法提示护理人员，对于悲伤、忧愁过度的患者，不妨让其多听听相声，经常报告一些好消息，或适当讲个笑话，以调节患者的情绪，这对于促进患者病情的恢复大有裨益。

6. 顺情从欲法

顺情从欲法是指顺从患者的意志、意愿、情绪，满足其心身的需要，以达到缓解病痛、提高治愈效果的一种方法。患者在患病过程中，情绪多有反常，对此，护理人员应先顺其情，从其意，然后对其进行分析。若是合理的，条件又允许，应尽力满足之所求。如满足患者机体的舒适、清洁的环境、合理的营养、有效的诊疗、耐心的解释、适当的信息等，并积极争取患者家属、亲朋好友、同事、单位以及社会相关组织的关怀和帮助。引导家属在患者面前保持良好的情绪，多理解、体贴患者，在生活上给予无微不至的关怀和照顾，努力创造家庭式的温馨气氛，使患者心境达到最佳状态，从而促进患者早日康复。对那些胡思乱想、放纵无稽等错误的、不切实际的欲望而应善意地、诚恳地进行说服教育。尤其患者对所患疾病有思想顾虑时，更应耐心地向其解释，尽量解除他们心里的不安及悲观失望的情绪。对完全丧失生活能力的患者，应该在生活上全面照顾、精心护理的同时，帮助患者树立坚定生活的勇气和信心。

第四节　饮食调护

一、食物的性味

食物的性味是指食物的性质和功能。中医学认为，食物的味道不同，其作用也不同。食物与药物一样也具有"四气"、"五味"之性。"四气"又称"四性"。"四性"、"五味"与人体的健康的关系密切相关，如果配合得当，则可增进健康，有益于人的延年益寿。

（一）食物的"四性"

"四性"是指寒、热、温、凉4种特性。其中，温和热为同一性质，寒和凉为同一性质，它们只是程度上的不同，即温次于热，凉次于寒。寒凉和温热是两种对立的药性，另外还有平性，即药性平和。一般认为，寒凉性食物多具有清热、解毒、泻火、凉血、滋阴等作用，常用于热性病证；温热性食物大多具有温中、助阳、散寒、补火等作用，常用于寒性病证；平性食物则有健脾、开胃、补益身体的作用。

（二）食物的"五味"

"五味"原指辛、甘、酸、苦、咸五种味道，后扩展为体现食物功能归类的标志。实际上食物的味道不止5种，还有淡味和涩味等。不同的味有不同的作用，味相同的食物，其作用也有相近或共同之处。就其阴阳属性而言，辛、甘、淡属阳，酸、苦、咸属阴。五味的作用归纳起来为：酸收涩，苦燥湿，甘缓急，辛发散，咸软坚。

1. 酸味

中医学认为，酸味入肝经，适当吃可增进食欲，有健脾、开胃之功，并可增强肝脏功能，提高钙、磷元素的吸收。酸味食物有山楂、橘子、葡萄、西红柿、酸奶、醋等。醋酸有消毒作用，但过量服食会引起胃肠道痉挛及消化功能紊乱，脾胃不适者宜少食。

2. 苦味

中医学认为，苦入心经，能泻，能燥，能坚。苦味食物有解除燥湿、清热解毒、泻火通便、利尿及健脾等作用，但多食会引起腹泻、消化不良等症。苦味食物主要有苦瓜、莲心、苦丁茶、菊花茶、芹菜叶、莴笋叶、萝卜叶、巧克力、苦荞麦、杏仁等。若有热有火者，苦味食物可以坚阴；但无热无火者，苦味食物因其苦燥反易伤阴津。一年四季均应适当吃些苦味食物，夏季尤为适宜。但苦味食物并非适合所有的人，体质虚寒、患有肺疾的人就不宜多食苦味食物。

3. 甘味

中医学认为，甘属土，入脾经。脾的作用主要是运化水谷精微。中医学认为，甘味食物能补，能缓，能和，具有调味补养、缓和痉挛、调和脾胃、调和药性、补气血、解除肌肉紧张以及解毒等作用。如白糖、红糖可增甜健脾，冰糖可润肺化痰止咳；蜂蜜可健脾和胃，清热解毒；大枣可健脾养胃。甘味食物还有山药、大米、小米、糯米、高粱、扁豆、黄豆、甘蓝、菠菜、胡萝卜、芋头、红薯、土豆、南瓜、黑木耳、香菇、桂圆、栗子等。

4. 辛味

中医学认为，辛属金，入肺经。辛味食物多含有挥发油，能散，能行，多具有祛风散寒、行气止痛的作用。如生姜可发汗解表，散寒祛湿；胡椒可暖肠胃，除寒湿；韭菜可温阳散结，行气消滞；葱白可散寒解表，对于受寒轻微不适有效；麻黄、薄荷等辛味药可散寒解表等。这类食物还有辣椒、蒜、香菜、芥末、洋葱、蒜苗、茴香等。

5. 咸味

咸味食物能软，能下，多具有软坚散结和泻下的作用。如食盐可清热解毒、涌吐，海带可软坚散结泻热，海藻、昆布可软坚散结，消散瘰疬等。具有咸味的食物多为海产品及某些肉类，如紫菜、海藻、海蜇、墨鱼、猪肉等。咸味入肾经，适当食用能补肾强腰，强壮骨骼，使身体充满活力。咸味食物大多性寒，久食不但伤肾，而且损伤脾胃，所以食用咸味食物应适度。

二、食物的种类

1. 汤羹类

以水和食物一起煎煮或蒸、炖而成。汤羹有汤和羹之分，汤是较稀薄者，羹是较稠厚者。汤和羹均是一种大众化的食物。

汤羹主要有补益滋养或清润功能，如山药羊肉汤能补益脾胃，银耳羹能补肺胃之阴。

2. 粥类

粥也称糜，一般以粳米、稻米、大米、玉米、小麦等富含淀粉的粮食和某些果实、蔬菜或肉类一同加水煮成，为半流食。粥上面浮着的一层细腻、黏稠、形如膏油的物质，中医叫做"米油"，俗称粥油。它具有较强的滋补作用，能补中益气，健脾和胃，补益肾精，益寿延年及养颜。

粥容易消化，可以增进食欲，补充体力；并可防止便秘，预防感冒；还可调养肠胃。由于粥消化较快，会使血糖升高较快，所以糖尿病患者宜适量服用。

3. 米饭、面食类

包括以粳米、小麦等富含淀粉的食物。该类食物可以提供人体必需的碳水化合物，将其与其他辅料搭配，不仅可以增进食欲，还可以提高营养价值。如将米饭做成蔬果饭、肉类饭、水产饭等，不仅色香味形俱全，而且营养也丰富。用面粉做成的各种食物，如馒头、包子、面条、花卷、肉饼、饺子、馄饨、年糕、麻团、汤圆等均可有效提高食物的营养价值。

4. 糖果类

其中糖是以红糖、冰糖、饴糖等为主要原料做成的各种食物，如薄荷糖、芝麻糖等。果是指各种水果。水果含有丰富的维生素，多食水果可补充人体必需的微生物。尤其是手术后患者更宜多吃水果。

5. 菜肴类

菜肴是指具有食疗作用的所有的荤素菜总称。菜肴种类繁多，从其调制加工方法来看，有蒸、煎、炒、烩、烧、煮、炸、炖、腌等多种。菜肴类一般要加入调味作料，由于所用食物和调制方法的不同，其作用也各不相同。

三、饮食调护的基本原则

饮食调护是在中医学理论指导下，根据不同病证对食物进行搭配，从而达到促进疾病早日康复的目的。

由于食物有气味之偏性，病有阴阳盛衰，故饮食调护必须遵循以下原则：

1. 辨证施食，相因相宜

饮食调护应注意患者的体质、年龄、证候的不同和季节、气候、地域的差异，做到因证施食、因时施食、因地施食和因人施食。

（1）因证施食：食物有寒、热、温、凉之性，辛、甘、酸、苦、咸之味；疾病有寒、热、虚、实之分，阴、阳、表、里之别。疾病的性质不同，对食物的性味要求也不一样，只有食物的性味与疾病的性质相宜，才能收到调护疾病的效果。否则，会影响疾病的恢复，甚至加重病情。凡属于寒凉的食物多具有滋阴、清热降火、解毒作用，主要用于热性疾病；凡属于温热性的食物多有补益作用，主要适用于寒证。原则上阳虚寒证忌生冷瓜果、凉性食物；阴虚热证忌辛辣、热性食品。热证宜凉，寒证宜温。同时，根据饮食五味各归所属脏腑，结合疾病的性质，所患病的脏腑及邪正盛衰情况而辨证施膳。

（2）因时施食：即根据四季不同气候特点及地理环境之差异，因时因地，灵活选择不同性质、不同功效的食疗方进行调理。如春季宜选用辛凉疏散的食疗方，以防疫毒入侵；夏令宜用清凉饮料或清暑食品，以清解暑热；秋冬宜用平补或温补的食品，以散寒扶正。

（3）因地施食：东南地区气温偏高，湿气重，宜食清淡、渗湿的食物；西北地区气温偏低，燥气盛，宜食温热、生津、润燥食物。

（4）因人施食：由于个体禀赋和生活习惯的不同，感受的病邪也不同，即使感受同一病邪，也会因体质的差异而表现出不同的证候，对此应因人因病辨证施食。如对成年体质壮实的外感风寒患者，可选用发散作用较强的食疗方，如姜糖饮、姜糖苏叶饮、葱白粥等；对老年体虚而感风寒者，宜配补益食品，如人参桂枝粥、木耳粥等。体质属寒者，宜食热性食物；体质属热者，宜食凉性食物，忌热性食物以及辛辣等；小儿脏腑娇嫩，饮食宜高营养、容易消化、性味不宜过偏；老人体衰虚弱，饮食宜清淡、松软、温热；女子以血为本，饮食应以补阴补血为主，尽量选择多汁多液食物；体质过敏的人，不宜吃海鲜腥发之物。

2. 饮食有节，按时定量

《素问·五常政大论》云："无使过之，伤其正也。"《尚书》曰："食哉唯时。"意思是说三餐饮食宜定时、定量，不可过饥、过饱。过饥可使水谷精微不足，精气津血化生无源；过饱易伤脾胃之气，使脾胃运化功能失于常态，不利于身体健康。古人亦有"早餐好，午餐饱，晚餐少"的古训，因而护理人员要教育患者进食要有规律，切忌暴饮暴食，以免损伤脾胃。同时强调"按时进食"，"按需进食"。

3. 调和"四性"、谨和"五味"

人体的营养来源于各类食物，所需的营养成分应多样化，以保证脏腑的需要而维持正常功能。若对饮食偏嗜或偏废，会导致营养比例失调，不利于疾病的康复。如过热的食物易损伤消化道，使其糜烂溃疡，日积月累易癌变；过冷的食物易发生胃痛、腹泻等疾病；过食肥甘厚味之品可助湿生痰化热，损伤脾胃；偏食辛辣之品，可使胃肠积热，易发生口腔溃疡、牙龈出血、便秘之症。

谨和"五味"就是要求饮食五味要适当调配，以满足人体对各种营养素的需要。一要浓淡适宜；二要注意各种味道的搭配，即酸、苦、甘、辛、咸的辅佐，配伍适宜；三是在进食时，味不可偏亢，偏亢易伤及五脏，对健康不利。

4. 食宜清淡，吃忌厚味

荤素搭配是辨证施护的重要原则。尤其是患病之体，脾胃每多受累，使运化功能减退，此时应给予清淡食品，不仅易于消化吸收，亦可减轻胃肠负担，促进脾胃功能的恢复。饮食应以谷物、蔬菜、瓜果等素食为主，辅以适当的肉、蛋、鱼类，不可过食油腻厚味。尤其应注意饮食性味不要过重，避免过度嗜咸嗜甜。对于高血压、冠心病、肥胖、糖尿病等患者更应如此。

5. 饮食卫生，习惯良好

食物要新鲜、干净，禁食腐烂、变质、污染的食物，以免加重病情。要尽量食熟食，且注意软硬恰当，冷热适宜，细嚼慢咽。同时养成良好的饮食习惯，按时按需进食，晚上临睡前不要进食。

四、饮食的宜忌

饮食宜忌是强调饮食的针对性，即得当则为宜，失当则为忌。《金匮要略》云："所食之味，有与病相宜，有与身为害，若得宜则补体，害则成疾。"饮食宜忌涉及食物之间的配伍、食物与药物、食物与季节、食物与地域、食物与疾病，以及特殊人群的饮食宜忌。

（一）食物之间的配伍

食物之间的配伍有相须、相使、相畏、相杀、相恶和相反的不同。

1. 相须配伍

相须配伍是指性能相似的食物相互配伍，其能够起到相互加强的作用。如菠菜猪肝汤，菠菜与猪肝均能养肝明目，相互配伍可增强补肝明目之功效，对于肝虚目昏或夜盲症等患者比较适宜；雪羹汤中的荸荠与海蜇具有清热化痰的作用。

2. 相使配伍

相使配伍是指一类食物为主，另一类食物为辅，使主要食物作用得以增强。如姜糖饮，温中和胃的红糖可以增强生姜温中散寒的作用，对于经期腹痛的患者比较适宜；又如五加皮酒，辛散活血的酒增强了五加皮祛风湿的功效，对于风湿痹痛患者比较适宜。

3. 相畏配伍

相畏配伍是指一种食物的不良作用能被另一种食物所减轻或消除。如某些鱼类食后易引起腹泻、皮疹等，加些生姜可以减轻或消除其不良作用。

4. 相杀配伍

相杀配伍是指一种食物能减轻或消除另一种食物的不良作用。如蒜能减轻扁豆中植物血凝素的不良作用；橄榄可解河豚、鱼、蟹等引起的轻微中毒。

实际上，相畏和相杀是同一配伍关系从不同角度的两种说法。

5. 相恶配伍

相恶配伍是指一种食物能减弱另一种食物的功效。如萝卜可减弱补气类食物（鹌鹑、燕窝、山药、山鸡等）的功效；又如食用银耳、百合、雪梨等养阴生津润燥的食物，又食辣椒、生姜、胡椒辛散类食物，则前者的功能会被减弱。

6. 相反配伍

相反配伍是指两种食物同时食用时，能产生毒性反应或明显的副作用。如海产品（鱼、虾、藻类）都富含蛋白质，食用山楂、石榴时，易形成有收敛作用的鞣酸蛋白，可导致便秘，并易引起恶心、腹痛、呕吐等症状。

根据以上食物配伍的不同关系，应在实际应用中注意食物之间的配伍宜忌。相须、相使的配伍，能够增强食物的原有作用，应当充分加以利用。相畏、相杀的配伍，对于少数有毒性或副作用的食物是有意义的，相恶、相反的配伍，因能削弱食物的原有作用或可能产生毒副作用，故应注意避免使用。

（二）食物与药物

食物与药物的关系是指服药后进食某种食物对药物效力发挥的影响。

1. 协同作用，加强治疗

如赤小豆配鲤鱼可增强利水作用；黄芪加薏米可增强渗湿利水的作用；当归加生姜、羊肉可加强补血作用；大枣汤送服人参健脾丸能提高健脾止泻的药效；丹参用温酒送服或经过酒浸泡后服用，可借助于酒的辛热之性，增强丹参祛瘀止痛、活血通经的作用；服养阴清肺丸时用梨水作药引可增强清热养阴、润肺止咳的功效。

2. 相悖作用，削弱药效

如甘草、黄连、桔梗、乌梅、苍术、百合忌猪肉；薄荷、芥子、苋菜忌鳖肉；茯苓忌醋；蜂蜜忌葱、黄连、桔梗；天门冬忌鲤鱼；白术忌大蒜、桃、李；使君子忌茶；羊肉反半夏、菖蒲；鲫鱼反厚朴、麦冬等。

3. 服药期间，避免食用生冷、油腻、腥臭及不消化、刺激性食物

中医古籍，如《伤寒论》、《金匮要略》等均指出服药时忌生冷、黏腻、肉、面、五辛、酒、酪、臭物等。

（三）食物与季节

1. 春季食物

（1）早春时节，乍暖还寒。从"春夏养阳"的角度出发，要少吃黄瓜、冬瓜、茄子、绿豆芽等寒性食品，以免阻遏阳气发越，应多吃些葱、姜、蒜、韭菜等温性食品，以祛阴散寒，而且这些食物中所含的有效成分还具有杀菌防病的功效。但春季又是生发季节，所以在饮食上还应当多吃一些鸡肉、动物肝脏、鱼类、瘦肉、蛋黄、牛奶、豆浆等营养品，以满足人体机能代谢日趋活跃的需要。

（2）仲春时节，肝气随万物升发而偏于亢盛，所以这个时节宜适量食用大枣、蜂蜜、山药之类滋补脾胃的食物，少吃过酸或油腻等不易消化的食品。另外，应注意多吃菠菜、芹菜、莴笋、胡萝卜、菜花、藕、油菜等黄绿色蔬菜和时令水果，以补充维生素、无机盐和微量元素的不足。此时正值各种既具营养价值又有医疗作用的野菜生长之时，如荠菜、马齿苋、鱼腥草、蕨菜等，应不失时机地择而食之。

（3）暮春时节，气温日渐升高，《饮膳正要》曰："春气温，宜食麦以凉之。"此时应以清淡饮食为主，在适当进食优质蛋白类食物及蔬果之外，可饮用绿豆汤、红豆汤、酸梅汤以及绿茶，防止体内积热。不宜进食羊肉、狗肉、麻辣火锅以及辣椒、花椒、胡椒等大辛大热之品，以防邪热化火，变发疮痈疔肿等疾病。

2. 夏季食物

夏季炎热酷暑，万物蒸荣，腠理开泄，机体以喜凉为特征，饮食应以消暑生津为主，宜食绿豆粥、荷叶粥、新鲜蔬菜、水果等；但吃冷食必须注意洁净卫生，以免导致消化不良，引起胃肠功能障碍。

3. 秋季食物

秋季凉爽干燥，万物肃杀，机体以肺主收敛为特征，饮食应平补润肺，宜食具有生津养阴、滋润多汁的食品，如雪花鸡、贝母雪梨、枸杞粥等；少食辣椒、大葱、生姜、肉桂等辛辣香燥之品及煎炸爆炒等助火伤阴之物。暮秋时节，人体精气开始封藏，进食滋补食品较易被吸收，有利于改善脏腑功能，增强身体素质，故宜逐渐进食一些鸡、鸭、牛肉、鱼、莲子、银耳、大枣之类营养丰富的清补食品。少吃性属寒凉、破气伤正的食物。

4. 冬季食物

冬季气候寒冷、干燥，万物收藏，机体以肾脏阳气内藏为特征，饮食应为补肾温阳、润肺生津食品为主，宜食羊肉羹、狗肉汤等暖性食物，蔬菜宜食黄豆、油菜、萝卜等，水果宜食柚子、红枣等；忌食生冷大寒黏腻的食物。

（四）饮食与地域

地域与饮食宜忌关系密切。如我国东南沿海地区，气候温暖潮湿，居民易感湿热，宜食清淡除湿的食物；西北高原地区，气候寒冷干燥，居民易受寒伤燥，宜食温阳散寒或生津润燥的食物；高寒地区，宜选辛温、辛热、助火、补阳之类的食物，如辣椒、羊肉、狗肉等，而寒凉、降泄性的食物，如荞麦、苦瓜、冷饮、冷菜等宜少食；温热、湿热地区宜选择辛凉、甘寒、清凉降火一类的食物，如水果、蔬菜、海产品等，而辛辣、助火、补阳的一类食物应少食。我国是个多民族的国家，在搭配饮食时还要考虑到环境、生活习惯的因素。如山西、陕西多喜酸；云贵川等地喜欢辛辣；江浙等地喜食甜咸味；东北、华北各地喜食咸与辛辣；沿海地区居民喜食海味；西北地区喜食乳酪等。对此，在食物配料和调味时应予以兼顾。所谓"南甜、北咸、东辣、西酸"就说明饮食要注意地域的因素。

（五）饮食与病证

饮食宜忌应根据病证的寒热虚实、阴阳偏胜，并结合食物的四气、五味、升降浮沉及归经等特性来确定。《灵枢·五味论》云："五味入于口也，各有所走，各有所病。肝病禁辛，心病禁咸，脾病禁酸，肾病禁甘，肺病禁苦。"《素问·六元正纪大论》云："用凉远凉，用寒远寒，用温远温，用热远热，食宜同法，此其道也。"意思是说，一定要根据病证类型来选择不同属性的食物。

1. 寒证患者

寒证患者忌食生冷瓜果等寒凉之品，宜食温热食物，以益气温中，散寒健脾。如脾胃虚寒、腹泻者，忌食冷饮、生蔬菜和水果等生冷之品。

2. 热证患者

热证患者忌食辛辣、醇酒、炙煿等温燥伤阴食物，宜食寒凉平性食物，以清热，生津，养阴。如内热证患者，忌食葱、姜、花椒等辛辣之品；风热证、痰热证、斑疹疮疡患者忌食海鱼、虾、蟹、羊肉等腥膻之品。

3. 虚证患者

虚证患者忌食肥甘厚腻、耗气损津、腻滞难化、坚硬之品，宜食清淡富于营养之品。阳虚者宜温补，忌食寒凉之品；阴虚者宜滋补、清淡，忌食温热之品，如酒、葱、大蒜、辣椒、生姜之类；脾虚纳呆、外感初起者，忌食糯米、大麦等黏滑之品；脾虚痰湿者，忌食荤油、肥肉、油炸等油腻之品。

4. 实证患者

实证患者根据辨证情况标本兼治，或急则治其标，缓则治其本。以祛邪为主，忌滋腻补益之品。常见实证如水肿忌盐、消渴忌糖是最具针对性的食治措施。

（六）饮食与特殊人群

1. 小儿

生理特点：稚阴稚阳，脏腑娇嫩，气血未充，生机旺盛，易伤食罹虫。

饮食宜调养脾胃，健脾消食，如淮山药粥、蜜饯山楂等，忌食温热峻补食物。

2. 老年人

生理特点：生机减退，气血不足，阴阳渐衰，易患虚证。

饮食宜易消化而富于营养，如选食琼玉膏、羊肝羹等，忌食难以消化及寒凉等食物。

3. 女性

生理特点：妇女有经孕产乳之生理现象，常血不足而气有余。所以要根据不同时期给予相应的饮食指导。

（1）经期

①心理方面：许多女性会出现焦虑、抑郁、失眠、易怒等心理变化，此时期饮食宜清淡，以疏肝食物为宜，如豆制品、绿叶蔬菜等。

②生理方面：有些女性会出现腹胀、不思饮食、下腹部或下肢浮肿等症状，此时饮食宜开胃易消化，如香蕉、大枣；宜利湿消肿之品，如红豆薏仁汤。

③经期宜忌：不宜食含咖啡因的饮料，以免引起焦虑；乳酪类食物易引起痛经，会破坏镁的吸收，如牛奶、奶油；巧克力会引起情绪不稳；辛辣刺激性食物易引起血管扩张导致月经提前或过多；咸食可使体内的盐分和水量增加，在月经来潮之前易于出现头痛、水肿；寒性食物如螃蟹、田螺、西瓜、竹笋等会引起痛经或加重痛经，故这类食物在经期宜少食或不食。

（2）孕期：妊娠期，母体脏腑经络之血注于冲任经脉，以养胎元。此期母体往往表现为阴虚阳亢状态，因此应避免食用辛辣、腥膻之品，以免耗伤阴血而影响胎元，可进食甘平、甘凉补益之品。

①孕早期宜食清淡易消化食物，妊娠恶阻孕妇应避免进食油腻之品，可食用健脾、和胃、理气之类食物。

②孕中期胎儿生长发育较快，宜加强滋补。

③妊娠后期由于胎儿逐渐长大，影响母体气机升降，易产生气滞现象，应少食胀气和涩肠类食物，如荞麦、高粱、番薯、芋头等；为防止或减轻水肿，应采用少盐或低盐饮食。

妊娠期间忌食活血通经、下血堕胎等活血类食物，如桃仁、山楂、蟹爪等；忌食通利下焦、克伐肾气、易导致胎动不安或滑胎类食物，如冬葵叶、苋菜、马齿苋、茄子、荸荠、慈菇、薏苡仁等；忌食助阳动火，旺盛血行，损伤胎元，大辛大热类食物，如肉桂、干姜、花椒、胡椒、辣椒，以及生姜、大蒜、羊肉、雀肉、鳗鱼、酒类等。

（3）产后：产妇因为分娩往往表现为阴血亏虚，或瘀血内停，所以饮食的原则以平补阴阳气血为主，宜进食甘平、甘凉类食物，以及畜肉、禽肉和蛋乳类食品，慎食或忌食辛燥伤阴、发物、寒性生冷食物，尤其不宜进食酸涩收敛类食物，如乌梅、莲子、芡实、柿子、南瓜等，以免不利恶露排出；亦不宜进食辛辣发散和渗利小便类食物，以防加重产后气血亏虚。由于产妇还要喂养婴儿，因而可以多食鲫鱼汤、花生米猪蹄汤等，以促进乳汁分泌。

4. 特殊体质人群

有些食物，尤其是一些发物会诱发旧病，或加重已发疾病，或削弱药力，故在护理过程中应注意强调。如：

（1）动火发物：能助热动火、伤津耗液，如烟、酒、葱、油炸物等。发热口渴、大便秘结的人不宜食用，高血压者应忌口。

（2）动风发物：多有升发、散气、火热之性，能使邪毒走窜，如茄子、木耳、鸡蛋等，有荨麻疹、湿疹、中风等疾病者不宜吃。

（3）助湿发物：多具有黏滞、肥甘滋腻之性，如糯米、大枣、肥肉等。患湿热证、黄疸、痢疾等病者禁忌。

（4）积冷发物：多具寒凉润利之性，易伤阳生寒，影响脏腑运化，如冬瓜、四季豆、莴笋等。脾胃虚弱的人要慎食，过食会造成胃虚冷痛、肠鸣腹泻。

（5）动血发物：多有活血散血之性，易动血伤络，迫血外溢，如羊肉、菠菜、烧酒等。月经过多、皮下出血、尿血等患者忌食。

（6）滞气发物：如大豆、芡实、芋头、薯类等。这些食物多具有滞涩阻气、坚硬难化之性，积食、诸痛者不宜食。

总之，食性犹如药性，护理人员要根据食物之性，结合不同人群的身体素质、疾病性质、四时气温变化而给予服务对象合理、科学的饮食搭配，以促使其早日恢复健康，增强体质。

第五节　病证后期的护理

病证后期是指正气渐复，邪气已衰，脏腑功能逐渐恢复，疾病好转，已趋于痊愈的时期。在这个时期应注意合理的调养和护理，以使病邪彻底祛除，脏腑功能完全恢复。由于患者在疾病初愈时自觉症状减轻，容易忽视病证后期的调护，常会因调护不当，致使病邪重新在体内复燃，脏腑功能出现失调，而使疾病复发。因此，在病证后期应顺应四时气候变化，做好起居护理；合理调配饮食；调畅情志，防止五志过极而因情病复。

一、防止因邪复病

风邪乃六淫邪气之首，是六淫中最主要的致病因素。风邪致病极为广泛，六淫中的寒、暑、湿、燥、火多依附于风邪而侵入人体，故称风为百病之长。凡大病初愈之人，往往正气不足，卫外亦必然薄弱，故常易因外感六淫之风邪而引起疾病复发。

1. 谨避风邪

患者在疾病恢复阶段，真元尚虚，气血未充，卫外功能低下，此时应注意防止虚邪贼风的侵袭，应四时气候的变化，方能防止风复。《素问·四气调神大论》指出："阴阳四时者，万物之终始也，死生之本也，逆之则灾害生，从之则苛疾不起。"意思是说，人体只有顺应四时阴阳之气的盛衰变化，方能保持人体气机升降的正常。"虚邪贼风，避之有时"，是说人们应避免外界不良气候、环境等因素对人体的影响。在反常气候或遇到传染病流行时，要注意避之有时，或采取其他措施提高机体防御变化的能力，以避免外邪的侵袭。要做到春防风，夏防暑，秋防燥，冬防寒。在季节转换之际及气候突变之时，要注意随时增减衣被。

春天乃阳气生发、万物为荣季节，此时应注意养阳。可以早起健身，抒发气机，呼吸新鲜空气，使心情舒畅，以利于吐故纳新，气血调畅。但初春天气寒暖不一，应防止风寒侵袭，注意随时加减衣物。夏天是阳气旺盛、万物繁荣的季节，阳气易于外泄，故也应注意养阳。应该晚卧早起，注意保持心境平和愉悦。由于暑湿较重，白昼当阴居避暑，夜间不贪凉夜露。健身宜于清晨或傍晚进行，以免伤阳。秋天是万物成熟的季节，人体阳气逐渐内收，阴气渐长，此时应以"收养之道"为主，注意收敛精气。由于燥气较甚，昼夜温差悬殊，还应注意冷暖，保养阴津。冬季阴寒盛极，阳气闭藏，天气寒冷。此时应注意养精固阳，防寒保暖，饮食宜热，情志勿过，早起锻炼以待日光为宜。

在昼夜晨昏的阴阳变化中，人体必须与之相适应。一日之中人体的生理活动也随着昼夜晨昏而变化。随着阴阳之气的消长，人体也随着朝生夕衰的规律，使疾病出现"旦慧"、"夜甚"的现象。因此，必须根据四时阴阳的变化规律来进行护理，顺应自然。患者在病证后期恢复阶段，由于气血阴阳平衡渐渐恢复，但是适应能力还较弱，对昼夜的变化反应特别敏感，因此应特别注意。如冬季昼暖夜寒，应加盖被毯。夏季虽然暑热，但是夜间仍比白天气温低，应注意不可贪图凉爽袒胸露腹，以免受凉。有些疾病往往昼轻夜重，更应注意加强夜间病情观察和护理。居室应保持适当温度和湿度，室内清洁卫生，以防风邪夹杂他邪引起感染。

2. 扶正助卫

人体卫气布于体表，是抵御六淫之邪侵入的主要力量。卫气允盛，则外邪难以侵入。扶正，即扶助正气，增强体质，提高机体抗病能力。因卫气根于下焦阳气，为水谷之气所补充，所以调节饮食、加强营养、补益脾肾都是必要的措施。此外，还可以借日光直补人之阳气。除冬季外，一般以晨起阳光温煦不烈为日光浴的最佳时间。皮肤与寒冷空气经常接触，可以使卫气得到锻炼，使卫外开合功能的作用增强。若避风太过则易导致阳气不接，卫气不闭。所以适当锻炼皮肤（以不受凉为宜）可以提高卫气抵御外邪的能力。

在疾病治疗过程中，为使脏腑功能得到恢复，常让患者静卧休息。在病证后期则应尽早进行功能训练和运动，以恢复肢体关节的功能，避免久卧引起气血不畅、经脉失养、关节屈伸不利。在进行功能活动时，要注意循序渐进，不可急于求成。开始强度不可过大，如开始散步时宜在病室内或在走廊中慢步缓行，时间 10～15 分钟。随着体力的恢复，可到庭院散步，时间和速度应掌握适当，以后逐渐增加活动量。

运动能使气血调和，脾胃功能和心肺功能恢复，关节运动灵活。因此，在病证后期应动员患者多参加运动，如打太极拳，做八段锦，步行，慢跑，打球，游泳等，根据自己的体力恢复程度和兴趣爱好进行选择。有肢体功能障碍的患者可选择适合自己的运动或由他人协助进行功能锻炼，以增强体力，恢复健康。

二、防止因食复病

食复指大病初愈，脾胃尚虚，因饮食不当，而导致疾病复发者。脾胃为仓廪之本，是后天消化水谷、补充气血营养的源泉，对病后初愈患者的调养，亦具有重要意义。《素问·热论》中云："热病少愈，食肉则复，多食则遗。"《瘟疫论》中亦指出："若夫大病之后，客邪新去，胃口方开，几微之气，所当接续，多与、早与、迟与皆非所宜，宜先进粥饮，次糊饮，循序渐进，先后勿失其时。"《黄帝内经》也提出，骨肉果菜，食养尽之。因此，合理的饮食调养在病证后期尤为重要。

病证后期的饮食调护，对于疾病的康复具有举足轻重的作用。久病好转之后，患者自感胃气已复，饮食有味，为了求得尽快恢复体力，往往大量增加营养，以为多进营养价值高的食品就可大补元气。实际上这时患者脾胃尚虚，谷气未复。若食大鱼大肉，难以消化，可导致"食变"。因此，对于病后初愈者之饮食最基本的要求有以下三点：

1. 根据体质的不同、身体恢复的程度、疾病的差异、年龄的大小等辨证施养

患者饮食的性味应与所服药物的性味一致，这样可以提高药效，加速病情的康复。因人的体质不同，年龄不同，故饮食也应有区别。体胖之人多痰湿，宜食清淡、化痰之物，忌肥甘厚腻之品，以免助湿生痰；体瘦之人多阴虚，宜多食滋阴生津、养血补血之品，忌辛辣动血之品，以免伤阴。同时注意四时季节变化对人体生理功能的影响，在饮食方面给予相应指导。

2. 既要注意食物的补养，又不可暴饮暴食及强食不易消化的食物

应按身体恢复的程度少量递进，以防胃弱不化。同时，饮食要有节制，不可过饥或过饱，以免损伤脾胃之气。在保证营养的基础上，宜多食易消化的清淡食品，如新鲜蔬菜、水果等。手术后的患者需增加高蛋白食品，如鸡蛋、牛奶、瘦猪肉、牛肉等。溃疡患者在恢复期应注意吃易消化的食物，并做到少食多餐。同时还应注意食物的合理搭配，注意营养均衡。《素问·脏气法时论》中说："五谷为养，五果为助，五畜为益，五菜为充，气味合而服之，以补精益气。"

3. 注意饮食的洁净卫生

避免因饮食不洁而导致胃肠疾病或加重原有病情。此外，还要注意饮食宜忌。因为各种性味的食物过食之后易引起体内阴阳平衡的失调，所以应注意饮食性味不要过重，禁吃一些不利于疾病恢复的食物。如热病瘥后宜忌温燥辛辣之品，中风瘥后宜忌鸡之升提，水肿患者宜忌盐，泻痢患者宜忌滋腻助湿，瘾疹者忌海产品等。

三、防止因劳复病

大病初愈，因精神疲劳或形体劳倦及房事不节引起疾病复发称之为劳复。

1. 防精神疲劳

经疾病折磨，到病证后期，脏腑、躯体虽无形质损害，但神情仍萎弱不振，患者容易感到乏力，易产生各种疑虑等不良情绪。作为护理人员应设法消除患者的紧张、恐惧、忧虑等情绪，帮助患者树立战胜疾病的信心，积极配合治疗和护理。护理人员应"视人如己"，体贴患者的疾苦，满腔热忱地对待患者；关心患者，同情体谅患者，取得患者的信任。对患者的态度要和蔼、亲切，讲文明礼貌。同时还应注意自身的衣着打扮和病室内外环境的安静、舒适、美化等，使患者从思想上产生安全感和乐观的情绪，可以教患者学做养心功、放松训练等，以缓解精神疲劳状态。

此外，应鼓励患者尽量参加户外活动，多呼吸新鲜空气，使其身心轻松愉快，从而促进疾病早日康复。

2. 防形体劳倦

劳复包括过劳致复和过逸致复两方面：过劳致复，如奔波劳累，致"久行伤筋"、"久视伤血"；过逸致复，如"久坐伤肉"、"久卧伤气"、"久立伤骨"。护理人员应告诫患者合理安排日常活动。任何活动均应坚持适中有度的原则，不宜太过和不及，要劳逸适度。《备急千金要方·养性》云："养性之道，常欲小劳，但莫大疲及强所不能堪耳。"是说应经常参加适当的劳作及运动，不宜过于疲劳，不能勉强做自己所不能及的剧烈运动。要做到有动有静，动静结合。

劳逸结合的原则是三分逸七分劳。适当的劳动和运动可以调畅气机，通利血脉，滑利关节，增强机体的抗病能力，从而有利于疾病的早日康复。如果劳累过度，超出了自身的承受能力，不仅不利于疾病康复，还有可能加重病情。过度安逸则易使气血瘀滞，同样不利于康复。

适当的体育锻炼对病证后期患者的恢复有着重要的作用，中医有"导引"与"吐纳"等锻炼方法。如五禽戏、八段锦、散步、打太极拳等，对提高人体防御疾病、促进病证恢复十分有利。

3. 防房事过度

房复，《伤寒论》称为"阴阳易"。隋巢元方《诸病源候论》说："夫伤寒病新瘥者，阴阳两气未和，早合房室，则令人阴肿入腹，腹内病痛，名为交接劳复。"房劳必涉及肾。肾主藏精，为先天之本。肾中精气之盛衰对人的生老病死起着十分关键的作用。患病之人，其正气已经受损，节欲更为重要。如一味纵欲，则将耗损肾中精气。大病之后，肾精本亏，再加房劳必令其更虚，则生命之本动摇矣。因此，凡大病初愈后，应分别对患者及其配偶强调在身体完全健康前宜独宿静处，不犯房劳，以免病情反复。

四、防止因情复病

情志所伤可直接影响相应内脏，使气血失调，脏腑功能紊乱。在病证后期要注意心理的调养，防止五志过极，以免因情复病。

1. 心情要舒畅

病证后期，由于脏腑功能恢复需要一段时间，加上久离家庭及工作岗位，患者往往容易出现急躁及忧虑等情绪，这些不良情绪可以影响脏腑功能，导致病情加重。因此，护理人员应帮助患者克服急躁情绪，注意调畅情志，树立乐观情绪，保证心情舒畅，提高自我心理调摄能力，学会自我调节生活，适当参加文娱和体育活动，如通过阅读报纸杂志、看电视、聊天、下棋、打牌、散步、做操、养花、养鱼等来怡情养性，以利于身心康复。

2. 避免情志异常

情志异常往往可使病情加重，不利于疾病的康复。例如高血压患者，经过治疗后，情绪稳定，血压逐渐平稳正常。若突然出现情绪波动，如突然发怒，可使血压突然升高，严重的可导致中风。因此，应使患者避免五志过极，尽量避免来自自然环境、社会环境、家庭等方面的不良刺激，以免因五志变化对各脏腑的影响，使脏腑功能失调，而加重病情。应使患者保持平静的心态，使其少思少虑，排除杂念，做到精神内守，心平气和。要为患者创造清净养神的客观条件，避免外界事物对其的不良刺激，如提供安静的环境，避免噪音，制定合理的探视制度等。要让患者学会"节喜怒、静六欲"，做到宁静、乐观、豁达。也可采用气功疗法来调摄情绪，以促进疾病的康复。

五、防止因药复病

作为护理人员，在病证后期要教会患者或其家属掌握用药方法、药物的剂量、服药时间及注意事项，了解可能出现的副反应。另外，也要告诉患者，不要认为疾病基本痊愈就可以不必继续服药，或者减少服药剂量或次数。尤其某些慢性疾病一定要遵医嘱按时服药，不能由着性子服药，"三天打鱼，两天晒网"。要坚持服药，这样方能使疗效得到巩固。

总之，病证后期的护理是疾病治疗过程中的重要阶段。调护得当，能促使疾病早日痊愈，并能避免复发；如果调护不当，则能使急性病转为慢性病，慢性病会经久不愈。因此，指导患者及其家属共同做好病证后期的调护是护理人员的责任。

第六节　预防调护

一、未病先防

（一）养生以增强正气

中医的"未病先防"理论，不仅仅是对致病邪气的防和避，而是通过顾护正气，使"正气存内，邪不可干"，达到扶正抗邪的目的。《素问·上古天真论》所说的"上古之人，其知道者，法于阴阳，和于术数，饮食有节，起居有常，不妄作劳，故能形与神俱，而尽终其天年，度百岁乃去"，即是对养生基本原则的精辟论述。

1. 顺应自然

《灵枢·邪客》说："人与天地相应。"即言人体的生理活动与自然界的变化规律是相适应的。从养生的角度而言，人们应了解和掌握自然界的变化规律，主动地采取养生措施以适应其变化，这样才能使各种生理活动与自然界的节律相协调，保持健康，增强正气，避免邪气的侵害，从而预防疾病的发生。顺应自然主要体现在人与自然环境相应和人与社会环境相应两个方面。

（1）人与自然环境相应：人生天地之间，人到宇宙的运动、季节的更换，小到地理环境、居住条件以及昼夜、温度、湿度的变化都会对人体产生影响。

①四时六气：中医学把四季变化概括为春生、夏长、秋收、冬藏，人体生理功能

也与之相适应。如气血功能表现为春夏阳气发泄，气血易趋于表；秋冬阳气收藏，气血易趋于里等。不同季节，人体受病部位亦不同，如春气病多在头，夏气病多在脏，秋气病多在肩背，冬气病多在四肢；胸痹、咳喘、肺胀等常在秋末冬初气候变更时发病率明显增高，癫狂症易在春秋季复发，温病则更有明显季节性。同时，针对运气太过、不及所出现的不正常的气候变化，中医强调应采取预防措施，以避免虚邪贼风，尤其是疫气伤害人体。

②晨昏昼夜：《素问·生气通天论》曰："阳气者，一日而主外，平旦人气生，日中而阳气隆，日西而阳气已虚，气门乃闭。"《灵枢·顺气一日分为四时》云："朝则人气始生，病气衰，故旦慧；日中人气长，长则胜邪，故安；夕则人气始衰，邪气始生，故加；夜半人气入脏，邪气独居于身，故甚也。"意思是说，人体气血运动随着昼夜的变化而变化，疾病症状亦随之而起伏。根据生理节律，进行择时调护与养生，方可预防疾病的发生。研究资料表明，人体错综复杂的生物学变化，都有着较为稳定的日周期或年周期变化节律。如促甲状腺激素的血中峰值出现在清晨4时，肾上腺激素与性激素的分泌在上午8时达到高潮。健康人或冠心病患者的最佳心功能均出现于早上4~6时，人的智力和体力上午10时达到高峰状态。

③环境：环境包括地理环境和气候环境。诸如土壤、地势、空气、水分、居室和病室等。环境是人类赖以生存和发展的物质基础和条件，地势、气候的差异会对人体的生理、病理产生影响。如西北地势高而风寒凛冽，人们喜食乳酪，病多内寒；东南地区地势低而多湿热，人们喜食辛辣腥咸，病多热证、湿证；高寒地区饮水少碘，多发瘿瘤；湖区虫毒污染，多发蛊病等。对此，预防调护应注意因地制宜，因势利导，告知患者选择地势适宜、环境优美、清洁卫生的地方居处，以预防疾病的发生。

④宇宙运动：自然界中，昼夜更替、月亮盈亏等，对人体的生理和病理变化也会产生影响。《灵枢·岁露》云："人与天地相参也，与日月相应也。"又云："月满则海水西盛，人血气积，肌肉充，皮肤致，毛发坚，腠理闭，烟垢著，当是之时，虽遇贼风，其入浅不深。至其月廓空，则海水东盛，人气血虚，其卫气去，形独居，肌肉减，皮肤纵，腠理开，毛发残，膲理薄，烟垢落。当是之时，遇贼风则其入深，其患者也卒暴。"因此，在护理工作中，应顺应日月变化规律，注意观察患者的病情变化，及时采取有针对性的预防措施。

（2）人与社会环境相应：社会的道德观念、经济状况、生活水平、生活方式、饮食起居、思想情绪、人与人之间的复杂关系等都会影响人的心身健康而发生身心疾病。如心脑血管疾病、癌症和意外死亡（车祸、自杀等）等都与社会因素、心理因素、环境因素有关。作为护理人员应帮助患者建立新的健康标准的认识，充分发挥人的主观能动性，提高个体健康的心理素质，增强其对外界环境的适应能力和抗御病邪的能力，以减少或避免疾病的发生。

2. 养性调神

中医学认为，七情太过为致病的重要因素之一。不同的情志可对人体产生不同的影响。故养生防病首当养神，次当养形，形神俱在，才能健康长寿。在精神情志护理上，护理人员应使用美好、和蔼、诚恳、充满爱心的语言，以消除患者焦急、恐慌、不安的情绪；耐心劝导患者，解除忧虑，以调动患者的主观能动性，促进疾病的康复。

3. 护肾保精

中医历来强调肾精对人体生命活动的重要性，因精能化气，气能生神，神能御气、御形，故精是形、气、神的基础，应注意护肾保精。《金匮要略·脏腑经络先后病脉证并治》指出："房室勿令竭乏。"是说性生活要有节制，不可纵欲无度以耗竭其精。护肾保精之法除房室有节外，尚有运动保健、按摩固肾、食疗保肾、针灸药物调治等，目的是使人体精充气足，形健神旺，从而预防疾病，健康长寿。

4. 锻炼体魄

"生命在于运动"。运动能够保持人体精气布散流畅，从而防止发生疾病。体育锻炼对预防疾病具有重要的作用。锻炼的方法多种多样，如五禽戏、易筋经、八段锦、太极拳、气功及武术运动等等。通过锻炼，可以促进气血流通，使人体肌肉筋骨强健，脏腑功能旺盛，从而预防疾病的发生。

5. 调摄饮食

（1）注意饮食宜忌。护理人员应嘱患者平时注意饮食规律，定时定量，不可过饥或过饱；并注意饮食卫生，不吃不洁、腐败变质的食物；克服饮食偏嗜；注意根据体质调配饮食结构；根据食物的不同成分科学搭配，以预防疾病。

（2）提倡药膳保健。药膳兼有药食二者之长，将食物与中药进行科学搭配，制成药膳并坚持长期食用可有效地预防疾病的发生。

6. 劳逸适度

劳逸适度是预防调护的重要方面，护理人员应告知患者要起居有时，不可过劳或过逸，以适度为原则，以免耗伤气血，削弱机体的抗病能力，导致疾病的发生。

（二）防止病邪侵害

邪气是导致疾病发生的重要条件。《素问·上古天真论》云："虚邪贼风，避之有时。"就是说，要谨慎躲避外邪的侵害，这是预防疾病发生的重要措施。包括顺应四时，预防六淫之邪的侵害，如夏日防暑，秋天防燥，冬天防寒；避疫毒，防疠气；在反常气候或遇到传染病流行时，要避之有时，做好隔离。体弱多病者，亦可采用"冬病夏治"、"夏病冬治"的预防方法，以提高机体对外界的适应能力，避免外邪的侵袭。

二、既病防变

既病防变是指疾病发生后采取有效措施防止其进一步发展变化。疾病发生的初始阶段，由于体内正邪力量的相争，病情总是处在不断变化之中，此时应针对疾病发展过程中可能出现的恶化趋势和已经萌发的先兆征候，采取各种有效措施，以阻止或逆转病情的发展，促使疾病朝痊愈方向转化。既病防变包括救其萌芽、阻止传变和预防伤残三个方面。

1. 救其萌芽

救其萌芽是指在疾病有征兆，但尚未形成疾病时及早予以干预，以免使疾病由小而大，由轻而重。早期诊治，既易于愈病，又可使正气少受损伤。防微杜渐，方可使疾病消灭在萌芽状态。

2. 阻止传变

防止传变是指在护理过程中，要掌握疾病发展的规律及其传变的途径，做到早期预防，早有准备。如《难经·七十七难》云："见肝之病，则知肝当传之与脾，故先实其脾气，无令得受肝之邪。"任何疾病都有其发展趋势和传变规律，故在护理过程中，应时刻把握这些疾病的演变规律，将预防贯穿始终。

3. 预防伤残

伤残是在疾病作用下给人体结构或功能留下的永久性损害，如疮疖留下的皮肤瘢痕、骨折导致的畸形和功能障碍、瘟病后遗痴呆、中风后遗瘫痪等。这些均会给患者的生活和工作带来诸多不便，并造成心理上的痛苦。在护理过程中，护理人员应对这些情况预先进行考虑，采取有效措施，尽量避免留下伤残或把伤残程度降到最小。对已造成伤残的患者应首先从心理上帮助其接受这残酷的现实，对未来生活采取积极的态度，并鼓励患者尽早进行功能训练，努力做到生活自理，使患者早日回到正常健康人的生活中。

三、病后防复

疾病证候基本解除，到完全康复（症状完全消失，精神状态、劳动能力一如常人）属于康复期。此时当掌握去邪务尽、防止复发、和谐体用等预防护理的原则。

1. 去邪务尽

疾病初愈之时，正气尚亏，脏腑功能未复，在这种正虚邪恋的状态下，若失于调护，不仅会延长疾病的康复时间，还有可能导致疾病的复发。周学海《读书笔记》云："凡大寒大热病后，脉络之中，必有推荡不尽之瘀血。若不驱除，新生之血不能流畅，元气终不能复，甚有传为劳损者，又有久病气虚，痰结于肠胃……"故病后虽大邪已去，恶候皆平，然每有留恋之邪存焉，为防病复，当尽除余邪。

2. 防止复发

疾病初愈，因余邪未尽，如调养不当，则可致疾病在一定条件下复发。此时更应注意预防。预防之法有防风复、防劳复、防食复、防药复、防志复、防房复，切不可初愈便疏于调护，从而导致疾病的迁延或复发。

3. 和谐体用

体者，躯体脏腑；用者，功能活动。疾病之后，脏腑、躯体虽无形质损害，但其功能活动尚未恢复到正常水平。有的经长期疾病折磨，形体虽无异常，精神仍萎靡不振，意志消沉；某些形体伤残者，功能恢复尚需很长时间，故当注重调神以复形，治形以全神，从而达到形神合一，体用相谐。

预防调护在疾病的发生发展中具有重要意义，预防调护的方法多种多样，但方法之间并不是彼此孤立的，而是相互关联的，在具体应用时当综合考虑，并正确加以运用，这样方能达到预防疾病的目的。

【思考题】

1. 情志护理的基本原则是什么？
2. 饮食调护的原则是什么？

第六章　中医用药与护理

第一节　中药剂型与给药方法

一、中药剂型

中药剂型是按照方剂组成的药味、药量，通过一定的加工方法，制成供内服或外用的各种式样成药的总称。

体内常用的几类剂型按其吸收速度由慢到快顺序为下：丸剂→片剂→散剂→栓剂→汤剂→酒剂→皮下注射剂→肌内注射剂→气雾剂→静脉注射剂。

（一）丸类固体制剂

本类剂型是将中药粉末或提取物与赋形剂混合制成的固体制剂，主要包括水丸、蜜丸、糊丸、蜡丸、锭剂和片剂等。

1. 水丸

水丸是用水或略具黏性的水溶液润湿药粉，利用药料粉末的黏性制成的丸剂，又称水泛丸。水丸服后较糊丸、蜡丸容易崩解，吸收显效较快。其丸形小，便于服用，如六神丸、消渴丸等。

2. 蜜丸

蜜丸是将中药细粉，以炼制过的蜂蜜为黏合剂制成的丸剂。蜜丸崩解缓慢，作用迟缓。蜜丸具有可塑性，可根据服药者的习惯，整吞或捏碎服用。由于蜜丸入胃后徐徐崩解，因而无硬结及难以消化的弊端。蜂蜜亦具有营养补虚、润肺、润肠、解毒等多种功效。

一般蜜丸中含蜜量为 40% ~ 70%，特别适合慢性病身体虚弱者服用。补虚药、化痰止咳平喘药、润肠通便药多做蜜丸服用。

3. 糊丸

以米糊或面糊等作为药料赋形剂制成的丸药谓之糊丸。糊丸干燥后质地坚硬，崩解时间比水丸、蜜丸要长，内服可延长药效，并可减轻药物对胃肠的刺激，如犀黄丸。

通常需要在体内缓慢吸收的药物，如具刺激性的药物及有剧毒的药物宜作糊丸。大部分糊丸为治疮疡所用。

4. 蜡丸

以蜂蜡为赋形剂制成的丸药谓之蜡丸。李杲云："蜡丸取其难化而旋取效，或毒药不伤脾胃。"因蜡在体内不崩解，只受体温影响软化，故蜡丸释放药物更缓慢。有毒药物或对胃有强烈刺激性的药物以及要求在肠道发挥作用的药，通常作蜡丸服用。

5. 浓缩丸

浓缩丸是将药方中某些药物煎汁浓缩成膏，再与其他药物细粉混合、干燥、粉碎，以水或酒，或方中部分药物煎出液而制成的丸剂。其优点是药物含量大，有效成分高，体积小，应用剂量小，易于服用。其适用于各种疾病，如安神补心丸、舒肝止痛丸、六味地黄丸等。

6. 锭剂

锭剂是将药物粉末加入适当的赋形剂而制成纺锤形、长方形、条形、块状等各种不同形状的固体制剂。锭剂的应用方式有内服，有外涂，有内外兼用。内服的多制成纺锤形，以便于下咽；或制成长方形以便碎块取服。制成条形及块状者是便于研磨涂敷，如紫金锭等。

内服锭剂的特性与丸剂相似，其崩解速度与所用赋形剂有关。如紫金锭中因含毒烈药品，故用多量糯米糊为锭，使之在胃内缓慢崩解，徐徐奏效。锭剂大多为治疮疡的方剂。

7. 片剂

片剂是将方中药物的细粉，或提取物与适宜的辅料混合后压制而成的以圆片形为主的剂型。片剂是在丸剂的基础上发展而来的，既保持了丸剂的主要特点，又使服用量更加准确；含有不良气味药物者，经外包糖衣，更易吞服；需要在肠内发挥疗效，或遇胃酸容易破坏而影响疗效的药物，还可包裹肠溶外衣。

目前片剂是中成药的主要剂型。片剂的生物利用度较汤剂、散剂、胶囊剂等差，儿童亦难吞服。此外还有容易吸潮、霉变，所含挥发性成分久贮后容易散失等缺点。

（二）散类固体制剂

本类剂型是均匀混合而成的干燥粉状制剂，包括散剂、胶囊、糕剂和饼剂。

1. 散剂

散剂是一种或多种药材细粉均匀混合而成的干燥粉末状剂型，分内服与外用两类。由于散剂服用后容易分散、溶解，故吸收、奏效较丸剂迅速。散剂制作方便，便于运输、贮存与持续服药。其剂量容易伸缩，并可预制单味药末，按临床需要配方或增减药量。此外，散剂内服后对胃黏膜还具有机械保护作用，可对胃溃疡患者产生一定特殊疗效。缺点是不及丸剂类服用方便。

多数药物都可作散剂服用，但有些药不宜做散剂内服：①液体或半流体药，如竹沥、蜂蜜、苏合香等；②含大量糖分、油脂等不易研细的药，如熟地、胡桃仁等；③味道苦烈特别难吃的药，如芦荟、穿心莲；④对黏膜刺激较大的药，如五倍子、鸦胆子等。

外用散剂主要供外科敷、掺疮面及五官科点眼、吹喉、鼻之用，所用药物以具有解毒、杀虫、止痒、提脓、去腐、收湿、敛疮、平胬、生肌等作用的药物为主。外用散剂，特别是供点眼用者必须研至极细。

2. 胶囊

胶囊系将浸膏粉或提纯物或原药粉末盛装于空胶囊中制成的制剂。胶囊的优点是：①崩解释放药物迅速，主药容易吸收，生物利用度较丸剂、片剂高；②外观整洁，比散剂容易吞服；③可防止药物的不良气味逸出；④对于吸湿和光照后不稳定的药物，可防潮、避光而稳定药物质量；⑤不易制成丸剂或片剂的液状药物，如牡荆油、败酱油等亦可制成胶囊；⑥如需要药物到肠中才呈现药效，还可制成肠溶性胶囊，使药物作用缓慢而持久。

3. 糕剂与饼剂

糕剂是将药粉与米粉、蔗糖调和均匀，放入糕模中压制成形，再蒸制而成的块状制品，如八珍糕。将药粉与面粉调和均匀，制成小饼，再经烘烤至熟者，则为饼剂，如益脾饼。因本类药剂含糖或红枣等甜味品，食用比较可口，并且食用方便，患者容易坚持服用，尤为小儿乐于接受。

（三）栓类固体制剂

栓剂系由药物和基质混合制成不同形状的，以供肛门、阴道、鼻腔等体腔应用的一种固体制剂，又叫塞药或坐药。目前主要使用的有肛门栓和阴道栓。此外还有鼻用栓和尿道栓等。栓剂在常温下为固体，纳入体腔后能很快软化溶解，逐渐被吸收而产生作用。其局部作用有润肠通便、止痛、止血、收敛生肌、清热解毒、杀虫、止痒等。药物通过黏膜表面被吸收入血后，可起到全身作用，且干扰因素较口服少。药物不会受胃肠中消化液的酸碱度和酶类以及肝脏首过作用的影响和破坏，因此疗效较好。

（四）汤类水溶性制剂

本类剂型是以水为溶媒制成的口服液体制剂，包括汤剂、合剂、煮散、口服液、煎膏、流浸膏、浸膏、糖浆、冲剂、茶剂等。

1. 汤剂

汤剂是按中医处方，将药材加水煎煮去渣，临时配制的温服液体剂型。汤剂是中医治疗疾病的首选剂型。汤剂的优点是：①可直接被胃肠黏膜吸收入血，无需经过崩解、分散等过程，较丸、散之类固体制剂吸收快，奏效速；②溶媒普遍易得，制备方法简单；③处方灵活，能充分照顾患者具体病情的特殊性；④可随证加减药物，以适应病情变化。

汤剂的缺点是：①用于急救，难以最快地给药；②不能久贮，夏季尤易酸败霉变；③服用量较大，儿童服药尤其困难；④煎煮过程中挥发性成分容易散失，有的成分受热还容易分解破坏；⑤药材利用不充分，浪费较大。

对于有效成分不溶或难溶于水的药，如甘遂、苏合香、冰片；有效成分经加热容易破坏的药，如雷丸；滋味过于苦烈，气味过于臭秽的药，如穿心莲、芦荟、阿魏；以及对胃肠刺激性过大的药，如鸦胆子，均不宜做汤剂服用。

2. 合剂

合剂由汤剂改进而来，是将方中药物经提取浓缩后制成的口服液体剂。合剂的制备基本上与汤剂相同。合剂保留了汤剂吸收快、显效速的优点，又因其预先制备，从而克服了汤剂临时煎煮的麻烦。其药液经过浓缩，减少了含水量，比汤剂更容易服用，且更便于贮存、携带。其常用于感冒等病证，如感冒合剂、甘草合剂等。

合剂的缺点是易发霉，沉淀多，不能久贮。另外，合剂不能增减药味，无法兼顾患者的个体差异和病情变化。

3. 煮散

煮散是将方中药物先制为粗颗粒，再用水煎煮，去渣取汁而成，是汤剂的一种特殊形式。煮散具有汤剂的特点，有效成分容易溶出，药材利用比汤剂充分。对于芳香挥发性药物，有效成分不宜久煎者，宜作煮散。

4. 口服液

口服液是以汤剂为基础，提取方剂各药物的有效成分，并加入必要的附加剂，再大致按注射剂的生产工艺制成的一种口服液体制剂。口服液具有吸收快、显效速的优点，且服用量小，质量较稳定，便于贮存、携带，且服用方便、安全、卫生。常用的口服液有安神补脑液、葡萄糖酸钙口服液等。

5. 煎膏

煎膏系用水煎煮药材，去渣取汁，将多次煎液合并，蒸发浓缩至一定稠度后，加蜂蜜、冰糖或蔗糖等调制而成。服用时加开水稀释后即可。煎膏的效用一般以滋补为主，故又称膏滋。煎膏具有浓度高、体积小、味甘甜、易保存、服用方便、富于营养等优点，最适宜慢性虚弱性疾病患者服用。

6. 流浸膏与浸膏

流浸膏系用适宜溶剂将药材中的有效成分浸出后，用低温将部分溶剂蒸发，并调整浓度至规定标准而制成的液体制剂。除特别规定的品种外，每 1ml 流浸膏相当于 1g 原药材。流浸膏中的药物有效成分含量高，溶媒少，故服用体积小，不良反应小。流浸膏一般多用作片剂、丸剂、胶囊、散剂等其他剂型的原料。若系以水为溶媒制成的流浸膏，最后需加入适量防腐剂。

浸膏是用适当溶媒浸出药材的有效成分后，全部蒸去溶媒，再浓缩成膏状或粉状的固体制剂。1g 浸膏相当于 2～5g 原药材。含有生物碱或其他特殊成分的浸膏皆需经过含量测定，以稀释剂调整至规定的规格标准。浸膏具有有效成分含量高而且准确、体积小、不含溶媒等优点。缺点是易于吸潮或失水而硬结。各种浸膏主要作其他剂型的原料用。

7. 糖浆

糖浆一般指含高浓度蔗糖的药物或芳香剂的水溶液或混悬液。单纯的蔗糖饱和水溶液称为单糖浆或糖浆，主要作配方矫味用。糖浆中的糖或芳香剂能掩盖某些药材的不适滋味或不良气味，使药物易于服用。因其味甜，更适合儿童服用，如止咳糖浆、养阴清肺糖浆等。中药糖浆一般含糖量较低，约在 50% 左右，一般还要加入防腐剂。

8. 冲剂

冲剂系将药物的提取物加入适量的赋形剂（一般为糖粉及糊精），制成干燥颗粒状或块状（以颗粒状居多）的内服剂。临用时用开水冲化后即可。冲剂既有汤剂易吸收、奏效快的优点，又克服了汤剂煎煮的麻烦；且体积小，便于贮存、运输和服用，适用于多种病证，如板蓝根冲剂、感冒灵冲剂等。不足之处是不能随证加减药物。冲剂容易吸潮，因而宜置干燥通风处保存。多数冲剂含糖量较高，故不适合糖尿病、肥胖病等患者服用。

9. 茶剂

茶剂又称药茶，《饮膳正要》中又称茶饮剂。系以茶叶为主要原料，配合其他药料，磨成粗末，加适量黏合剂制成定量的小茶砖；或由不含茶叶的药物粗粉混合制成的粗粉状制剂。用时以沸水浸泡饮汁或煎取汁服。茶剂制法简单，使用方便，多用于感冒、积滞等病证，如感冒茶、午时茶等。

（五）酒类醇溶性制剂

该类制剂是以酒或乙醇为溶媒制成的液体浸出物，可内服亦可外用。与汤剂相比，该类制剂具有吸收快、奏效更速、疗效较高的特点。本类剂型包括酒剂和酊剂。

1. 酒剂

酒剂是指用白酒或其他料酒作溶媒浸渍药材而制成的液体浸出物。酒剂古称"醪药"，后世又叫药酒。酒剂以内服为主，亦可外用。酒剂具有吸收快、服量小、疗效高、制法简单、久贮不坏、便于长期服用等优点，适用于体质虚弱、风湿痹痛、跌打损伤等症。如五加皮酒、虎骨酒等。但不会饮酒及不宜饮酒的患者不宜服用。

2. 酊剂

酊剂系用不同浓度的乙醇浸渍药材而成的液体制剂，亦可用流浸膏稀释制备。酊剂可内服，亦可外用。

（六）气雾剂类

气雾剂类制剂是将药物制成微细的雾状粒子以供吸入，或在皮肤黏膜表面喷洒，或作空间消毒使用的一类制剂。本类制剂包括气雾剂、烟剂和香剂等剂型。

1. 气雾剂

气雾剂系指药物和抛射剂同时封装在有阀门的耐压容器中，使用时借助抛射剂（液化气体或压缩气体）的压力，将药物喷出，分散为微细的雾状粒子的一种制剂。气雾剂按其用途与性质可分为吸入气雾剂、表面气雾剂和空间气雾剂。

①吸入气雾剂：是临床使用最多的一类气雾剂。吸入气雾剂兼备局部作用和全身作用，属于速效制剂。药物吸收速度快，不亚于静脉注射，且可减少局部感染与疼痛。对于一些肺部及气管疾病，即使将药物制成注射液也难以在肺及气管部位迅速形成高的血药浓度，而吸入气雾剂则可达到，如定喘雾化剂、云南白药雾化剂等。吸入气雾剂只宜暂用，对急性发作情况比较适合，不宜长期反复用药。因为吸收速度快，药物的毒副作用亦会相应增加。如果主药不能充分地溶解于呼吸系统的分泌液中，或者溶解速度比较慢，长时间吸入还会导致吸入性肺炎。另外，吸入气雾剂在肺部吸收，受到一些因素干扰，使吸入量难以精确计算。

吸入气雾剂一般用于气管疾病、肺部及心血管系统疾病。

②表面气雾剂：主要指皮肤和黏膜用气雾剂。皮肤气雾剂主要有用于烧伤创面起清洁保护作用的气雾剂，用于创面止血的气雾剂，以及治疗皮炎的气雾剂三类。气雾剂用于烧伤等创面有给药均匀、轻柔，确保换药无菌，药物浪费少，换药时痛苦少，有良好的透气效果，有利于皮肤修复等优点。用于创面止血的气雾剂由成膜剂加入止血药组成，能迅速地形成止血薄膜，其薄膜不妨碍皮肤的水分蒸发，并且能逐渐脱落和吸收，适用于毛细血管或小血管出血。治疗皮炎的气雾剂多加有渗透剂二甲基亚砜，可通过皮肤发挥局部深层作用，有局部止痒、改善局部微循环、消肿止痛、改善局部肌营养等作用。黏膜气雾剂主要为阴道用气雾剂。使用时由于抛射剂急剧汽化而形成泡沫，使药物具有延展性，较阴道栓剂等分散更均匀，涂布面更广。用药后易于被阴道吸收，或排出体外不污染被褥，使用、携带比较方便。

③空间气雾剂：是用于预防和控制以气溶胶方式传播的疾病（如流感、流脑等）作空间消毒、杀虫、避疫用的制剂。

2. 烟剂

烟剂是将中药原料制成烟丝后，用卷烟纸包裹卷制成烟卷状供燃点吸入的制剂。应用时将药烟点燃，令患者口吸或鼻吸。烟剂吸入亦兼备局部作用和全身作用。

3. 香剂

香剂是将中药原料制成普通香或盘香，点燃作空气消毒用的制剂。利用药物燃烧时所产生的烟雾使空气消毒，以预防感冒等疾病。

（七）注射剂类

注射剂又称针剂，系将中药有效成分制成溶液、悬混液、乳浊液或粉末，灭菌后灌封于特别容器中，使用时用注射器注入皮内、皮下、肌肉、静脉或穴位的一种制剂。注射剂吸收快，显效速度在其他剂型之上，适合于急救；且剂量准确，用量小，作用可靠，药物不受胃肠消化液和食物的影响。

在治疗需要速效时，或患者昏迷或呕吐不止不能服药时，所用药物可作成注射剂给药。在胃肠道会被破坏的药，或不易被胃肠吸收的药，可考虑作注射剂给药。有的药必须作注射剂使用才具有某种疗效时（如枳实、青皮升压），必须作注射剂使用；有的药作注射剂使用又不具有口服给药所具有的疗效（如瓜蒂涌吐），则不宜做注射剂使用；具有溶血作用的药、能凝固蛋白的药，不宜做注射剂使用。

（八）外用剂类

本类制剂的应用形式以外用为主，主要起局部作用，有的亦具有全身作用。这类剂型较多，临床常用的有硬膏剂、软膏剂、丹剂、钉剂、条剂、线剂、灸剂、熨剂等。

1. 硬膏剂

硬膏剂系将药物溶解或混合于半固体黏性基质中，并摊涂于裱褙材料上制成供贴敷的外用制剂。硬膏剂主要有膏药和橡皮膏两种。

（1）膏药，古代称为"薄贴"，又分为黑膏药和白膏药两种。黑膏药是以高温炼制的植物油加入铅丹［四氧化三铅（Pb_3O_4）］，反应生成的黑色铅硬膏（高级脂肪酸铅盐）为基质。白膏药是以熬炼后凉到100℃左右的植物油中加入铅粉［碱式碳酸铅］，反应生成的淡黄色铅硬膏为基质（因常有过量的铅粉掺和其中，故成品一般为黄白色）。不同品种的膏药其方中其他药物一般与油共同加热，提取其有效成分后，去渣，再下铅丹或铅粉制成膏药。当膏药贴于皮肤上时，由于角质的软化，与皮肤的溶解作用，脂溶性、挥发性及刺激性的药物能够透入皮肤产生疗效。膏药兼备局部作用和全身作用。治表用以消肿、拔毒、去腐、生肌、掩护疮口，主治痈、疽、疖、疔等。治里用以祛风散寒、活血行气、通经活络、强筋健骨、止痛、散结、消痞，主治风湿痹痛、跌打损伤、痰瘀结块等症，如风湿跌打止痛膏、狗皮膏药等。

（2）橡皮膏又称橡皮硬膏，系以橡胶为基质，以树脂或类脂性物质为辅料，并与药物混合，均匀涂在布上制成的外贴制剂。其特点类似膏药。橡皮膏主要用于局部疾患，橡皮膏中药物的释放和吸收速度不及膏药快，作用时间也不如膏药持久。

2. 软膏

软膏又称药膏，是将药物细粉加入适当基质中制成的一种主要供皮肤和黏膜局部外用的半固体制剂，如三黄软膏。传统软膏基质多用动、植物油脂和蜂蜡，故又称作油膏剂。现代所用基质还有凡士林、液状石蜡、羊毛脂、单硬脂酸甘油酯、十八醇等。

3. 丹剂

"丹"有多种含义。其本义为"巴越之赤石"（《说文解字》），后改称丹砂，即中药朱砂。由于道家炼药多用丹砂为原料，故称其炼药过程为"炼丹"。后世将以矿物为原料，经高温炼制而得的药称为"丹"，如红升丹、白降丹等。丹剂有攻毒、提脓、化腐、生肌等作用，为中医外科常用制剂，尤多用于疮疡，如紫雪丹、红升丹等。用时直接撒于疮面，也可制为药膏、药条、药线使用。丹剂有用量小、疗效可靠等优点。丹药多有较大毒性，一般不宜内服。

4. 钉剂

钉剂是将药物粉末与淀粉等加水混匀，经蒸制、分剂量后，用手搓制成的细长而两端尖锐（或锥形）如钉的外用固体制剂。钉剂具有栓剂的类似用法，主要用以插入病灶或瘘管，能在局部逐渐释放药物。常用于痔疮、瘰疬、附骨疽、疔疮等症，使用方便，疗效确切。

5. 条剂

条剂又称药捻或纸捻，是用桑皮纸蘸药后捻成细条，或用桑皮纸与黏合剂混合搓成细条再黏附药粉而成的外用制剂。药条主要用以插入疮口或瘘管内拔毒去腐，其作用类似钉剂，但条剂具有韧性，可以适应弯曲或分岔瘘管。条剂制备简单，使用方便，疗效较好，为中医外科常用制剂。近年来改用羧甲基纤维素钠、聚乙烯醇、海藻酸钠等可溶性多聚物为基质制备条剂，具有可溶性和适宜的韧性，可克服纸捻易有异物残留的缺点。

6. 线剂

线剂是将丝线或棉线置药液中浸煮，经干燥制成的一种外用剂型。线剂主要用于痔疮、瘘管。近年还用于毛细血管瘤和菜花型宫颈癌。线剂是利用所含药物的轻微腐蚀作用和药线的机械紧扎作用，以切断痔核、瘘管、肿瘤。线剂制备简单，应用方便，疗效较好，又可免除开刀之苦。

7. 灸剂

灸剂系将药物加入艾绒之中，混匀后捻成圆锥状的艾炷或以纸包裹为卷烟状的灸条以供灸疗的外用制剂。用时将艾炷置于体表一定穴位或患部点燃；或点燃灸条熏烤一定穴位或患部，使之产生温热灼痛的感觉。灸剂可以温通经络，祛寒除湿，回阳救逆，为中医针灸科常用制剂。

8. 熨剂

熨剂系将煅制合格的生铁屑以药汁与米醋拌匀装入布袋中，待其发生反应产生热量后用以烙熨患处的外用制剂。有的是将药物颗粒与炒烫的食盐或河沙混匀后装入袋中，趁热熨患处。其作用类似灸剂。

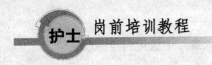
二、煎药方法

中医防治疾病，除医生诊治准确外，用药也必须科学，为了保证临床用药能获得预期疗效，必须掌握正确的煎煮方法。

(一) 中药煎煮

中药汤剂的煎煮方法直接影响着汤剂的质量，影响中药的治疗效果。科学、合理的煎煮方法，能使药物的有效成分充分溶出，达到最佳治疗效果。

1. 药物浸泡

用于煎煮的中药大多是经过加工干燥的饮片，其细胞壁与导管皱缩，细胞也干涸形成结晶存于细胞内。浸泡的目的在于使细胞恢复膨胀，使干涸的物质溶解通过细胞膜，或溶解后浓度增加形成高渗溶液，使细胞壁趋于破裂，让药材加热时有效成分能迅速溶出。

煎煮前适当浸泡，有利于药物有效成分煎出。如饮片不经浸泡，直接加热煎煮，会因药物表面的淀粉、蛋白质膨胀，阻塞毛细管道，使水分难以进入饮片内部，饮片中有效成分又难向外扩散。煎前浸泡，既有利于有效成分充分溶出，又可缩短煎煮时间，避免因煎煮时间过长导致有效成分散失、破坏过多。

多数药宜冷水或温水（25℃~50℃）浸泡（杏仁宜用开水浸泡）。一般药可浸泡20~30分钟。以种子、果实为主的药，可浸泡1小时。夏天气温高，浸泡时间不宜过长，以免腐败变质。煎药前亦不可用水洗药，因为某些中药成分中含有糖等易溶于水的物质；还有些中药是经过炮制的，如添加蜜、醋和酒等，洗药会丧失一部分有效成分，降低药效。

2. 煎药时间与火候选择

中药煎煮不仅是药物有效成分简单溶出的过程，而且是药物中各种生理活性成分进行化合反应的过程。在这个过程中，煎煮的时间、温度（即火候）起着重要的作用。同一种饮片中同时含有多种成分，其中有些利于治病，而有些又不利于治病，需要被破坏掉。如有些毒性生物碱成分经长时间煎煮可被破坏分解，而鞣质成分则耐高温，经长时间煎煮后可充分溶出。根据这些特性，可通过控制煎煮时间的长短、火候的大小，选取有利于治病的有效成分，从而达到最佳治疗效果。

（1）煎药时间：煎药时间要根据药物和疾病的性质而定。煎药时间从水沸后开始计算：一般药物一煎需要20~30分钟，二煎需要10~20分钟；解表、芳香类药物，一煎需要15~20分钟，二煎需要10~15分钟；受热易变性的药物，如钩藤、大黄等，应待其他药物煎好前5~10分钟加入；滋补类药物，一煎40~50分钟，二煎30~40分钟；有毒性的药物，如附子、乌头、狼毒等需要久煎，一般60~90分钟。药物煎好后，用纱布将药液过滤或绞渣取汁，每剂取液量成人300~400ml，小儿减半；每服量，成人150~200ml，小儿减半；每日可1~2服。

（2）煎药火候：火候，指火力大小与煎煮时间长短，有"文火"和"武火"之分，武火是指大火急煎，文火是指小火慢煎。

煎药火候要适宜。煎药一般先用武火，使药液尽快煮沸，以节约时间；后用文火继续煎煮，以免药汁溢出，或过快熬干。解表药及其他含挥发性有效成分的药，宜用武火煎沸，之后改用文火维持 20 分钟。有效成分不易煎出的矿物、骨角、贝壳、甲壳类药及滋补类药，煮沸后宜文火久煎（60 分钟左右），以使有效成分充分溶出。一般药物煮沸后，改用文火维持 30 分钟即可。

3. 中药复煎

药物的煎煮是药物成分溶出的过程，这个过程也是一个渗透过程。药物有效成分从浓度高的组织内向外渗出，溶出的速度受溶液浓度、溶液温度、溶液性质等诸多因素影响。药材内部成分溶出到一定时间后，药材内部和外部浓度相等，即药材内外部的相互渗透压达到平衡时，则停止溶出。为溶出更多的药物成分，将药液滤出，再加水，建立新的浓度差，继续溶解成分，即"二煎"或复煎。实验结果表明，两次煎煮，有效成分煎出率为 80% ~ 90%，故建议三煎，且将二、三煎药液合并服用，这样可充分利用药材，充分发挥药效。

4. 药渣挤压

药渣是中药煎煮的"废弃物"，通常被丢弃。研究显示，滤出药液后的药渣呈饱和状态，每剂药渣中平均含 30ml 药液。此药液所含成分多数为难溶于水的有效成分，是药物煎煮时难以煎出的一部分中药有效成分。因此药渣在丢弃之前应适当挤压，使有效成分充分、完全地释放。这样所得的药液，药性更完全，更能确保疗效。

（二）煎煮器具

煎药宜用沙锅、沙罐等陶瓷器具，因其化学性质稳定，不易与药物成分发生化学反应，并且导热均匀，保暖性能好。忌用铜、铁等金属器具。金属易与药液中的成分发生化学反应，会使疗效降低，甚至产生毒副作用。如铜锅煎五味子时，可检出 Cu^{2+}。铁易与药中苷类、鞣质等反应，生成不溶于水的鞣酸铁等物质，使药液颜色变为深紫色、墨绿色或紫黑色，味涩气腥，有令人恶心的铁锈味。另外，药材中所含生物碱多数须与鞣质、有机酸结合生成盐，才能溶于水，如铁与鞣质等发生化学反应，造成鞣质损失，必然影响生物碱浸出，使疗效降低。

煎药宜"深罐密封"。密封（加盖），可减少挥发性成分的损失；罐深药液煮沸后才不容易外溢。

每次煎药完毕即洗净煎药器皿，以免影响下次煎药质量。特别是煎煮过含有毒性药物（如：雄黄、草乌、斑蝥、马钱子等）的汤剂或外用药时，一定要冲洗干净，以防止污染下一次汤剂。

（三）煎药用水

煎药用水以水质纯净、无异味，含矿物质、杂质少为原则，除处方有特殊规定用水外，一般用自来水、蒸馏水或纯净水。含重金属量过高，被工业废水、农药、放射性物质污染了的水不宜用来煎药。另外，第一煎须用凉水或凉开水，忌用开水。

煎药加水宜适量。太少，药液易饱和，药物有效成分溶解不充分，且容易干锅、熬焦。太多，虽对提取有效成分总量有利，但煎成药液过多，服药困难。煎时过长，部分有效成分可能被破坏。

通常加水量根据药物的性质、药量、吸水程度、煎煮时间而定。一般汤剂经水煎两次，其中 70% ~ 80% 的有效成分已析出，因此临床采用两煎法。传统的加水方法是将药物均匀放入锅内，看准药物表面的位置，第一煎（头煎）加水至高出药面 3～5cm 处，第二煎（返渣再煎）加水至高出药面 2～3cm 处为宜。另一种加水方法是按平均每 1g 药加水约 10ml，计算出该方总的需水量，一般将全部用水的 70% 加到第一煎中，余下的 30% 留待第二煎用。质地坚硬、黏稠，或需久煎的药，加水量可较一般药略多；质地疏松，或有效成分易挥散，煎时较短的药，液面淹没药物即可。煎药时应 1 次将水加足，煎药过程中不可频频加水，如不慎将药煎煳后，应弃去，不可加水再煎后服用。

药煎好后要及时滤汁。有人认为药煎好后放置一段时间有效成分会溶解得更充分。实际上，溶解是个动态平衡过程，在温度降低时，有效成分又会反渗入药渣内，会影响实际利用量。

（四）特殊煎煮及入药方法

一般药可同时入煎。但部分药因其性状、性能、临床用途不同，其所需煎煮时间不同；甚至同一药物因煎煮时间不同，其临床应用也存在差异。因此，入药有先煎、后下的不同。有些药由于药材本身的特点，还分别要求包煎、另煎或单独烊化，有的药则不需入煎，直接用开水或药汁冲服即可。

1. 先煎

一般有效成分不易煎出的药应先煎一定时间（具体时间因药而异）后，再入其他药同煎。通常动物角、甲、壳类药（如水牛角、山羊角、鹿角、龟甲、鳖甲、海蛤壳、石决明、牡蛎、珍珠母、紫贝齿等），矿物类药（如石膏、花蕊石、灶心黄土、自然铜、海浮石、礞石、磁石、代赭石、龙骨、生铁落、紫石英等）大多需要打碎先煎半小时左右，之后再纳其他药同煎。植物药中，苦楝皮等药有效成分亦难溶于水，也需先煎。质轻量大的药物（茅根、玉米须等）应先煎，澄清后取汁，以其药汁代水再煎其他药。另外，有些药久煎可使其毒性降低，如川乌、草乌、附子、雷公藤等，亦应先煎。其中制川乌、制草乌、制附子宜先煎半小时以不麻口为度；雷公藤应先煎 1 小时。

2. 后下

含挥发性有效成分，久煎容易挥发散失的药，如金银花、连翘、鱼腥草、徐长卿、肉桂、沉香、檀香、降香、月季花，解表药、化湿药中的大部分药物，及有效成分不耐煎煮，久煎容易破坏的药，如青蒿、大黄、番泻叶、臭梧桐（用于降压）、麦芽、谷芽、神曲、白芥子、杏仁、钩藤、决明子（用于通便）等宜后下微煎，一般在其他群药煎好前 5～10 分钟入煎即可。有的药只需用开水浸泡即可，如大黄、番泻叶等。

3. 包煎

包煎即是把需包煎的饮片装在纱布袋中，扎紧袋口后与群药共同煎煮。药材有毛，漂浮液面不便煎煮的药（如辛夷、旋覆花等）、药材呈粉末状或煎后容易使煎液混浊的药（如海金沙、百草霜、蒲黄、海蛤壳粉、蚕砂、儿茶、灶心黄土、五灵脂等），及煎后药液黏稠，不便滤去药汁的药（如车前子等），作汤剂时都宜用纱布包裹入煎。

4. 另煎

一些贵重中药，为使其有效成分充分煎出，减少有效成分被其他药渣吸附引起的损失，需另煎取汁，再将渣并入其他群药合煎，然后将前后不同煎煮的药液混匀后分服。一般饮片通常需另煎 30~40 分钟，如人参、西洋参、西红花等。质地坚硬的贵重药，如羚羊角、水牛角应单独煎 2~3 小时。

5. 烊化

将胶类药物放入水中或已煎好的药液中加热熔化称烊化。阿胶、鹿角胶等胶类药材或黏性大且易溶的药物与其他药同煎时，容易粘锅、熬焦，或黏附于其他药渣上，既造成胶类药材的浪费，又影响其他药物的有效成分溶出，因此，宜烊化而不宜同煎。

6. 冲服

一些用量少的贵细中药，宜先研成粉末再用群药的煎液冲服，以避免有效成分被其他药渣吸附而影响药效，如雷丸、蕲蛇、羚羊角等。另外入水即化的药，如芒硝等；汁液类药，如竹沥、蜂蜜、饴糖等，均不需入煎，直接用开水或药汁冲服即可。

7. 焗服药

先将焗服药放在碗里，然后将煎好之药汁冲入碗中，盖上盖儿焗 3~5 分钟，温度降至适中后滤出药汁服用。药渣还可再焗，如焗茶一样，也可反复焗 1~3 次当茶饮。例如肉桂、藏红花等。

三、药物的用法

中医用药根据病变的性质、病变的部位和药物的性质分内服法和外治法两种。

（一）内服法

口服是临床使用中药的主要给药途径。口服给药的效果，除要受到剂型、制剂方法等因素的影响外，还与服药时间、服药的多少及服药的冷热等服药方法有关。药物的服用方法也必须服从中医辨证论治法则。

1. 服药时间

适时服药是合理用药的重要方面，具体服药时间根据胃肠状况、病情需要及药物性质确定。

（1）空腹服药：清晨空腹时，因胃及十二指肠内均无食物，所服药物可避免与食物混合，能迅速入肠充分发挥药效。驱虫药等治肠道疾病，需要在肠内保持较高浓度的药，宜空腹服药。峻下逐水药在晨起空腹时服药，不仅有利于药物迅速入肠发挥作用，且可避免夜间频频如厕影响睡眠。

（2）饭前服药：饭前胃中亦空虚，如补益药、攻下药、制酸药及部分治疗胃肠道疾病的药物宜饭前服用。其可不受食物所阻，较快进入小肠，以保持较高浓度，及时充分发挥药效。

（3）饭后服药：饭后胃中存有较多食物，所服药物与食物混合，可减轻其对胃肠的刺激，故对胃肠道有刺激性的药物宜饭后服，如消导药、抗风湿药等。某些易致恶心的祛痰药因其祛痰作用与其刺激胃黏膜、反射性地增加支气管分泌有关，须饭前服用疗效才好。消食药宜饭后及时服用，使药物与食物充分混合，以利充分发挥药效。除消食药外，一般药物无论饭前或饭后服，服药与进食都应间隔 1 小时左右，以免影响药物与食物的消化吸收及药效的发挥。

（4）睡前服药：常用于安神药、涩精止遗药、缓下药。安神药宜在睡前 30 分钟至 1 小时服药，目的是药物起效后能起到安眠的效果；涩精止遗药由于所治疗的遗精遗尿病证多于夜间发生，应晚间服1次药；缓下药由于需要长时间在胃肠道作用，晨起后正好发挥泻下效果。

（5）定时服：为了使药物能充分发挥作用，有的药还应在特定的时间服用，如平喘药、截疟药。喘咳和疟疾一般发作多有规律性，故平喘药和截疟药宜于发作前2~3小时用，这样恰好在疾病发作时起效。急性病则不拘时服药。

（6）提前服：主治月经不调的药物，尤其是治疗痛经的药物宜在月经前3~7天服用，以起到调经作用。

（7）季节性服药：很多疾病属于季节性疾病，宜在当季发病时及时服用中药。也有服药时间与季节相反的情况，如冬病夏治，夏病冬治。有些疾病如果正当季节发病时治疗，不容易去根儿，而在非其季节有意地调服、调护，则有利于疾病的痊愈，如冬季好发的喘咳证，多由痰浊引起，当冬季寒冷时发作明显。若在夏季时就有意识地服用化湿祛痰之药，并施以适当的调护，则可祛除痰浊，使其冬季发病机会减少，或即使发作，病势也不致过急。

2. 服药剂量

剂量是指1日或1次给予患者的药物数量。一般疾病服药，多采用每日1剂，每剂分两次或3次服，分头煎和二煎，有些滋补药可以煎3次。可以将头煎、二煎药汁混合后"分服"，也可将两次所煎药汁"顿服"、分数次服等，需要视病情不同而分别对待。

（1）一般服法：病缓者1日1剂，早晚分服。

（2）顿服：病情紧急者，可1次顿服。

（3）隔4小时服：重病、急病者可每隔4小时服药1次，以使药效持续，利于顿挫病势。

（4）不拘时服：急性病、热性病和咽喉疾病服药应不拘时间，迅速服用，有的可煎汤代茶饮。发汗药、泻下药，如药力较强，服药应适可而止，不必拘泥于定时服药。一般以得汗、得下为度，不必尽剂，以免汗下太过，损伤正气。

（5）少量频服：呕吐患者或小儿宜少量频服。呕吐患者少量频服是为了避免大量服药引发或加重呕吐症状。少量药物对胃的刺激小，不致药入即吐；频服可保证一定的服药量；小儿则因其力弱而不胜大的药力。

（6）根据剂量而定：中成药根据剂型的不同及疾病情况采用单位药物服用，如片、丸、粒、克等；小儿根据要求和年龄酌情减量。

3. 服药温度

服药温度是指中药汤剂的温度或服药时开水的温度，分为温服、热服和冷服。

（1）温服：将煎好的汤剂放温后服用，或将中成药用温开水、酒、药汁等液体送服的方法称为温服。一般汤药多宜温服。

值得注意的是，汤剂放凉后，要温服时，应先加热煮沸，使汤剂中沉淀的有效成分重新溶解后，再放温服用。不应只加热到温热不凉就服用，因为汤剂放冷后许多有效成分因溶解度小而析出沉淀，如果只服用上面的清液，舍去沉淀部分会影响疗效。如加热至沸，已沉淀的有效成分又可溶解，放温后服用，基本上与刚煎时效果相近。

（2）热服：将煎好的汤剂趁热服下，或将中成药用热开水送服的方法称为热服。

解表药必须热服，以助药力发汗。寒证用热药应热服，特别是辛温发汗解表药用于外感风寒表实证，不仅药宜热服，服药后还需温覆取汗，属"寒者热之"之法；真热假寒用寒药，应热服，属"寒药热服"，"治热以寒，温而行之"之法。不论是汤剂还是中成药，凡理气、活血、化瘀、补益剂均应热服。

（3）凉服：将煎好的汤剂放凉后服用，或将中成药用凉开水送服的方法称为凉服。热证用寒药应凉服，属"热者寒之"之理；真寒假热用热药，应凉服，属"热药凉服"，"治寒以热药，凉而行之"之法。不论是汤剂还是中成药，一般止血、收敛、清热、解毒、祛暑剂均应凉服。服药呕吐者，应先口服少许姜汁或嚼少许陈皮后再凉服，以减轻症状。

4. 服药后的观察及护理

服药后患者宜休息一段时间，以利于药物更好的吸收；同时要密切观察服药后的反应，尤其是服用有毒副作用的药物和药性峻烈的药物，更应密切观察服药后有无不良反应。

（1）观察服药后的必然反应：患者服用药物后，必然会产生一定的药理作用，否则，药物就未达到预期的作用，如服解表药后，患者会汗出；服利水渗湿药后，患者排尿次数和尿量会增加，这说明药物在体内发挥正常疗效了。

（2）观察服药后的综合反应：药物进入人体之后，必然对人体产生一定的作用。如服用泻下药后，除了要观察大便的次数以外，还要观察大便的性质、颜色、形状、气味，是否伴有腹痛，以及腹痛的性质、发作的时间、程度等。

（3）观察服药后的毒副反应：部分药物，由于加工炮制和使用不当会引起中毒反应，因此，对中草药的性能及可能发生的不良反应要有清楚的认识，用药前，应将用药的注意事项向患者交代清楚。严格掌握常用药物的性能和应用剂量，避免滥用，纠正中草药不会中毒的错误观念。

中药中毒时常见的症状有咽干、舌麻、面色及全身发红、皮肤干燥，伴有皮肤丘疹、头晕、烦躁、呕吐、腹泻、腹痛，中毒严重者可出现语言及肢体运动障碍、烦躁不安、呼吸急促，随即转为意识模糊、呼吸暂停。心血管系统表现为心音低、脉细弱、心律不齐、血压下降等。如临床出现上述症状，应立即停止使用该药，并立即报告医生进行救治抢救。

（4）服药的护理：服发汗解表药后，可给患者喝些热粥或热饮，以助药力。冬令感冒还需稍加衣被，让周身微汗出为宜。对中西药合用的患者，应告诉中西药服用的方法和间隔时间。注意食物对药效的影响。凡是食性与药性相顺应，则食物有增强药物疗效的作用；凡食物与药性相反，则食物有降低药物疗效的作用。对此，护理人员应充分告知患者合理膳食。

（二）外用法

外用法是将药物直接作用于患者体表某部或病变部位以达到治疗目的的一种方法。外用法与内服法一样，均要根据疾病不同的发展过程，选用不同的方法，对不同的证候采用不同的药物。外用法操作简单，疗效确切，应用广泛。常用于外治用药物有膏药、油膏、箍围药、洗剂、酊剂、草药等。

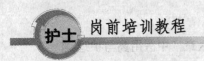

1. 膏药

膏药是按配方用若干药物浸于植物油中煎熬去渣，存油加入黄丹再煎，利用黄丹在高温下经过物理变化，凝结而成的制剂。古代称之为薄贴，现已制成胶布型膏药。一切外科病证初起、已成、溃后各个阶段均可应用。

需要注意的是：凡疮疡使用膏药，有时会引起皮肤红，或起丘疹，或发生水泡，瘙痒异常，甚则湿烂等现象，这是因为皮肤过敏，形成膏药风；或溃疡脓水过多，由于膏药不能吸收脓水，易淹疮口，浸淫皮肤，而引起湿疮。凡见此等情况，可以改用油膏或其他药物。此外，膏药不可去之过早，否则疮面不慎受伤，易再次感染，复致溃腐的变局，或疮面形成红色瘢痕，不易消退，有损美观。

2. 油膏

油膏是将药物和油类煎熬或捣匀成膏的制剂，现称软膏。油膏的基质有黄蜡、白蜡、猪油、植物油、松脂、麻油等，目前多用凡士林调和。它与膏药的区别是不用铅丹，优点是软、滑润、无板硬黏着不舒的感觉。尤其对病灶折缝处，或大面积的溃疡更为适宜，现代临床常用油膏来代替膏药。

油膏适用于肿疡、溃疡、皮肤病的糜烂结痂渗液不多者，肛门疾病等也可应用。

需要注意的是：凡皮肤湿烂，疮口腐化已尽，摊贴油膏应薄而勤换，以免脓水浸淫皮肤，不易干燥。由于凡士林系矿物油，可刺激皮肤引起皮炎，如见此等现象应改用植物油或动物油。若对药物过敏者，则改用其他药。油膏用于溃疡腐肉已脱、新肉生长之时，也应摊贴宜薄。过于厚涂易使肉芽生长过慢而影响疮口愈合。

3. 箍围药

它是借药粉具有箍集围聚、收束疮毒的作用而达到治疗的目的。对于肿疡初起可以消散，对于毒已结聚的能使疮形缩小，趋于局限，达到早日成脓和破溃。即使破溃以后余肿未消，其亦可消肿，截止余毒。

凡外疡无论初起、成脓或溃后，肿势散漫不聚，无集中硬块者均可使用。

需要注意的是：凡外疡初起，肿块局限者，一般宜用消散膏药。箍围药用后干燥之时，宜时时用液体湿润，以免药物剥落及干板不舒。

4. 洗剂

洗剂是将药物先研成粉末，再溶解在水中的一种溶液制剂。因加入的药粉多为不溶性，故溶液呈混悬状，应用时应先振荡摇匀，故也称混合振荡剂或振荡洗剂。一般用于急性、过敏性皮肤病，酒齄鼻和粉刺等。

需要注意的是：凡皮损处有糜烂渗液较多者、脓液结痂者、或深在性皮肤病均应禁用。在配制洗剂时，其中药物粉末应尽可能研细，以免刺激皮肤。

6. 酊剂

酊剂是将药物浸泡于乙醇溶液内，根据制方规律，最后倾取的药液即为酊剂。一般用于疮疡未溃及皮肤病。

需要注意的是：一般酊剂有刺激性，所以凡溃疡破溃后或皮肤病有糜烂者，均禁用。同时酊剂应盛于避光容器中，并在阴凉处保存。

7. 草药

草药是一种简便的外用药物疗法，使用简便，疗效确切，具有清热解毒、消肿止痛、收敛止血等功效，用时直接捣烂外敷患处或煎水洗涤患处。一切外科病菌之肿疡，具有红肿热痛的阳证、创伤浅表出血、皮肤病止痒、毒蛇咬伤等均可使用。

需要注意的是：用鲜草药外敷时，必须洗净，再用 1∶5000 高锰酸钾溶液浸泡后捣烂外敷。敷后应注意干湿度，干后可用冷开水时时湿润，不致患部干绷不舒。

（三）其他用法

1. 超声雾化吸入法

超声雾化吸入法是利用超声发生器薄膜的高频震荡，使药液变成细微的气雾，随着深呼吸由呼吸道到达终末支气管和肺泡，以达到改善呼吸道通气功能和防治呼吸道疾病的方法。

超声雾化器的特点是雾滴小而均匀，且可随时调节雾量大小。因雾化器的电子部分产热，能对雾化液轻度加热，因而可使患者吸入温度适宜的气雾。常用于急慢性呼吸道炎症、哮喘、结核、肺脓肿、肺癌等疾病。

2. 中药保留灌肠法

中药保留灌肠是将一定量的中药汤剂，由肛门经直肠灌入结肠，通过肠黏膜吸收，达到治疗目的的一种方法。它可使药液停留在肠道，通过肠黏膜的吸收，起到祛除体内病邪的作用，从而达到治疗疾病的目的。该方法适用于急慢性结肠炎、慢性细菌性痢疾、阿米巴痢疾、慢性盆腔炎、盆腔包块、带下病，以及高热持续不退等。

3. 中药口腔护理法

中药口腔护理法是运用不同的中药剂型，对口腔进行清洁、消毒以治疗口腔疾病的方法。该方法适用于高热、神昏、危重、禁食、鼻饲、口腔疾患术后、生活不能自理的患者。一般每日 2～3 次，如病情需要，可酌情增加次数。

通常情况下，护理人员应在晨起、睡前、饭后协助患者用银花甘草液漱口，然后用锡类散、养阴生肌散、珠黄散、冰硼散、通关散等涂敷患处或吹入口腔，口唇干燥者可涂香油或甘油。

4. 中药擦浴降温法

中药擦浴降温法是利用中药药液进行全身擦浴，利用冷的温度刺激，达到使身体降温的一种全身冷疗方法。

由于高热患者体内热敏细胞的神经元处于兴奋状态，用冷中药药液作用体表数分钟，可通过皮肤、黏膜的感受器，借助于经络的传导，使皮肤和脏腑的血管由收缩转为舒张，使体内的热量随血流带至体表向外散发，加上冷的传导性，最终达到降温的目的。该法多用于高热和中暑患者。

该法的禁忌证：

①大片组织受损、局部血液循环不良，或感染性休克、微循环明显障碍、皮肤颜色青紫时不宜使用。

②慢性炎症或深部有化脓病灶时，不宜使用。

③枕后、耳廓、阴囊等处忌用，以免冻伤。

④心脏病患者不宜使用。心前区忌用，以免反射性心率减慢，心房、心室纤颤及传导阻滞。

⑤腹部忌用，以免腹泻、腹痛。

⑥足底忌用，以免反射性末梢血管收缩影响散热，或引起一过性冠状动脉收缩。

⑦类风湿、红斑狼疮、全身硬化症等患者禁用。

第二节　中医用药"八法"与护理

中医用药"八法"是清代程钟龄根据历代医家对治法归类总结而得来的，"八法"通常是指汗法、吐法、下法、和法、温法、清法、消法、补法。每一种治法都是经过四诊合参、审证求因，辨明证候、病因、病机之后，有针对性地采取的治疗方法。中医护理人员掌握用药"八法"有助于辨证施护的顺利进行。

一、汗法与护理

（一）汗法的概念

汗法亦称解表法，是通过宣发肺气、调畅营卫、开泄腠理等作用，促使人体微微汗出，将肌表的外感六淫之邪随汗而解的一种治法。汗法不是以使人出汗为目的，主要是汗出标志着腠理开，营卫和，肺气畅，血脉通，从而能祛邪外出。所以汗法除了主要治疗外感六淫之邪的表证外，凡腠理闭塞、营卫不通而寒热无汗者皆可以用汗法治疗，如外感风寒、风热；疹未透发或疹发不畅之外邪束表；头面部及上肢浮肿的水肿兼表证；疮疡初期兼有表证的红、肿、热、痛；风湿痹痛等。

（二）应用要点

1. 解表

通过发散，以祛除表邪，解除表证。由于表证有表寒、表热之分，因而汗法也有辛温、辛凉之别。辛温解表代表方有麻黄汤、桂枝汤、荆防败毒散；辛凉解表以桑菊饮、银翘散等代表方。

2. 透疹

通过发散，以透发疹毒。如麻疹初期，疹未透发或透发不畅均可用汗法。代表方有升麻葛根汤、竹叶柳蒡汤等。

3. 祛湿

通过发散，以祛风除湿。凡外感风寒而兼有湿邪者，以及风湿痹证均可酌用汗法。代表方有麻黄杏仁苡仁甘草汤等。

4. 消肿

通过发散，以祛水外出而消肿，亦可宣肺利水以消肿。汗法可用于实证水肿而兼表证者。代表方为麻黄附子甘草汤等。

（三）施护要点

1. 病室安静，空气新鲜。

2. 食宜清淡：忌黏滑、肉面、五辛、酒酪、酸性和生冷食物。因酸性食物有敛汗作用，生冷食物不易散寒。

3. 表证多有畏寒、恶风，应注意避风保暖。尤忌汗出当风，以防重感风寒而加重

116

病情。室温以 18℃~20℃ 为宜。

4. 药宜武火快煎：麻黄煎煮去上浮沫，芳香药宜后下；服药时温度适宜；服药后卧床加盖衣被，保暖以助发汗，并且在短时间内大口喝下热稀粥约 200ml，或给予开水、热饮料、热豆浆等，以助药力，促其发汗；若与麻黄、葛根同用时，一般不需啜热粥。需防出汗过度。

5. 注意不可过汗：使用汗法治疗外感热病时应观察出汗特点，如有汗、无汗、出汗时间、遍身出汗还是局部出汗等。在一般情况下，汗出热退即停药，以遍身微微汗出最佳，忌大汗。若汗出不彻，则病邪不解，需继续用药；而汗出过多，会伤津耗液、损伤正气，可给予患者口服糖盐水或输液；若大汗不止，易导致伤阴亡阳，应立即通知医师，及时采取措施。

6. 要注意因人、因时、因证施护：体质虚者汗之宜缓；体质强壮者汗之可峻；暑天炎热，腠理开泄，汗之宜轻；冬天寒冷，腠理致密，汗之宜重；表虚证用桂枝汤，调和营卫，属于轻汗；表实证用麻黄汤发泄郁阳，属峻汗。

7. 汗出热退时，应及时用干毛巾或热毛巾擦干，忌用冷毛巾擦拭，以防毛孔郁闭，不利病邪外达；大汗淋漓者，暂时不要给予更衣，可在胸前、背后铺上干毛巾，汗止时再更换衣被，注意避风寒；防止复感。

8. 在表者服药后仍无出汗，纵然热不退，也不可给予冷饮和冷敷，避免"闭门留寇"使邪无出路，而入里化热成变证，热反更甚；可以针刺大椎、曲池穴位，透邪发汗。

9. 对表证兼有风湿者，须数次微汗。由于风湿互结，湿性重浊，黏滞不爽，故宜微汗。忌大汗，因风为阳邪，其性轻扬，易于表散；湿为阴邪，其性黏滞，难以速去，大汗出，则风虽去而湿邪仍在，不仅病不能愈，还使卫阳耗伤。

10. 对发散以透发疹毒者，护理上不应着眼于汗的多少，而重点应观察热毒宣透的情况。如疹点的隐现，色泽、发热等情况。如汗出、疹点透发色泽鲜红、体温渐降、精神好转，为热毒外透好转的佳象。反之为加重之势，应防其变证。

11. 服发汗解表药时，禁用或慎用解热镇痛药，如阿司匹林、比理通等，防止汗出太过。

12. 服用含有麻黄的药物后，要注意患者的血压及心率变化。

13. 注意不可妄汗：凡淋家、疮家、亡血家和剧烈吐下之后者均禁用汗法。

二、吐法与护理

（一）吐法的概念

吐法亦称涌吐法，是通过呕吐排除留在咽喉、胸膈、胃脘的痰涎、宿食和毒物等有形实邪，以达治疗之目的的一种方法。吐法可以引邪上越，宣壅塞而导正气，所以在吐出有形实邪的同时，往往汗出，使在肌表的外感病邪随之而解。常用于中风、痰涎壅盛、癫狂、宿食、食厥、气厥、胃中残留毒物及霍乱吐泻不得等。吐法包括峻吐法、缓吐法和外探法三种。

（二）应用要点

此种方法多伤正气，对老年体弱、失血过多、气短、喘促及孕产妇禁用，对病情严重急迫，必须吐出积结的实证可使用吐法。

1. 峻吐法

峻吐法用于体壮邪实，痰食留在胸膈、咽喉之病证，如痰涎壅塞胸膈的癫痫、宿食停留上脘之证。代表方有三圣散、瓜蒂散等。

2. 缓吐法

缓吐法用于虚证催吐。对虚证患者在痰涎壅塞非吐难以祛邪的情况下，可用缓吐法。代表方有参芦饮等。

3. 外探法

外探法以鹅翎或压舌板探喉以催吐，用于开宣肺气而通癃闭，或助催吐方药迅速达到致吐目的，以及急性中毒的患者，在神志清楚的情况下作急救时用。

（三）施护要点

1. 病室清洁，光线充足，空气新鲜无异味。

2. 应小量渐增，以防中毒或涌吐太过。药物采取两次分服，一服便吐者，需通知医生决定是否继续二服。

3. 不吐者可用压舌板刺激上腭咽喉部，助其呕吐。呕吐时协助患者坐起，并轻拍患者背部，促使胃内容物吐出。不能坐起者，协助患者头偏向一侧，并注意观察病情，避免呕吐物吸入呼吸道，须保持患者呼吸道通畅。

4. 宿食停滞胃脘，应将宿食吐尽为度，吐后应控制食量。

5. 吐法易伤胃气，一般中病即止，不可久用。涌吐药作用迅速凶猛，易伤胃气，应注意用量、用法和解救方法，事先向患者交代有关事项，以取得合作。涌吐时，要观察呕吐物的内容、性质、颜色、量，并做好记录。对于年老体弱、婴幼儿、心脏病、高血压及孕妇慎用或忌用。

6. 对服毒物中毒者，急用温盐汤灌服，应随灌随吐，直至毒物吐尽为止。可根据需要保留呕吐物，以便化验。

7. 吐后暂行禁食，等胃肠功能恢复后再给少量流质饮食，或易消化食物，以养胃气。忌食生冷、肥甘油腻之品。

8. 吐后给温开水漱口，及时清除呕吐物，撤换被污染的衣被，并整理好床单位。

9. 服药得吐者，叮嘱患者坐卧忌当风，以防吐后体虚，复感外邪。

10. 严重呕吐者应注意体温、脉搏、呼吸、血压及呕吐物的量、气味、性质、性状，并记录。必要时给予补液、纠正电解质等对症处理。

11. 吐而不止者，一般服用少许姜汁或服用冷粥、冷开水解之。若吐仍不止者，可根据给药的种类分别处理；因服巴豆吐泻不止者，可用冷粥解之。因服藜芦呕吐不止者，可用葱白汤解之。因服稀涎散呕吐不止者，可用甘草、贯众汤解之；因服瓜蒂散剧烈呕吐不止者，可用麝香0.03~0.06g开水冲服解之；误食其他毒物，可用绿豆汤解之；若吐后气逆不止，宜给予和胃降逆之剂止之。

三、下法与护理

（一）下法的概念

下法亦称泻下法，是通过运用泻下药，荡涤肠胃，通利大便，使停留在肠胃中的宿食、燥屎、冷积、瘀血、结痰、停水等从下窍而出，以驱邪除病的一种方法。主治邪正俱实之证。对于邪在肠胃以致大便不通，燥屎内结，或热结旁流，以及停痰留饮，瘀血积水等邪正俱实之证，均可使用。由于病性有寒热，正气有虚实，病邪有兼夹，所以下法又有寒下、温下、润下、逐下、攻补兼施之别，以及与其他治法的配合使用。

（二）应用要点

1. 寒下

寒下适用里实热证，大便燥结，腹胀疼痛，高热烦渴，或积滞生热，腹胀疼痛；或误食有毒物质；或肠痈为患，腑气不通；或湿热下痢，里急后重；或虫积下痢；或水肿实证或血热妄行、吐血衄血等。代表方有人参承气汤、增液承气汤、大黄牡丹皮汤和三黄泻心汤等。

2. 温下

温下用于寒积里实证，脾虚寒积，大便不通，腹隐痛，四肢冷，脉沉迟；阴寒内结、腹胀水肿、大便不畅等。代表方有大黄附子汤、温脾汤等。也有酌选巴豆以逐湿寒积的，如备急丸。

3. 润下

润下以滋润增液为主，适用于津液不足、肠胃燥热造成肠燥津枯、大便不通。如热盛伤津，或病后津亏，或老年性便秘，或产后血虚便秘，或习惯性便秘。代表方有麻子仁丸、五仁丸。

4. 逐水

逐水适用于水饮壅盛于里之实证，具有攻逐水饮的作用，能使体内积水通过小便排出，从而达到消除积水肿胀的目的。代表方有十枣汤、舟车丸等。

5. 攻补兼施

攻补兼施适用于里实证虚而大便秘结者。代表方有新加黄龙汤、增液承气汤。

（三）施护要点

1. 泻下药如应用及时，护理得当，奏效甚佳；若应用护理不当，常可产生变证。因此护士要掌握病情，患者服药后要密切的观察病情变化，如服药后腹中肠鸣、矢气下转、攻下燥屎为效，燥屎后有稀便即应停服。

2. 寒下药中的大承气汤以武火煎为宜。应先煎方中的枳实和厚朴，大黄后下，以保其泻下之功效，汤成去渣，再入芒硝。服药期间应密切观察病情变化及生命体征，观察排泄物的性质、量、次数、颜色和腹痛减轻的情况。若泻下太过出现虚脱，应及时配合救治。

3. 服寒下药应注意：①患者有高热、烦躁不安、口渴舌燥等表现，应安排在调节温湿度方面良好的病室，使患者感到凉爽、舒适，以利于静心养病。②表里无实热者及孕妇忌用寒下药。③服药期间应禁食，可同时给予静脉输液。病情趋于稳定，可给米汤或清淡素食，以养胃气。④服药期间及服药后的3～5日内忌油腻、辛辣食品，忌酒，以防热结再作。

4. 温下药中温脾汤方中的大黄应先用酒洗后再与其他药同煎，取其汁饭前温服。服药后亦应观察腹部冷结疼痛减轻情况，宜取连续轻泻。服药后，如腹痛渐减，肢温回缓，为病趋好转之势。

5. 润下药一般宜早、晚空腹服用，饮食宜清淡素食，多吃蔬菜、汤类、香蕉、蜂蜜等以润肠通便，对习惯性便秘的患者应嘱其养成定时排便的习惯，或进行腹部按摩。

6. 逐水药泻下作用峻猛，能引起剧烈腹泻，使体内潴留的水液从大便排除，部分药兼有利尿作用。适用于水肿、胸腹积水、痰饮之症。由于此药有毒而力峻，易伤正气，所以体虚、孕妇忌用，有恶寒表证者不可服用。

舟车丸，每日1次，每次3~6g，清晨空腹温开水送下。服药期间禁食食盐、酱之品，以防复发。同时不宜与含有甘草的药物同服。十枣汤宜早晨空腹服下。服用逐水药前要称体重，量腹围，以观察水肿消退情况。

7. 服攻补兼施药患者多属里实便秘而兼气血两虚、阴液大亏者，用药注意中病即止，不可久服。服用新加黄龙汤需加姜汁冲服，以防呕逆拒药，同时又可以借姜振胃气。

8. 下法以邪去为度，不宜过量，以防正气受伤。当患者大便已通，或痰、瘀、水热邪已去，即可停服攻下剂。

四、和法与护理

（一）和法的概念

和法亦称和解法，是通过和解或调和的作用，以祛除病邪为目的的一种治法，和法既没有明显的祛邪作用，也没有明显的补益作用，而是通过缓和和解与调和疏解而达到气机调畅，使表里寒热虚实的复杂证候、脏腑阴阳气血的偏盛偏衰，归于至复。

（二）应用要点

1. 和解少阳

适用于邪在半表里有少阳证。症见寒热往来，胸胁苦满，心烦喜呕，口苦咽干，苔薄脉弦等。代表方为小柴胡汤。

2. 调和肝脾

适用于肝脾失调、情志抑郁、胸闷不舒、胁痛、腹胀、腹泻等症。代表方为痛泻要方。

3. 调理胃肠

适用于胃肠功能失调，寒热往来，升降失司而出现的脘腹胀满、恶心呕吐、腹痛或肠鸣泄泻等症。代表方为半夏泻心汤、黄连汤等。

4. 调和胆胃

适用于胆气犯胃，胃失和降。症见胸胁胀满、恶心呕吐、心下痞满、时或发热、心烦少寐、或寒热如疟、口苦吐酸、舌红苔白、脉弦而数者。代表方为蒿芩清胆汤。

（三）施护要点

1. 密切观察病情

和解法应用范围较广，不仅用于半表半里的少阳证，也可用于内伤杂病。若用之出现其他变证，应立即停药，如邪在肌表，未入少阳，或邪已入里，患者出现烦躁、谵语等不宜使用；内伤劳倦，气虚血虚，痈肿瘀血等症见寒热者亦不宜使用。一旦出现上述非和法之症，应通知医生停药，以免贻误病情。

2. 因证施护

应用和法时，应根据不同的病证，做好相应的护理。

（1）少阳证服小柴胡汤时忌食萝卜，因方中有人参，萝卜可破坏人参的药效；服截疟药应在疟疾发作前 2~4 小时服用，并向患者交代有关事项，鼓励多饮水。服和解少阳药后，要密切观察患者的体温、脉象，以及出汗情况。

（2）肝脾不和者，在服用疏肝理气药的同时应做好情志护理，以防情绪波动而加重病情，可通过适宜的文体活动，怡情悦志。尤其女性患者常因情志不畅、生气或恼怒等情绪而加重病情，对此更应采取多种方法安慰劝导。

（3）对胆气不舒、横逆犯胃者，应加强饮食调护。宜给予清淡易消化的食物，如三仙汤、神曲茶、橘饼、陈皮糕、茯苓粥等，以健脾行气消食。嘱其忌食生冷瓜果、肥腻厚味之品及助湿生热之物。

（4）调和肠胃，服后注意观察腹胀及呕吐情况，并注意排便的性质和量。

（5）小柴胡汤和逍遥散方中柴胡为主药时，服药同时不可用碳酸钙、维丁胶性钙、硫酸镁、硫酸亚铁等西药，以免相互作用后产生毒性。

（6）妇女经期腹痛如属血瘀型可用益母草 15g 煎水送服逍遥散。

（7）用半夏泻心汤时，服药时不能同时用乌头。

五、温法与护理

（一）温法的概念

温法亦称温阳法。温法是通过温中、祛寒、回阳、通络等的作用，使寒气祛，阳气复，经络通，血脉和，适用于脏腑经络因寒邪为病的一种治法。寒病的成因有外感、内伤的不同，或由寒邪直中于里，或因治不如法而误伤人体阳气，或其人素体阳气虚弱，以致寒从中生。寒病部位有在中、在下、在脏、在腑，以及在经络的不同。所以温法又有温中祛寒、回阳救逆和温经散寒的区别。由于寒病的发生常常是阳虚与寒邪并存，所以又常与补法配合运用。另外，寒邪伤人肌表的病证当用汗法治疗，不在此例。

（二）应用要点

1. 温中祛寒

适用于寒邪直中脏腑，或阳虚内寒而出现的身寒肢冷、脘腹冷痛、呕吐泄泻、舌淡苔润、脉沉迟弱等。代表方为理中汤、吴茱萸汤等。若见腰痛水肿、夜尿频数等脾肾虚寒，阳不化水，水湿泛滥之症，宜用真武汤、济生肾气丸等。若见肾阳虚、五更泄泻，宜用四神丸，温肾暖脾而止泻。

2. 温经散寒

适用于寒邪凝阻经络，血脉不畅而见的四肢冷痛，肤色紫暗，面青舌瘀，脉细而涩等症。如冻疮、风湿、类风湿性关节炎、寒湿偏重的痹证。代表方如当归四逆汤。

3. 回阳救逆

适用于疾病发展到阳气衰微，阴寒内盛而见四肢逆冷，恶寒蜷卧，下利清谷，冷汗淋漓，脉微欲绝等。代表方为四逆汤、参附汤等。方中附子有毒，需久煎。

（三）施护要点

1. 辨别寒热真假。温法使用必须针对寒证，对真热假寒之证必须仔细辨认，以免妄用温热护法，导致病势逆变。

2. 生活起居、饮食、服药等护理均以"温"法护之，宜保暖，进热饮，忌生冷寒凉，饮食宜予性温的狗肉、羊肉、桂圆等，以助药物的温中散寒之功效。

3. 服药护理。温阳补气之药，要文火煎煮，取汁温服，如理中汤、参附汤等；温经祛寒之剂，需煮沸后再文火煎15～20分钟，再取汁温服，如四逆汤、当归四逆汤等；对真寒假热证，温药入口即吐者，可采用温药凉服，以防呕吐。

4. 在服理中丸时要求服药后饮热粥一升许，有微汗时避免揭衣服。

5. 里寒证服温中祛寒药时，应注意保暖。腹痛、呕吐、泄泻较甚者，可灸中脘、关元、足三里等穴。对呕吐较剧者，可在服药前服姜汁几滴以止呕。

6. 服用回阳救逆药时，昏迷患者可予鼻饲。服药期间密切观察患者神志、面色、体温、血压、脉象及四肢回温的变化。如服药后，患者汗出不止，厥冷加重，烦躁不安，脉细散无根等为病情恶化，应及时与医生联系，并积极配合医生抢救。

六、清法与护理

（一）清法的概念

清法亦称清热法，是通过清热泻火，使邪热外泄，以清除里热证的一种方法。清法对于由温、热、火所致的里热证皆可适用。由于里热证有热在气分、血分、脏腑等不同，因此清法之中又分为清气分热、清热凉血、清热养阴、清热解毒、清脏腑热和清热除湿六类。清法的运用范围较广，尤其治疗温热病中更为常用。火热最易伤津耗液，大热又能伤气，所以清法中常配伍生津益气之品。若温病后期，热灼阴伤，或久病阴虚而热伏于里，又当清法与滋阴并用。不可纯用苦寒直折之法。外感六淫之邪的表热证，当用辛凉解表法治疗不在此例。

（二）应用要点

1. 清气分热

适用于邪入气分，里热渐盛，出现发热，不恶寒反恶热，汗出、口渴、烦躁、苔黄，脉洪大或数。代表方为白虎汤。

2. 清热解毒

适用于热毒诸证，如温疫、火毒内痈等。代表方为五味消毒饮、黄连解毒汤、普济消毒饮和清瘟败毒饮等。

3. 清热凉血

适用于邪热入营分，神昏谵语，或热入血分，见舌红绛，脉数及吐血、衄血、发斑等情况。代表方为清营汤、犀角地黄汤。

4. 清热养阴

适用于热病后期，伤津阴虚，夜热早凉，或肺痨阴虚，午后潮热，盗汗、咯血等症。代表方为青蒿鳖甲汤、秦艽鳖甲汤。

5. 清脏腑热

适用于邪入于某一脏腑，如心火炽盛，烦躁失眠，口舌糜烂，大便秘结。代表方为大黄泻心汤。心火下移小肠，兼见尿赤涩痛者，用导赤散泻心火。肝胆火旺可用龙胆泻肝汤等。

6. 清热除湿

湿邪为患，根据其病性病位不同选用不同方药。如肝胆湿热用龙胆泻肝汤，湿热黄疸用茵陈蒿汤，湿热下痢用香连丸或白头翁汤等。

（三）施护要点

1. 注意寒热真假。清法必须针对实热证，对于真寒假热证，尤须仔细观察和辨明，切勿被假象所迷惑而误用清法，造成严重后果。

2. 清法用于实热证，根据"热者寒之"的护法，护理上必须采用清、寒的护理措施。如饮食、室温、衣被、服药等均宜偏凉，病室空气新鲜，光线柔和，并注意环境安静，以利患者养息。

3. 煎服药护理：清热之剂，药物不同，煎药方法有别，如白虎汤中的生石膏应用武火先煎15分钟，后入其他诸药，改用文火，煎至粳米熟；黄连解毒汤中的"三黄"和栀子，先将药物加少量冷水浸泡后，再加水煎煮；普济消毒饮中的薄荷气味芳香，含挥发油，应后下以减少有效成分挥发或分解破坏而损失药效。凡清热解毒之剂，均以取汁凉服或微温服。

4. 服药后需观察病情变化，如服白虎汤后，患者体温渐降，汗止渴减，神清脉静，为病情好转。若患者服药后壮热烦渴不减，并出现神昏谵语，舌质红绛，提示病由气分转为气营两燔；若药后壮热不退而出现四肢抽搐或惊厥者，提示热盛动风，应立即报告医师采取救治措施。

5. 对疮疡肿毒之证，在服药过程中若肿消热退，为病退之象。若已成脓，则应切开排脓。

6. 对热入营血者，要观察神志、出血及热极动风之兆，一旦发现，立即处理。

7. 热证患者一般脾胃运化失司，纳食不佳。饮食上应给予清淡易消化的流质或半流质。鼓励患者多饮水，还可给西瓜汁、梨汁、柑橘等生津止渴之品。

8. 苦寒滋阴药久服易伤胃或内伤中阳，必要时应添加醒胃、和胃药；年老体弱、脾胃虚寒者慎用，或减量服用；孕妇忌用。

七、补法及护理

（一）补法的概念

补法亦称补益法，是通过滋养、补益人体气血阴阳的一种治疗方法。补法的目的在于通过药物的补益，使人体脏腑或气血阴阳之间的失调重归于平衡。同时，在正气虚弱不能祛邪时，也可用补法扶助正气，或配合其他治法，达到扶正祛邪的目的。所以补法虽也可以间接收到祛邪的效果，但一般是在无外邪时使用，以避免"闭门留寇"之弊。补法的方法很多，既有补阴、补阳、补血、补气、补心、补肝、补脾、补肺、补肾之分，又有峻补、平补之异，更有兼补、双补、补母生子之法。

（二）应用要点

1. 补气

适用于气虚病证，如倦怠乏力、呼吸短促、动则气喘、面色苍白、食欲不振，便溏、脉弱或虚大等。代表方为四君子汤、补中益气汤。

2. 补血

适用于血虚病证，如头眩目花，耳鸣耳聋，心悸失眠，面色无华，脉细数或细涩等。代表方为四物汤、归脾汤、当归补血汤。

3. 补阴

适用于阴虚病证，如口干，咽燥，虚烦不眠，便秘，甚则骨蒸潮热，盗汗，舌红少苔，脉细数等。代表方为六味地黄汤、左归丸、大补阴丸等。

4. 补阳

适用于阳虚病证，如畏寒肢冷，冷汗虚喘，腰膝酸软，泄泻水肿，舌胖而淡，脉沉而迟等。

（三）施护要点

1. 补益法适用于虚羸不足之证，根据"虚则补之"、"损者益之"的原则，护理上重在扶正。由于虚证有气、血、阴、阳之别，在用补法时适当辨明，然后进行调护。

2. 由于阳虚多寒，阴虚多热，护理上应根据阴阳之虚不同，合理安排生活起居护理。引导患者注意生活有规律，做到起居有常，保持充足睡眠，适当锻炼身体，提高抗病能力，避免劳累。

3. 煎服药护理。补益剂多质重味厚，煎药时要放水久煎才能出汁，采用饭前服下。对阿胶、龟板、红参、白参等贵重药品应另煎或冲服。

4. 在药补的同时做好饮食调护。饮食上应对证进补，对阳虚、气虚证者可选用牛肉、羊肉、桂圆、大枣等温补之品，忌生冷瓜果和凉性食品；阴虚者应选用银耳、木耳、甲鱼等清补食物，忌烟、酒，以及辛温香燥、耗津伤液之品；气虚者可选用山药、母鸡人参汤、黄芪粥等健脾、补肺、益气之品，忌生冷饮食；血虚者可选用动物血、猪肝、大枣、菠菜等补血养心之品；冬季宜温补，夏季宜清补。

5. 虚证患者大多处在大病初愈或久病不愈等情况，由于病程长，常易产生急躁、悲观、忧虑等情绪，应做好开导和劝慰等情志护理工作。

6. 对于病势缠绵，久治不愈，病程较长者，需指导患者坚持用药，正确用药。

7. 若遇外感，应停服补药，以防"闭门留寇"。

八、消法与护理

（一）消法的概念

消法亦称消导法，是通过消食导滞和消坚散结作用，对气、血、痰、食、水、虫等积聚而成的有形之邪逐渐消散的一种方法。消法治疗的病证较多，病因也各不相同，消法又分化食、豁痰、磨积和利水等。消法与下法虽然同是治疗蓄积有形之邪的方法，但在具体运用中各有不同。下法所治病证，大抵病势急迫，形证俱实，邪在脏腑之间，必须速除，导邪从下窍而出。消法所治病证主要是病在脏腑、经络、肌肉之间，邪坚病固而来势较缓，而且大多是虚实夹杂，尤其是气血积聚而成之癥块，不可能迅速消除，必须渐消缓散。消法也常与补法或下法配合运用，但仍然是以消为目的。

（二）应用要点

1. 化食

化食即用消食化滞的方药以消导积滞，症见胸脘痞闷、嗳腐吞酸、腹胀或泄泻等。常用药为大山楂丸、保和丸、枳实导滞丸等。

2. 磨积

如气积用良附丸；火郁用越鞠丸；肝郁气滞用柴胡疏肝散；血瘀刺痛用丹参饮等。血积者以活血为主，如失笑散治真心痛及胸胁痛。破血常用血府逐瘀汤、桃核承气汤等。

3. 豁痰

风寒犯肺，痰湿停滞用止嗽散、杏苏散；痰热互结，壅滞于肺用清气化痰丸；痰湿内滞，肺气上逆用射干麻黄汤等。

4. 利水

根据水饮停留的部位不同，选用不同方药。如水饮内停中焦者可选用茯苓、白术、半夏、吴萸等药物；其在下焦者，虚寒用肾气丸，湿热选八正散；水饮外溢，阴水选实脾饮，阳水用疏凿饮子等。

（三）施护要点

1. 消导之剂要根据其方药的气味清淡、重厚之别，采用不同的煎药法。药味清淡，临床取其气者，煎药时间宜短；药味重厚，取其质者，煎药时间宜长些。

2. 凡消导类药物，均宜在饭后服用。中西药同服时，应注意配伍禁忌，如山楂丸，此药味酸，忌与胃舒平、碳酸氢钠等碱性药物同服，以免酸碱中和，降低药效。服药期间，不宜服补益药和收敛药，以免降低药效。

3. 消导类药物，一般有泻下或导滞之功效，只作暂用，不可久服。一旦患者食消滞化，脾气得运即应停药。

4. 服药期间，加强病情观察。应用消食导滞剂，应观察患者大便的性状、次数、质、量、气味、腹胀、腹痛及呕吐情况等。如果治疗因湿热滞食、内阻肠胃的患者，在选用枳实导滞丸治疗下利时，属"通因通用"之法，须特别注意排便及腹痛情况。若泻下如注，次数频繁或出现眼窝凹陷等伤津脱液表现时，应立即报告医生。应用磨积药，应注意患者的局部症状，如疼痛、肿胀、包块等，详细记录癥块大小、部位、性质、活动度、有无压痛、边缘是否光滑。此类药常以行气活血、软坚散结等药组方，如果患者突然腹部疼痛、恶心、吐血、便血、面色苍白、汗出厥冷、脉微而细，表明病情加重，已变生他证，应立即报告医生，并给予吸氧，作好输液、输血、手术准备工作。

5. 饮食调护，控制食量。婴幼儿应注意减少乳食量，必要时可暂时停止喂乳。给予清淡易消化食物。

6. 清法对于年老、体弱者慎用；脾胃虚弱或无食积者及孕妇禁用。

第七章 护理操作技术规范

一、整理床单位（备用床）操作程序及评分细则（见表 7-1）

表 7-1 　　　　　整理床单位（备用床）操作程序及评分细则

项目	考核标准及内容要求	分值	扣分	沟通
操作前准备	护士准备：衣帽整洁，洗手，戴口罩	5		某床某先生（女士）您好，现在需要为您更换新的床单，请您配合。我先协助您离床活动一会儿行吗
	用物准备：护理车上放床刷、床褥、大单、被套、棉胎、枕套、枕芯	5		
操作程序	1. 核对物品摆放顺序，移开床旁桌椅	5		
	2. 检查床垫，必要可翻转使用，湿扫床垫	3		
	3. 平铺床褥	4		
	4. 铺大单 （1）对中线，纵横拉开，先铺床头，后铺床尾，先近侧，后对侧 （2）床角铺成斜角或方角，塞于床垫下 （3）将大单中部拉紧塞于床垫下，同法铺对侧	20		
	5. 套被套 （1）被套正面向上，对中线，开口端向床尾 （2）将开口端上层打开 1/3，将"S"形折叠的棉胎置于被套内，打开棉胎，依次拉平，系带 （3）盖被齐床缘，折成被筒 （4）被尾齐床尾，内折塞于床垫下 （5）被头齐床头	20		
	6. 套枕套 （1）展开枕套，枕芯套于枕套内，四角充实，平整 （2）开口背门，置于床头	5		某先生（女士），我已为您铺好床单，我来协助您卧床休息一会儿好吗
	7. 移回床旁桌椅	3		
质量标准	1. 符合操作程序	8		
	2. 床铺平整无皱褶，无碎屑	6		
	3. 床边一条线，床单、被套中线与床中线对齐	6		
理论提问	1. 铺备用床的目的 2. 如何将备用床变为暂空床、麻醉床	10		
总分		100		

二、面部清洁、梳头的操作程序及评分细则（见表 7 - 2）

表 7 - 2　　　　　　　面部清洁、梳头的操作程序及评分细则

项目	考核标准及内容要求	分值	扣分	沟 通
操作前准备	护士准备：衣帽整洁，洗手，戴口罩	5		
	用物准备：治疗盘内备梳子、治疗巾、纸袋、脸盆、温水、浴巾、水温计，必要时备发夹、橡皮圈（套）、30% 的乙醇、香皂、乳液	5		某床某先生（女士），您好，现在我将为您洗脸、梳头，请您配合。请您坐起来好吗？这个姿势舒适吗
操作程序	1. 备齐用物携至患者床旁	2		
	2. 核对患者床号和姓名	3		
	3. 体位：协助患者取坐位或半坐卧位	2		
	4. 备水：将脸盆和浴皂放于床旁桌上，倒入温水约 2/3 满，测试水温 40℃ ~45℃	3		
	5. 铺治疗巾：将治疗巾铺于患者肩上。如患者只能平卧，铺治疗巾于枕上，将一条浴巾盖于患者胸部。患者头转向一侧	5		您觉得水温合适吗？请不要紧张，我会轻一点，有不舒适的地方，请您告诉我
	6. 擦洗脸部及颈部 （1）将毛巾叠成手套状，包于护士手上。将包好的毛巾放入水中，彻底浸湿 （2）先温水擦洗患者眼部，使用毛巾的不同部位，由内眦擦至外眦，轻轻擦干眼部 （3）询问患者面部擦洗是否使用浴皂。按顺序彻底洗净并擦干前额、面颊、鼻部、颈部和耳部	15		
	7. 梳头：将头发从中间分成两股，护士一手握住一股头发，一手持梳子，由发梢向发根梳理	15		脸洗好了，需要涂润肤乳吗？我们开始梳头吧！您喜欢编成辫子，还是扎成束，这个松紧可以吗
	8. 编辫子：根据情况，将长发编成辫或扎成束	5		
操作后	1. 将脱落的头发置于纸袋中，撤去治疗巾	2		
	2. 协助患者取舒适卧位，整理床单位	2		
	3. 整理用物	2		
	4. 洗手	2		您还有其他需要我帮忙的吗？我会随时来看您，谢谢您的配合
	5. 记录	2		
质量标准	1. 操作程序正确	5		
	2. 动作轻稳、熟练，患者无不适感	5		
	3. 面部擦洗顺序、方法正确，无皮肤损伤	5		
	4. 编扎头发松紧适宜	5		
理论提问	擦洗面部的顺序是什么	10		
总分		100		

三、口腔护理操作程序及评分细则（见表7-3）

表7-3　　　　　　　　　　口腔护理操作程序及评分细则

项目	考核标准及内容要求	分值	扣分	沟　通
操作前准备	护士准备：衣帽整洁，洗手，戴口罩	5		某床某先生（女士），您好，现在需要给您做口腔护理，请您配合。请您侧卧位，头偏向我这边。在治疗中有什么不适，请告诉我
	用物准备：治疗盘内放治疗碗（内备有若干个含漱口液的棉球）、镊子、弯血管钳、压舌板、治疗巾、吸管、润滑油、水杯、选适宜的药液、开口器、手电筒、舌钳、弯盘	5		
操作程序	1. 备齐用物至患者床旁，核对，宣教告知程序，取得合作	5		
	2. 安置体位	3		
	（1）协助患者侧卧或平卧，头侧向护士			
	（2）将治疗巾围于颌下，置弯盘于口角旁	3		
	（3）润唇	2		
	3. 观察口腔：取义齿 手电检查（昏迷患者可用开口器协助开口），活动义齿浸入冷开水中备用	4		请张口，我看看您的口腔。这是温水，请您漱口
	4. 漱口：协助患者用吸水管吸水漱口（昏迷患者除外）	3		
	5. 咬合上下齿，擦洗牙齿外侧面：拧干棉球，嘱患者咬合上下齿，用压舌板先撑开左侧颊部，血管钳夹紧含漱口液棉球擦洗牙齿左外侧面，沿牙齿纵向擦洗，按顺序由内侧洗向门齿。同法擦洗另一侧牙齿外侧面	10		
	6. 嘱患者张口，擦洗牙齿咬合面、内侧面、颊部，顺序为：先擦洗牙齿左上内侧面、左上咬合面、左下内侧面、左下咬合面，弧形擦洗左侧颊部。同法擦洗右侧	10		请张口，伸出您的舌头（治疗过程中随时询问患者的感受）
	7. 擦洗舌面及硬腭部	2		
	8. 协助漱口、擦净口唇：擦洗完毕，协助患者吸水管吸水漱口，吐入弯盘内，擦净口唇	2		
	9. 再次观察口腔，根据病情用药黏膜有无溃疡出血点，酌情涂药于患处，口唇干裂可涂液状石蜡	4		治疗已经结束了，您好好休息吧，如有需要请按呼叫器，我会及时过来看望您
	10. 昏迷患者用等渗盐水纱布覆盖口腔	2		
操作后	1. 整理用物，清点棉球个数	5		
	2. 协助患者取舒适体位	2		
	3. 洗手、记录	3		
质量标准	1. 操作程序正确	5		
	2. 使用压舌板、开口器方法正确	5		
	3. 擦洗顺序、方法正确，动作轻柔，无黏膜损伤，无棉球遗留口中	5		
	4. 口腔清洁、无异味，能妥善处理义齿，无交叉感染	5		
理论提问	1. 口腔护理的目的 2. 口腔护理的注意事项	10		
总分		100		

四、会阴护理操作程序及评分细则（见表 7 – 4）

表 7 – 4 　　　　　　　　　会阴护理操作程序及评分细则

项目	考核标准及内容要求	分值	扣分	沟　通
操作前准备	护士准备：衣帽整洁，洗手，戴口罩	5		某床某女士，您好，现在需要给您做会阴护理，请您配合。需要去一下卫生间吗？请您取仰卧位，在治疗中有什么不适，请告诉我
	用物准备：①治疗盘内备：浴巾、毛巾、清洁棉球、无菌溶液、大量杯、镊子、橡胶单、中单、一次性手套、浴毯、卫生纸；②治疗盘外备：水壶（内盛 50℃ ~ 52℃温水）、便器、屏风	5		
操作程序	1. 备齐用物携至患者床旁，核对患者床号和姓名	5		
	2. 拉好患者的隔帘，或使用屏风，关闭门窗	2		
	3. 协助患者取仰卧位。将盖被折于会阴部以下，将浴毯盖于患者胸部	2		
	4. 戴好一次性手套	2		
	5. 协助患者暴露会阴部	2		
	6. 将脸盆内放入温水，将脸盆和卫生纸放于床上桌上，将毛巾放于脸盆内	4		我来协助您取屈膝仰卧位，这样有利于清洗您的会阴部，擦洗时我会动作轻柔并为您保暖，请您不要紧张（治疗过程中随时询问患者感觉）
	7. 擦洗会阴部 （1）协助患者取仰卧位，屈膝，两腿分开 （2）擦洗大腿上部：将浴毯的上半部返折，暴露会阴部，用患者的衣服盖于患者胸部，清洗并擦干两侧大腿的上部 （3）擦洗阴唇部位：左手轻轻合上阴唇部位，右手擦洗阴唇外的黏膜部分，从会阴部向直肠方向擦洗（从前向后） （4）擦洗尿道口和阴道部位：左手分开阴唇，暴露尿道口和阴道口；右手从会阴部向直肠方向轻轻擦洗各个部位；彻底擦净阴唇、阴蒂和阴道口周围和部分	15		
	8. 会阴冲洗 （1）置便器：如果患者使用便器，先铺橡胶单，中单于患者臀下，再置便器于患者臀下 （2）冲洗：护士一手持装有温水的大量杯，一手持夹有棉球的大镊子，边冲水边擦洗会阴部；从会阴部冲洗至肛门部，冲洗后，将会阴部彻底擦干 （3）整理：撤去便器、中单和橡胶单，协助患者放平腿部，取舒适卧位	10		我已为您铺好橡胶单和中单，防止您的被褥被弄湿。水温可以吗？请您放松不要紧张
	9. 取侧卧位：将浴毯放回原位，盖于会阴部位。协助患者侧卧位	2		让我再看一下您的会阴部，操作已经结束了，您感觉舒适了吗？谢谢您的配合，您好好休息吧，治疗如有需要请按呼叫器，我会及时过来看您
	10. 擦洗肛门	2		
	11. 涂软膏：如果患者有大、小便失禁，可在肛门和会阴部位涂一层凡士林或氧化锌软膏	2		
	12. 协助患者穿好衣裤：脱去一次性手套，协助患者穿好衣裤	2		
操作后	1. 协助患者取舒适卧位，整理床单位	2		
	2. 撤去浴毯和脏单，将用物放回原位	2		
	3. 清洗后观察会阴部及其周围部位的皮肤状况	2		
	4. 洗手，记录	4		

项目	考核标准及内容要求	分值	扣分	沟　通
质量标准	1. 擦洗顺序、方法正确，动作轻柔，无黏膜损伤，无交叉感染	10		
	2. 保护患者隐私，增加患者舒适感	10		
理论提问	会阴护理的注意事项是什么	10		
总分		100		

五、足部清洁操作程序及评分细则（见表 7 - 5）

表 7 - 5　　　　　　　足部清洁操作程序及评分细则

项目	考核标准及内容要求	分值	扣分	沟　通
操作前准备	护士准备：衣帽整洁，洗手，戴口罩	5		
	用物准备：毛巾、洗脚盆、浴皂、橡胶单及中单、乳液、水温计、剪甲刀	5		某床某先生（女士）您好，现在我将为您洗脚，请您配合
操作程序	1. 备齐用物携至患者床旁	2		
	2. 核对患者床号和姓名	3		
	3. 关闭门窗	2		
	4. 备水：将洗脚盆和浴皂放于床旁桌上，倒入温水约2/3 满，测试水温40℃ ~45℃	3		请您平躺，将双腿支起来（请您坐起来）好吗？这个姿势舒适吗
	5. 体位：卧床患者取仰卧位，双腿叉开支起，将橡胶单及中单铺于患者双足下，病情允许可取坐位	5		
	6. 将患者的双足泡于盆中	3		
	7. 擦洗足部 （1）将毛巾叠成手套状，包于护士手上。将包好的毛巾放入水中，彻底浸湿 （2）轻轻按摩、擦洗足部，注意各足趾间及踝部的清洗 （3）询问患者足部擦洗是否使用浴皂，按顺序彻底洗净并擦干	25		您觉得水温合适吗？我现在开始帮您洗了，有不舒适的地方，请您告诉我
	8. 用乳液擦拭皮肤，用剪甲刀修剪趾甲，磨光边缘	5		
	9. 协助患者穿袜	2		脚洗好了，我给您把袜子穿上，这个松紧可以吗
操作后	1. 将剪掉的趾甲置于纸袋中，撤去橡胶单及中单	2		
	2. 协助患者取舒适卧位，整理床单位	2		
	3. 整理用物	2		
	4. 洗手	2		
	5. 记录	2		您还有其他需要吗？谢谢您的配合，我会再来看您
质量标准	1. 操作程序正确	5		
	2. 动作轻稳、熟练，患者无不适感	5		
	3. 足部擦拭无皮肤损伤	5		
	4. 袜子应清洁、棉质、松紧适宜	5		
理论提问	擦洗足部的水温是多少	10		
总分		100		

六、协助患者进食/水操作程序及评分标准（见表7-6）

表7-6　　　　　　　　　协助患者进食/水操作程序及评分标准

项目	考核标准及内容要求	分值	扣分	沟　通
操作前准备	护士准备：衣帽整洁，洗手，戴口罩	2		某床某先生（女士）您好，现在需要我协助您进食一些食物，来为您补充营养和体力。请您配合好吗？请您取舒适的体位，在进食中有什么不适，如呛咳、恶心等请告诉我
	用物准备：食物、食具（碗、碟、筷子、汤匙、吸管）、餐巾（请患者自备专用毛巾或手帕）或干净的橡皮治疗巾及布治疗巾、床上桌（视需要而备）、卫生纸（取自患者）、洗手及清洁口腔的用具（取自患者）	5		
	患者准备：评估患者的病情、饮食种类、液体出入量、自行进食能力、有无偏瘫、吞咽困难、视力减退等；评估患者有无餐前、餐中用药	3		
操作程序	1. 核对患者饮食	3		
	2. 核对患者，向患者及家属解释目的及过程	3		
	3. 洗手	3		
	4. 携用物至患者床前，再次核对	3		
	5. 准备进食的环境及患者 （1）整理协助患者洗手及清洁口腔 （4）准备病房的环境 （5）协助患者采取舒适的姿势 （6）围上餐巾（或布治疗巾、橡皮治疗巾）于胸前	15		今天为您准备的菜肴有某某，这些菜既营养又美味，非常有利于您的康复。您想吃哪个就告诉我，我来喂您
	6. 将餐盘及食物置于床旁桌或床上桌	3		
	7. 鼓励患者进食 （1）能自行进食者，则协助并观察进食的情形 （2）无法自行进食、眼盲者，告知食物名称，即按其习惯或喜好依序用筷子或汤匙喂食，每种食物交替给予患者；要小口喂，待患者充分咀嚼、吞咽后，再喂另一口	15		
	8. 患者进食时，随时以卫生纸擦净患者嘴巴周围，并勿使食物翻倒或外溢	5		
操作后	1. 进食完后，立即收拾餐具，并整理患者单位	2		您觉得今天的饭菜还满意吗？请您漱口，这是温水。有什么意见吗？那我来协助您休息一会儿吧。如有需要请按呼叫器，我会及时过来看望您
	2. 协助患者洗手及清洁口腔	2		
	3. 协助患者饭后休息	2		
	4. 洗手	2		
	5. 记录	2		
质量标准	1. 操作程序正确	5		
	2. 喂食动作轻柔，方法正确，患者无呛咳	5		
	3. 进食后患者口腔内无食物残渣	5		
	4. 环境符合进食要求	5		
理论提问	进食时若出现特殊问题应如何处理	10		
总分		100		

七、协助患者翻身操作程序及评分细则（见表7-7）

表7-7　　　　　　　　　协助患者翻身操作程序及评分细则

项目	考核标准及内容要求	分值	扣分	沟　通
操作前准备	护士准备：衣帽整洁、洗手、戴口罩	3		某床某先生（女士），您好，现在需要我来协助您翻身，每隔两小时翻身1次可以避免您长期卧床一个姿势而引起的受压局部皮肤不适，从而有效防止压疮，请您配合
	用物准备：软枕数个	2		
操作程序	1. 备齐用物携至患者床旁	2		
	2. 核对：向患者及家属解释操作过程、目的；评估患者全身状况，确定翻身方法和所需用物	6		
	3. 固定床轮，松开盖被。必要时将盖被折叠至床尾或一侧，妥当安置各种导管及输液装置	6		
	4. 协助患者仰卧，双手放于腹部，两腿屈曲	5		
	5. 协助患者翻身（以下两种操作方法可根据具体情况任选一种）			
	（1）一人协助法：适用于体重较轻的患者 ①将患者肩部、臀部移向护士侧床缘，护士两腿分开11~15cm，以保持平衡，使重心稳定 ②移上身（上身重心位于肩背部）：护士将患者近侧肩部稍托起，一手伸入肩部，并用手臂扶托颈项部；另一手移至对侧肩部，用合力抬起患者上身移至近侧。再将患者臀部、双下肢移近并屈膝，使患者尽量靠近护士 ③护士一手托肩，一手扶膝，轻轻将患者转向对侧，背向护士			请你双手放于腹部，我会动作轻柔，操作过程中请您保持呼吸均匀，不要紧张。有什么不适，请告诉我
	（2）二人协助法：适用于重症或体重较重的患者 ①护士二人站在床的同一侧，一人托住患者颈肩部和腰部，另一人托住患者臀部和腘窝部，两人同时抬起患者移向近侧 ②分别托扶患者的肩、腰、臀和膝部，轻轻将患者翻向对侧	30		让我看一下您刚才受压部位的皮肤情况。操作结束了，您好好休息吧，治疗如有需要请按呼叫器，我会及时过来看您
	6. 按侧卧位要求，在患者背部、胸前及两膝间垫上软枕，必要时加床档	6		
操作后	1. 整理	2		
	2. 洗手，记录翻身时间和皮肤情况，做好交班	8		
质量标准	1. 符合操作程序，护理过程安全，患者局部皮肤无擦伤	10		
	2. 翻身后，患者卧位舒适	10		
理论提问	协助患者更换卧位的注意事项	10		
总分		100		

八、床上移动操作程序及评分标准（见表7-8）

表7-8　　　　　床上移动操作程序及评分标准

项目	考核标准及内容要求	分值	扣分	沟　　通
操作前准备	护士准备：衣帽整洁，洗手，戴口罩	2		某床某先生（女士）您好，根据病情您需要由卧位改为半卧位，目的是……（比如利于伤口引流）现在需要我来协助您向床头移动坐一会儿，请您配合
	用物准备：必要时备支架或靠背架	2		
	患者准备：评估患者的病情、肢体活动能力、年龄、体重、有无约束、伤口、引流管、骨折和牵引等	1		
操作程序	1. 备齐用物携至患者床旁	2		
	2. 核对，向患者及家属解释操作过程、目的及配合注意事项	6		
	3. 固定床轮，松开盖被（必要时将盖被折叠至床尾或一侧），各种导管及输液装置安置妥当	6		
	4. 视病情放床头支架或靠背架，将一枕横立于床头，避免移动患者时撞伤	6		操作过程中您有什么不适及时告诉我，操作时您不要过度用力，保持呼吸均匀，不要紧张。请您双手握住床头栏杆，或搂住我的肩部，或者抓住床沿，两臂用力，脚蹬床面向床头用力
	5. 协助患者移向床头（以下两种操作方法可根据具体情况任选一种），避免拖拉			
	（1）一人协助法：适用于轻症或疾病恢复期患者 ①患者仰卧屈膝，双手握住床头栏杆，也可搭在护士肩部或抓住床沿 ②护士一手托在患者肩部，另一手托住臀部，同时让患者两臂用力，脚蹬床面，托住患者重心顺势向床头移动	30		
	（2）二人协助法：适用于重症或体重较重的患者 患者仰卧屈膝，两位护士分别站在床的两侧，交叉托住患者颈肩部和臀部，或一人托住肩部和腰部，另一人托住臀部及腘窝部，两人同时抬起患者移向床头			
	6. 放回软枕，根据病情支起床头支架或靠背架	5		您现在感觉怎么样，操作结束了，如有需要请按呼叫器，我会及时过来看望您
操作后	1. 整理床单位，协助患者取舒适卧位	2		
	2. 洗手，记录翻身时间和皮肤情况，做好交班	8		
质量标准	1. 符合操作程序，护理过程安全，患者局部皮肤无擦伤	10		
	2. 患者卧位舒适	10		
理论提问	两种协助患者移动法的适用范围是什么	10		
总分		100		

九、床上使用便器操作程序及评分细则（见表7-9）

表7-9　　　　　　　　床上使用便器操作程序及评分细则

项目	考核标准及内容要求	分值	扣分	沟通
操作前准备	护士准备：衣帽整洁，洗手，戴口罩	5		某床某先生（女士）您好，根据您的病情，你不能离床活动，现在需要给您在床上使用便器来协助您排便，请您配合。在操作中有什么不适，请告诉我
	用物准备：手套、橡胶单、治疗巾、便器、卫生纸、屏风	5		
操作程序	1. 备齐用物携至患者床旁	2		
	2. 核对患者的床号、姓名，向患者解释过程，以取得配合	5		
	3. 关闭门窗，用屏风遮挡患者，保护隐私	4		
	4. 放入便器 （1）准备便器：便器应清洁，无破损，天冷时用热水器把便器温热，在便器里铺上一层纸巾	4		
	（2）帮助患者脱裤，屈膝	2		我来协助您抬高臀部，以利于我将便器放于您的臀下（随时询问患者有无不适），如果您觉得不舒服，我来给您抬高床头
	（3）将橡胶单和治疗巾置于臀下	3		
	（4）戴手套，一手托起患者腰骶部，同时使用杠杆原理以肘部为支点支起患者臀部，另一只手将便器置于臀下，便器开口端向下放置，检查患者是否坐在便器中央，询问患者有无不适。给患者盖好毛毯，避免露出外阴。如患者不习惯于平卧姿势排便，在病情允许时可以抬高床头	10		
	（5）不能自主抬高臀部的患者，先帮助患者侧卧，放置便器后，一手扶住便器，另一只手帮助恢复平卧，或两个人协力抬起臀部，放置便器。不可硬塞或硬拉便器，必要时在便器边缘垫以软纸或布垫，以免损伤骶尾部皮肤	10		我把卫生纸和呼叫器放在您的身边，如有其他需要您及时按床头呼叫器，我会及时赶来
	5. 尊重患者的意愿，可以守候在床旁，也可把卫生纸或呼叫器放于患者身边易取到的地方	2		
	6. 观察排泄物的颜色、性质、量	4		
	7. 排泄后的护理 （1）擦拭臀部，及时撤掉便器、治疗巾	2		您觉得舒服了吗？那您先休息吧
	（2）协助患者穿裤，取舒适的卧位	2		
操作后	1. 整理床单位，清理用物，对便器进行清洗和消毒	5		
	2. 进行适当的通风换气	2		
	3. 洗手，记录	3		
质量标准	1. 床单位清洁	10		
	2. 患者皮肤无擦伤	10		
理论提问	影响排便的因素有哪些	10		
总分		100		

十、留置导尿操作程序及评分细则（见表7－10）

表7－10　　　　　　　　　　留置导尿操作程序及评分细则

项目	考核标准及内容要求	分值	扣分	沟　通
操作前准备	护士准备：衣帽整洁，洗手，戴口罩	5		某床某先生（女士）您好，根据您的病情需要，现在需要我为您进行留置导尿（介绍目的），操作过程中，我会尽量动作轻柔，请您配合
	用物准备： （1）外阴初步消毒用物：弯盘1个、治疗碗内盛消毒液（0.5%碘伏）、棉球数个、血管钳1把、手套1只，用无菌纱布遮盖 （2）一次性无菌导尿包 （3）其余用物：治疗车1辆、橡胶单和治疗巾1套、便盆及便盆巾、屏风、弯盘、橡皮圈1个、安全别针1个、普通导尿管需备宽胶布一段	5		
操作程序	1. 备齐用物携至患者床旁	5		
	2. 核对，宣教告知，取得患者合作	5		
	3. 同导尿术：消毒会阴部及尿道口，插入导尿管	25		请您放松，深呼吸，不要紧张（操作中随时询问患者感觉）
	4. 排尿后，夹住导尿管尾端	5		
	（1）双腔气囊导尿管固定法：同导尿术，插入导尿管，见尿后再插入7~10cm。根据导尿管上注明的气囊容积向气囊注入等量的0.9%氯化钠溶液，轻拉导尿管有阻力感，即证实导尿管固定于膀胱内。移开洞巾，脱下手套	5		
	（2）普通导尿管胶布固定法：①女性：移开洞巾，脱下手套，将一块长12cm、宽4cm的胶布，上1/3固定于阴阜上，下2/3剪成三条，中间一条螺旋形粘在导尿管上，其余两条分别交叉粘贴在对侧的大阴唇上；②男性：取长12cm、宽2cm的胶布，在一端的1/3处两侧各剪一小口，折叠成无胶面，制成蝶形胶布。将2条蝶形胶布的一端粘贴在阴茎两侧，再用两条细长胶布作大半环形固定蝶形胶布于阴茎上，开口处向上。在距离尿道口1cm处用胶布环形固定蝶形胶布的折叠端与导尿管上			导尿管已为您固定好，您不用担心它会脱出。告知患者留置导尿注意事项
	5. 连接集尿袋：导尿管末端与集尿袋的引流管接头处相连，用橡皮圈和安全别针将集尿袋的引流管固定在床单上，开放导尿管	5		您觉得舒服了吗？那您先休息，有什么需要及时按床头呼叫器，我会及时赶来
操作后	1. 取舒适卧位，整理床单位，清理用物	5		
	2. 洗手，记录	5		
质量标准	1. 严格遵守无菌技术操作原则	5		
	2. 手法正确，动作轻柔，符合操作程序	5		
	3. 插尿管1次成功，患者无不适感	5		
	4. 操作中注意遮挡患者，保护患者隐私	5		
理论提问	留置导尿术的注意事项	10		
总分		100		

十一、温水擦浴操作程序及评分细则（见表 7–11）

表 7–11　　　　　　　　　　　温水擦浴操作程序及评分细则

项目	考核标准及内容要求	分值	扣分	沟　通
操作前准备	护士准备：衣帽整洁，洗手，戴口罩	2		某床某先生（女士）您好，根据您的病情需要，现在需要为您进行温水擦浴，操作过程中，我会尽量动作轻柔并保护您的隐私，请您配合。在操作中有什么不适，请告诉我。您有什么特殊用物要求吗？需要我协助您排便或排尿吗？我来协助你将身体移向我好吗
	用物准备： （1）治疗盘内备：浴巾2条、毛巾2条、浴皂、小剪子、梳子、浴毯、50%乙醇、护肤用品（润肤剂、爽身粉） （2）治疗盘外备：脸盆2个、水桶2个（一桶盛50℃～52℃热水，并按年龄、季节和个人习惯增减水温；另一桶接盛污水用）、清洁衣裤和被服。另备便器、便器巾和屏风	5		
	患者准备：评估患者病情、生活能力及皮肤完整性等	3		
操作程序	1. 备齐用物携至患者床旁。核对患者并询问患者有无特殊的用物要求	5		
	2. 按需要给予便器	2		
	3. 关好门窗，用屏风遮挡患者	2		
	4. 体位：协助患者移近护士侧，并取舒适卧位，保持身体平衡	2		
	5. 盖浴毯：根据病情放平床头及床尾支架，松开盖被，移至床尾，将浴毯盖于患者身上	2		
	6. 备水：将脸盆和浴皂放于床旁桌上，倒入温水约2/3满	2		
	7. 擦洗脸部及颈部 （1）将一条浴巾铺于患者枕上，另一条浴巾盖于患者胸部。将毛巾叠成手套状，包于护士手上。将包好的毛巾放入水中，彻底浸湿 （2）先用温水擦洗患者眼部，使用毛巾的不同部位，由内眦擦至外眦，轻轻擦干眼部 （3）询问患者面部擦洗是否使用浴皂。按顺序彻底洗净，并擦干前额、面颊、鼻部、颈部和耳部	6		我要为您擦面部了，如果擦眼周时有什么不适及时告诉我。您是否需要使用浴皂呢
	8. 擦洗上肢和手 （1）为患者脱去上衣，盖好浴毯。先脱近侧，后脱远侧。如有肢体外伤或活动障碍，应先脱健侧，后脱患侧 （2）移去近侧上肢浴毯，将浴巾纵向铺于患者上肢下面 （3）将毛巾涂好浴皂，擦洗患者上肢，从远心端到近心端，至腋窝，然后用清水擦净，并用浴巾擦干 （4）将浴巾对折，放于患者床边处。置浴盆于浴巾上。协助患者将手浸于脸盆中，洗净并擦干。根据情况修剪指甲。操作后移至对侧，同法擦洗对侧上肢	6		
	9. 擦洗胸、腹部 （1）根据需要换水，检查水温	1		

项目	考核标准及内容要求	分值	扣分	沟通
操作程序	（2）将浴巾盖于患者胸部，将浴毯向下折叠至患者脐部。护士一手掀起浴巾的一边，用另一包有毛巾的手擦洗患者的胸部，女性患者擦洗中应特别注意擦净女性乳房下的皮肤皱褶处。必要时，可将乳房抬起擦洗下面的皮肤。擦洗过程中应保持浴巾盖于患者的胸部。擦干胸部皮肤 （3）将浴巾纵向盖于患者的胸、腹部（可使用两条浴巾）。将浴毯向下折叠至会阴部。护士一手掀起浴巾的一边，用另一包有毛巾的手擦洗患者的腹部，同法擦洗另一侧。擦洗过程中应保持浴巾盖于患者腹部。彻底擦干腹部皮肤	6		您觉得温度合适吗？我的力度合适吗？如果您觉得凉或者不舒服请您一定要告诉我
	10. 擦洗背部 （1）协助患者取侧卧位，背向护士，将浴巾纵向铺于患者身下 （2）将浴毯盖于患者的肩部和腿部，从颈部至臀部擦洗患者 （3）进行背部按摩 （4）协助患者穿好清洁上衣。如有肢体外伤或活动障碍，应先穿患侧，后穿健侧。将浴毯盖于患者胸、腹部。换水	6		←我给你按摩一下背部可以起到舒筋活络的作用
	11. 擦洗下肢、足部及会阴部 （1）将浴毯撤到床中线处，盖于远侧腿部。确保遮盖住会阴部。将浴巾纵向铺于近侧腿部下面，擦洗腿部。从踝部洗到膝关节处，再洗至大腿部，洗净后彻底擦干 （2）一手托起患者的小腿部，将足部轻轻放于盆内，确保足部已经接触至盆的底部。浸泡足部时可擦洗腿部。擦洗足部，确保洗净脚趾之间的部分。根据情况修剪趾甲。彻底擦干足部。如果足部过于干燥，可使用润肤用品 （3）护士移至床对侧。将浴毯盖于洗净的腿上，同法擦洗近侧腿部和足部。擦洗后，用浴毯盖好患者。换水 （4）协助患者取仰卧位，用浴巾盖好上肢和胸部，将浴毯盖好下肢，只暴露会阴部。洗净并擦干会阴部（见会阴部护理）	8		
	12. 根据需要使用润肤品。协助患者穿好衣服，梳头	2		您觉得舒服了吗？那您先休息，有什么需要及时按床头呼叫器，我会及时赶来
操作后	1. 整理床单位。撤去脏单，置于处置车上。清理用物，放回原处	5		
	2. 洗手，记录执行时间及护理效果	5		
质量标准	1. 符合操作程序	10		
	2. 确保患者舒适、温暖、安全	10		
理论提问	擦浴时患者出现异常情况，应如何处理	10		
总分		100		

十二、协助更衣操作程序及评分细则（见表 7 – 12）

表 7 – 12 协助更衣操作程序及评分细则

项目	考核标准及内容要求	分值	扣分	沟 通
操作前准备	护士准备：衣帽整洁，洗手，戴口罩	2		某床某先生（女士）您好，为了使您舒适，现在给您更换清洁衣服，请做好准备，这样的体位可以吗？那我们开始了
	用物准备：干净衣裤、屏风	5		
	患者准备：评估患者病情、意识、肌力、移动能力、有无肢体偏瘫、手术、引流管及合作能力等	3		
操作程序	1. 备齐用物携至患者床旁	1		
	2. 核对，解释告知，以取得患者配合	4		
	3. 关闭门窗，用屏风遮挡患者	1		
	4. 根据患者病情采取不同的更衣方法，病情稳定可采取半坐卧位或坐位更换；手术或卧床可采取轴式翻身法更换	2		
	5. 有各种管路者，应妥善安置	2		
	6. 协助患者脱上衣 （1）解开上衣的纽扣或系带 （2）先协助患者脱下近侧或患侧的衣袖 （3）若卧床者，协助患者侧卧，将脱下的衣袖塞入背下至另一侧 （4）协助脱下另一侧的衣袖	10		现在的体位合适吗？有什么不舒适请及时告诉我们（治疗过程中随时询问患者的感受）
	7. 协助患者脱裤子 （1）解开裤子的纽扣或系带 （2）将裤子下退到臀部，嘱患者屈膝，协助患者抬高臀部，将裤子退至大腿，最后将两侧一齐拉到脚跟，脱掉裤子	10		
	8. 协助患者穿上衣 （1）先协助患者穿上远侧或患侧或输液侧的衣袖（若卧床者，使患者侧身面向护士，将背部衣服整理后，嘱患者平卧）再穿上近侧或健侧的衣袖 （2）扣好纽扣或系带 （3）整理，拉平衣服	10		请您侧卧位，面向我这边，已为您整理好，请您取平卧位
	9. 协助患者穿上裤子 （1）将内、外裤的左右腿分别套上，先拉上远侧或患侧的裤管，再拉近侧或健侧的裤管，最后将两侧一齐拉近患者臀部 （2）协助患者抬高臀部，将裤子拉到腰部，扣上扣子或系带	10		
操作后	1. 整理床单位，将取换下的脏衣、裤交还家属	5		衣服给您换好了，如果需要帮助请告诉我，我会随时来看您的，感谢您的配合
	2. 洗手，记录执行时间或患者状况	5		
质量标准	1. 符合操作程序	10		
	2. 确保患者舒适、温暖、安全	10		
理论提问	有肢体障碍者，穿脱衣的正确顺序是什么	10		
总分		100		

十三、床上洗头操作程序及评分细则（见表7-13）

表7-13　　　　　　　　　床上洗头操作程序及评分细则

项目	考核标准及内容要求	分值	扣分	沟通
操作前准备	护士准备：衣帽整洁，洗手，戴口罩	5		
	用物准备： （1）治疗盘内备：大小橡胶单、浴巾、毛巾、别针、纱布、棉球（不吸水为宜）、量杯、洗发液、梳子 （2）治疗盘外备：橡胶马蹄形卷或自制马蹄形垫、水壶（内盛43℃～45℃热水或按患者习惯调制）、脸盆或污水桶、需要时备电吹风机	5		某床某先生（女士），您好，为了使您更舒适，我要给您洗头，请做好准备。这样的体位您觉得舒适吗？那我们开始了
操作程序	1. 备齐用物携至患者床旁	2		
	2. 核对，解释告知	5		
	3. 体位：协助患者取仰卧位，上半身斜向床边	3		
	4. 围毛巾：将衣领松开向内折，将毛巾围于颈下，用别针别好	5		
	5. 铺橡胶单：将小橡胶单和浴巾铺于枕上，将枕垫于患者肩下。将大橡胶单围于马蹄形卷上形成水槽，置于患者后颈下	6		
	6. 协助患者颈部枕于马蹄形卷的突起处，头部置于水槽中，大橡胶单的下端置于面盆或污水桶中	6		
	7. 保护眼耳：用棉球塞好双耳，用纱布盖好双眼	6		现在要给您洗头了，水温可以吗？有什么不舒服请告诉我（洗头过程中随时询问患者的感受）
	8. 洗发：松开头发，将水壶内的温水倒入量杯中 （1）用量杯内的温水慢慢湿润头发，直至全部湿润 （2）将头发均匀涂上洗发液，由发际至脑后部反复揉搓，同时用指腹轻轻按摩头皮 （3）一手抬起头部，另一手洗净脑后部头发 （4）用温水冲洗头发，直至冲净	8		
	9. 擦干头发：解下颈部毛巾，擦去头发上的水分。取下眼部的纱布和耳内的棉球。用毛巾包好头发，擦干面部	3		
	10. 撤去马蹄形卷和大橡胶单	2		现在头发已为您洗好，半小时内不要打开窗户，防止受凉感冒。如有需要请按呼叫器，我会及时过来看望您，感谢您的配合
	11. 将枕头从患者肩下移向床头，协助患者仰卧于床正中，枕于枕上	2		
	12. 解下包头的毛巾，再用浴巾擦干头发，用梳子梳理整齐。用电吹风吹干头发，梳理成型	2		
操作后	1. 整理床单位，协助患者取舒适卧位	3		
	2. 整理用物	3		
	3. 洗手、记录	4		
质量标准	1. 操作过程安全，力量适中，避免抓伤头皮	10		
	2. 确保患者舒适、清洁	10		
理论提问	一般情况下，洗发的水温范围是多少	10		
总分		100		

十四、指/趾甲护理操作程序与评分细则（见表7-14）

表7-14　　　　　　　指/趾甲护理操作程序与评分细则

项目	考核标准及内容要求	分值	扣分	沟　通
操作前准备	护士准备：衣帽整洁，洗手，戴口罩	5		某床某先生（女士）您好，现在需要为您修剪指（趾）甲，并清除指（趾）甲中的污垢，这样的体位您觉得舒适吗？那我们开始了
	用物准备：水盆（可由患者自备）、水温计、指甲剪	5		
	患者准备：评估患者的病情、意识、生活自理能力；评估患者指（趾）甲的颜色、性状、长短及卫生情况	5		
操作程序	1. 备齐用物，携至患者床旁	2		
	2. 核对，解释	5		
	3. 协助患者取舒适体位	3		
	4. 清洁、浸泡手足指（趾）甲，观察患者有无感觉异常	5		您觉得水温可以吗
	5. 选择合适指甲剪（保持锐利）	5		
	6. 修剪指（趾）甲，指甲修剪成卵圆形或弧形；脚趾甲修剪成平形，以防止指甲嵌入。修剪过程中，与患者沟通，避免损伤甲床及周围皮肤，对于特殊患者（如糖尿病患者或有循环障碍的患者）要特别小心；对于指/趾甲过硬，可先在温水中浸泡10~15分钟，软化后再进行修剪	20		现在开始给您修剪指（趾）甲了，有什么不适请告诉我
	7. 打磨指（趾）甲，保持指（趾）甲光滑	10		指（趾）甲已为您修剪好，谢谢您的配合
操作后	1. 整理床单位，协助患者取舒适卧位	3		
	2. 整理用物	3		
	3. 洗手、记录	4		
质量标准	1. 操作过程安全，力量适中，避免损伤甲床及周围皮肤	10		
	2. 确保患者舒适、清洁	10		
理论提问	如何修剪过硬的指（趾）甲	10		
总分		100		

十五、入院护理操作程序及评分细则（见表 7 – 15）

表 7 – 15 入院护理操作程序及评分细则

项目	考核标准及内容要求	分值	扣分	沟 通
操作前准备	护士准备：衣帽整洁，洗手，戴口罩	2		某床某先生（女士）您好，我是护士某某，请跟我来，您住某某床，我帮您更换病员服
	用物准备：生活用物、测生命体征用物、病历等	4		
	病床：备暂空床，按需铺橡胶单、中单等	2		
	环境：安静、整洁	2		
操作程序	1. 迎接新患者：热情迎接，送至病床，妥善安置	2		
	2. 按照操作程序测量体温、脉搏、呼吸、血压			您好，我来给您测一下体温、脉搏
	（1）测体温：擦干汗液，腋表水银端置腋窝处→屈肘过胸夹紧 10 分钟后取出体温计，看明度数	8		
	（2）测脉搏：手臂放舒适位置，腕部伸展→按压桡动脉，计时 30 秒乘 2（异常时测 1 分钟）	8		
	（3）测呼吸：手按桡动脉处→观察胸腹部起伏，计时 30 秒乘 2（异常时测 1 分钟）	8		
	（4）测血压：暴露一侧上臂（使肱动脉与心脏同一水平）→打开血压计、开水银槽→绑袖带（袖带下缘距肘窝 2～3cm，松紧能放入一指）→戴听诊器→置胸件于肱动脉搏动点，手固定→打气→放气、测量→放余气→松袖带→关水银槽→整理血压计	8		
	3. 整理（患者、床单位、用物）→洗手	2		
	4. 填写住院病历：用蓝钢笔填各单眉栏→用红钢笔在体温单 40℃～42℃ 横线间填入院时间→在体温单记录首次 T、P、R、BP 值→通知医生诊视患者	6		
	5. 填单、卡：填入院记录本→填一览表卡（插一览表上）→填床头/尾卡（插床头/尾牌上）→填饮食通知单（送营养室）	6		我来给您介绍一下我科情况（环境、制度等），您还想了解什么？我来告诉您
	6. 介绍、指导（环境、制度等）	2		
	7. 执行医嘱：执行入院医嘱及给予紧急护理措施	5		
	8. 评估：了解患者基本情况、健康问题和身心需要	5		
质量标准	1. 患者感觉安全，心情放松	10		
	2. 生命体征测量方法正确，数值准确，有关填写正确	10		
理论提问	如何正确填写患者入院病例	10		
总分		100		

十六、出院护理操作程序及评分细则（见表 7 - 16）

表 7 - 16　　　　　　　　　　出院护理操作程序及评分细则

项目	考核标准及内容要求	分值	扣分	沟　通
出院前准备	1. 根据医生开立的出院医嘱，将出院日期通知患者及家属，并协助患者做好出院准备	4		某床某先生（女士），您好，经过←一段时间的治疗，您的病情已经稳定，医生通知您明日出院了，我来协助您办理出院手续
	2. 根据患者的康复现状，进行适时、恰当的健康教育，告知患者出院后在休息、饮食、用药、功能锻炼和定期复查等方面的注意事项。必要时可为患者或家属提供有关书面资料	8		
	3. 注意患者的情绪变化：特别注意病情无明显好转、转院、自动离院的患者，并做好相应的护理。自动出院的患者应在出院医嘱上注明"自动出院"，并要求患者或家属签名认可	4		
	4. 征求患者对医院医疗、护理等各项工作的意见	4		←您好，住院期间，如对我们的工作有什么不满意的地方，请您提出，以便我们及时改进
出院当日	1. 执行出院医嘱 （1）停止一切医嘱，注明日期并签名 （2）撤去各种执行卡片、"患者一览表"上的诊断卡及床头（尾）卡 （3）填写出院患者登记本 （4）患者出院后需继续服药时，按医嘱处方到药房取药，进行用药知识指导 （5）在体温单 40℃ ~ 42℃ 横线之间，相应出院日期和时间栏内，用红笔纵行填写出院时间	20		
	2. 填写患者出院护理记录	4		←祝您早日康复
	3. 协助患者清理用物，归还寄存的物品，收回患者住院期间所借物品，并消毒处理	3		
	4. 协助患者或家属办理出院手续，根据患者病情，步行护送或用平车、轮椅推送患者出院	3		
出院后	1. 处理患者床单位 （1）撤去病床上的污被服，放入污衣袋中。根据患者疾病种类决定清洗、消毒方法	2		
	（2）用消毒液擦拭床旁桌、床旁椅及床	3		
	（3）非一次性使用的痰杯、脸盆等，须用消毒液浸泡	3		
	（4）床垫、床褥、棉胎、枕芯等置于日光下曝晒、紫外线灯照射消毒或使用臭氧机消毒	2		
	（5）病房开窗通风	2		
	（6）传染性疾病患者离院后，按传染病终末消毒法进行处理	3		
	2. 铺好备用床，准备迎接新患者	3		
	3. 按要求整理病历，交病案室保存	2		
质量标准	1. 执行出院医嘱正确	8		
	2. 健康教育到位	4		
	3. 床单位清洁消毒符合要求	8		
理论提问	患者使用过的物品出院后如何消毒	10		
总分		100		

十七、生命体征测量操作程序及评分细则（见表 7-17）

表 7-17　　　　　　　　生命体征测量操作程序及评分细则

项目		考核标准及内容要求	分值	扣分	沟　通
体温测量（腋温）	操作前准备	护士准备：衣帽整洁，洗手，戴口罩	2		某床某先生（女士）您好，请您试一下体温，好吗
		用物准备：治疗盘内备：容器 2 个（一个为清洁容器盛放已消毒的体温计，另一个为盛放测温后的体温计），含消毒液纱布、表（有秒针）、记录本、笔	3		
	操作程序	1. 备齐用物携至患者床旁	1		请用小毛巾将腋窝处汗液擦干，请将胳膊稍抬高些好吗？我已为您放好体温计，夹好，请不要挪动您的胳膊。10 分钟后我会帮您取出
		2. 核对患者床号和姓名	2		
		2. 体温计水银端放腋窝处，放置前擦干汗液，放时体温计紧贴皮肤，屈臂过胸，夹紧 10 分钟	4		
		3. 取出体温计，用消毒纱布擦拭	1		
		4. 读数，记录	2	←	
		5. 协助患者穿衣、裤，取舒适体位	1		
		6. 体温计消毒	2		
		7. 洗手后绘制体温单	2		
脉搏测量	操作前准备	护士准备：衣帽整洁，洗手，戴口罩	2		
		用物准备： （1）治疗盘内备：表（有秒针）、记录本、笔 （2）必要时备听诊器	3		
	操作程序	1. 携用物至患者床旁	1		
		2. 核对患者床号和姓名	2		
		3. 体位：卧位或坐位；手腕伸展，手臂放舒适位置	1		现在我再测量一下您的脉搏，请您放松
		4. 测量：护士以食指、中指、无名指的指端按压在桡动脉处，按压力量适中，以能清楚测得脉搏搏动为宜	4	←	
		5. 计数：正常脉搏测 30 秒，乘以 2。若发现患者脉搏短绌，应由 2 名护士同时测量，一人听心率，另一人测脉率，由听心率者发出"起"或"停"口令，计时 1 分钟	3		
		6. 记录	2		
		7. 绘制：洗手后绘制体温单	2		
呼吸测量操作前准备	操作前准备	护士准备：衣帽整洁，洗手，戴口罩	2		
		用物准备： （1）治疗盘内备：表（有秒针）、记录本、笔 （2）必要时备棉花	3		
	操作程序	1. 携用物至患者床旁	1		
		2. 核对患者床号和姓名	2		
		3. 体位：舒适	1		

项目		考核标准及内容要求	分值	扣分	沟通
呼吸测量操作前准备	操作程序	4. 方法：护士将手放在患者诊脉部位似诊脉状，眼睛观察患者胸部或腹部的起伏	4		
		5. 观察：呼吸频率（一起一伏为1次呼吸）、深度、节律、音响、形态及有无呼吸困难	3		
		6. 计数：正常呼吸测30秒，乘以2。危重患者、呼吸困难、婴幼儿、呼吸不规则者测量1分钟。危重患者呼吸微弱不易观察时，可用棉花少许置鼻孔前，观察棉絮吹动情况，并计数	2		
		7. 记录	2		
血压测量（肱动脉）	操作前准备	护士准备：衣帽整洁，洗手，戴口罩	5		
		用物准备：治疗盘内备：血压计、听诊器、记录本（体温单）、笔	5		
	操作程序	1. 携用物至患者床旁	1		请您平躺，这个体位您舒服吗?
		2. 核对患者床号和姓名	2		您的袖子有些紧，我帮您脱下这侧衣袖好吗
		3. 体位：手臂位置（肱动脉）与心脏同一水平。坐位：平第四肋；卧位：平腋中线	1		
		4. 患者手臂：卷袖，露臂，手掌向上，肘部伸直	1		
		5. 血压计：打开，垂直放妥，开启水银槽开关缠袖带：驱尽袖带内空气，平整置于上臂中部，下缘距肘窝2~3cm，松紧以能插入一指为宜	2		现在要测量您的血压，请不要紧张（放听诊器前，先用手捂热）
		6. 注气：听诊器胸件置肱动脉最明显处，一手固定，另一手握加压气球，关气门，注气至肱动脉搏动消失再升高20~30mmHg	1		
		7. 放气：缓慢放气，速度以水银柱下降4mmHg/s为宜，注意水银柱刻度和肱动脉声音的变化	2		
		8. 判断：听诊器出现的第一声搏动音，此时水银柱所指的刻度即为收缩压；当搏动音突然变弱或消失，水银柱所指的刻度即为舒张压	2		
		9. 整理血压计：排尽袖带内余气，扣紧压力活门，整理后放入盒内；血压计盒盖右倾45度，使水银全部流回槽内，关闭水银槽开关，盖上盒盖，平稳放置	1		
		10. 恢复体位	1		
		11. 记录：将所测血压值按收缩压/舒张压 mmHg（kPa）记录在记录本上如：120/84 mmHg	1		
		12. 转记体温单	1		您的生命体征已经测试结束，测试值都在正常范围内，感谢您的配合
	质量标准	1. 测量方法正确，测量结果准确	5		
		2. 记录正确	5		
	理论提问	各项生命体征的正常值范围是多少	10		
	总分		100		

十八、导尿操作程序及评分细则（见表 7 – 18）

表 7 – 18　　　　　　　　　　导尿操作程序及评分细则

项目	考核标准及内容要求		分值	扣分	沟　通
操作前准备		护士准备：衣帽整洁，洗手，戴口罩	5		
		用物准备： （1）一次性无菌导尿包 （2）外阴初步消毒用物：弯盘 1 个、治疗碗内盛消毒液（0.5% 碘伏）、棉球数个、血管钳 1 把、手套 1 只，用无菌纱布遮盖 （3）其余用物：治疗车 1 辆、小橡胶单和治疗巾 1 套，便盆及便盆巾、屏风、弯盘	5		某床某先生（女士）您好，现在需要给您导尿，以解除您尿潴留的症状，请您放松，配合一下。如果有什么不适，请及时告诉我（注意保护患者隐私）
操作程序		1. 备齐用物，携用物至患者床旁，核对，宣教告知程序取得患者合作	5		
		2. 关闭门窗、遮挡患者，协助或嘱患者清洗外阴，移开床旁桌，备便器	5		
		3. 协助患者取屈膝仰卧位，两腿略外展，暴露外阴	5		
		4. 铺橡胶单、治疗巾于臀下，弯盘置于外阴旁	5		
	女患者	5. 进行初步消毒：消毒顺序依次为阴阜、大阴唇（用戴手套的手固定分开大阴唇）、小阴唇、尿道口（自上而下、由外向内），每个棉球只用 1 次	5		
		6. 打开导尿包： （1）带无菌手套，铺洞巾，形成一无菌区 （2）选择合适导尿管，并润滑导尿管前端	5		
		7. 再次消毒：左手拇指、食指分开并固定小阴唇，右手持血管钳消毒，顺序为尿道口、两侧小阴唇、再次尿道口（内 – 外 – 内），每个棉球只用 1 次	5		
		8. 一手用血管钳持导尿管插入尿道内 4 ~ 6cm，见尿后再插入 1 ~ 2cm，气囊导尿管插入 5 ~ 7cm，固定导尿管	10		
	男患者	5. 进行初步消毒：消毒顺序依次为阴阜、阴茎、阴囊。用无菌纱布裹住阴茎，将包皮向后推暴露尿道口，自尿道口向外向后旋转擦拭尿道口、龟头及冠状沟	5		请您深呼吸，我尽量动作轻揉一些（插管过程中，随时观察患者）
		6. 打开导尿包： （1）带无菌手套，铺洞巾，形成一无菌区 （2）选择合适导尿管，并润滑导尿管前端	5		
		7. 再次消毒：一手用纱布包住阴茎将包皮向后推，暴露尿道口。另一手持血管钳消毒，顺序为尿道口、龟头及冠状沟	5		
		8. 一手用无菌纱布固定阴茎并提起，使之与腹壁呈 60°角，嘱患者深呼吸，用另一血管钳持导尿管插入尿道内 20 ~ 22cm，见尿后再插入 1 ~ 2cm，气囊导尿管插入 5 ~ 7cm，固定导尿管	10		请您深呼吸，马上就好了
		9. 导尿完毕，拔出尿管，撤去孔巾，擦净外阴，脱手套	5		

项目	考核标准及内容要求	分值	扣分	沟通
操作后	1. 协助患者穿好裤子，取舒适体位；整理床单位，清理用物	5		尿管已经插好了，现在感觉怎么样？请您不要擅自拔出尿管，以免影响治疗。有什么需要请及时按呼叫器，我会及时过来看您的
	2. 洗手、记录，标本送检	5		
质量标准	1. 严格遵守无菌技术操作原则	5		
	2. 手法正确，动作轻柔，符合操作程序	5		
	3. 插尿管1次成功，患者无不适感	5		
	4. 操作中注意遮挡患者，保护患者隐私	5		
理论提问	1. 导尿的目的 2. 导尿的注意事项	10		
总分		100		

十九、胃肠减压操作程序及评分细则（见表7-19）

表7-19 　　　　胃肠减压操作程序及评分细则

项目	考核标准及内容要求	分值	扣分	沟通
操作前准备	护士准备：衣帽整洁，洗手，戴口罩	3		
	用物准备：治疗盘、治疗碗内盛凉开水、一次性胃管、镊子、纱布、注食器、液状石蜡、棉签、胶布、别针、弯盘、压舌板、听诊器、治疗巾、医用盘或桶（放置用后物品）、一次性胃肠减压器（负压吸引器）、手套	4		某床某先生（女士），您好，由于病情需要，现在将为您进行胃肠减压
	患者准备：核对，宣教告知程序，取得合作（若患者戴眼镜或义齿协助取下）。操作前评估患者病情、意识状态，鼻腔情况、是否有人工气道、食道、胃肠梗阻或术后情况	3		
操作程序	1. 根据病情协助患者取半卧位、坐位、右侧卧位（必要时屏风遮挡患者）	2		您的体位舒适吗
	2. 将治疗巾围与患者颌下，置弯盘于口角旁	3		
	3. 选择并清洁鼻腔，检查用物，正确打开治疗巾，戴手套	7		我现在要为您插胃管了。会有些不舒服。我会尽量动作轻一些的，如有不适请用手示意我，不要说话和咳嗽，请您做吞咽动作好吗
	4. 测量胃管长度：鼻尖→耳垂→剑突或额头发际→剑突（一般成人由鼻到胃的距离为45~55cm）	5		
	5. 润滑胃管前端至中段。插管：一手持纱布托住胃管，另一手持镊子夹住胃管，沿选定侧鼻孔插入，插入10~15cm处，嘱患者做吞咽动作，将胃管快速送入，直至胃内	15		
	6. 插管过程中观察患者（插管过程中发生呼吸困难、发绀等症状应立即拔出，休息片刻后重插）	5		

项目	考核标准及内容要求	分值	扣分	沟通
操作程序	7. 检查胃管是否盘绕在口腔内	2		
	8. 确定胃管在胃内（选择一种方法正确，口述另外两种正确），固定胃管方法正确（鼻翼、面颊、封闭管端）	5		胃肠减压期间，请您在变换体位时注意不要将胃管脱出或将胃管与胃管减压器断开
	9. 检查胃肠减压器，将胃管与减压器连接，保持有效负压吸引，妥善固定（每日更换吸引器，长期胃肠减压者每周更换胃管1次）	4		
	10. 协助患者取舒适体位，整理床单位，整理用物	2		
操作后	1. 向患者告知注意事项（3条以上：①胃管不通畅时，遵医嘱用等渗盐水冲洗胃管，反复冲洗直至通畅；②胃肠减压期间，每日给予患者口腔护理；③胃肠减压期间，观察患者水、电解质情况及胃肠功能恢复情况等）	3		您有需要时，请按呼叫器。我也会随时巡视病房。在您留管期间，不能饮水和进食，我会及时为您做口腔护理的，谢谢您的配合
	2. 观察胃肠引流液的颜色、性质、量	2		
	3. 洗手，记录	2		
	4. 减压完毕，返折胃管向外拔出，至咽喉部时快速拔出。清洁患者口鼻部，协助漱口，整理用物	3		
质量标准	1. 胃液、胃管、一次性减压器处理符合消毒技术规范	6		
	2. 全过程稳、准、轻、快，符合操作原则	6		
	3. 插管1次成功	8		
理论提问	1. 胃肠减压的目的 2. 胃肠减压的注意事项	10		
总分		100		

二十、鼻饲操作程序及评分细则（见表7-20）

表7-20 鼻饲操作程序及评分细则

项目	考核标准及内容要求	分值	扣分	沟通
操作前准备	护士准备：衣帽整洁，洗手，戴口罩	5		
	用物准备： （1）无菌鼻饲包内备：治疗碗、镊子、止血钳、压舌板、纱布、胃管或硅胶管、50ml注射器、治疗巾 （2）治疗盘内备：液状石蜡、棉签、胶布、别针、夹子或橡皮圈、手电筒、听诊器、弯盘、鼻饲流食（38℃~40℃）、温开水适量（也可取患者饮水壶内的水）、水温计。按需准备漱口或口腔护理用物及松节油	5		某床某先生（女士），您好，现在需要为您插入鼻饲管，以及时摄入营养。您的体位舒服吗？有什么不适，请及时告诉我
插管操作程序	1. 携用物至患者床旁，核对患者床号和姓名	5		
	2. 能配合者取半坐位或坐位，无法坐起者取右侧卧位，昏迷患者取去枕平卧位，头向后仰。有义齿者取下义齿	4		
	3. 将治疗巾围于患者颌下，弯盘放于便于取用处	2		
	4. 观察鼻腔是否通畅，选择通畅一侧，用棉签清洁鼻腔	4		
	5. 测量胃管插入的长度，并标记	2		
	6. 将少许液状石蜡倒于纱布上，润滑胃管前端	2		

项目	考核标准及内容要求	分值	扣分	沟　通
插管操作程序	7. 插入胃管：左手持纱布托住胃管，右手持镊子夹住胃管前端，沿选定侧鼻孔轻轻插入胃管 10~15cm（咽喉部）时，根据患者具体情况进行插管。清醒患者：嘱患者做吞咽动作，顺势将胃管向前推进，至预定长度；昏迷患者：左手将患者头托起，使下颌靠近胸骨柄，缓缓插入胃管至预定长度	10		现在请您做一下吞咽动作。您会有一些不舒服，但属于正常现象。请不要紧张（随时观察患者的表情、面色）
	8. 确认胃管是否在胃内	5		
	9. 确定胃管在胃内后，将胃管用胶布固定在鼻翼及颊部	2		
	10. 灌注食物：连接注射器于胃管末端，抽吸；见有胃液抽出，再注入少量温开水，缓慢注入鼻饲液或药液。鼻饲完毕后，再次注入少量温开水	4		我帮您固定一下，现在感觉好些吗？我给您注入营养液好吗
	11. 将胃管末端反折，用纱布包好，用橡皮筋扎紧或用夹子夹紧，用别针固定于大单、枕旁或患者衣领处	4		
	12. 整理用物 （1）协助患者清洁鼻孔、口腔，整理床单位，嘱患者维持原卧位 20~30 分钟 （2）洗净鼻饲用的注射器，放于治疗盘内，用纱布盖好备用	3		
	13. 洗手，记录	3		现在感觉怎么样？请您不要擅自拔出胃管，以免给治疗带来不便。有什么帮助请按您右手边的呼叫器，我会随时巡视病房的
拔管操作程序	1. 拔管：置弯盘于患者颌下，夹紧胃管末端，轻轻揭去固定的胶布，用纱布包裹近鼻孔处的胃管，嘱患者深呼吸，在患者呼气时拔管，边拔边用纱布擦胃管，到咽喉处快速拔出	5		
	2. 整理用物 （1）将胃管放入弯盘，移出患者视线 （2）清洁患者口鼻、面部，擦去胶布痕迹。协助患者漱口，采取舒适体位 （3）整理床单位，清理用物	3		
	3. 洗手，记录	2		
质量标准	1. 操作过程规范、准确，动作轻巧	10		
	2. 确保胃管于胃内，固定稳妥	10		
理论提问	确定胃管在胃内的方法	10		
总分		100		

二十一、大量不保留灌肠操作程序及评分细则（见表7-21）

表7-21 大量不保留灌肠操作程序及评分细则

项目	考核标准及内容要求	分值	扣分	沟 通
操作前准备	护士准备：衣帽整洁，洗手，戴口罩	3		某床某先生（女士），您好，现在需要给您清洁灌肠，以缓解您便秘的症状，请您配合（治疗过程中注意保护患者隐私），请您左侧躺，我帮您铺好橡胶单，避免污染床单
	用物准备： （1）一次性灌肠包、量筒、水温计、血管钳、手纸、治疗巾弯盘、便器、输液架、屏风 （2）灌肠液：等渗盐水或0.1%~0.2%肥皂水（温度39℃~41℃）	4		
	患者准备：评估患者的年龄、意识、情绪及配合程度，有无灌肠禁忌证	3		
操作程序	1. 核对，解释	2		
	2. 关闭门窗，遮挡患者	3		
	3. 摆体位：侧卧位，露臀部移向床边，垫橡胶单，治疗巾，臀边放弯盘	10		
	4. 插入肛管 （1）灌肠袋挂输液架上，液面距肛门40~60cm （2）润滑肛管前端，排尽管内空气，关闭调节夹 （3）分开臀裂，暴露肛门，嘱患者深呼吸，插入7~10cm （4）固定肛管，打开调节夹，灌肠液缓缓流入	20		请您深呼吸（灌肠过程中注意观察患者表情，询问患者感受）
	5. 观察 （1）灌入液流速 （2）有便意嘱患者深呼吸，适当放低灌肠袋	10		
操作后	1. 拔管 （1）关闭调节夹，用卫生纸包裹肛管拔出，置于弯盘内 （2）擦净肛门，嘱患者尽量忍耐5~10分钟后再排便	10		请您平卧，保留5~10分钟后再排便
	2. 整理 （1）取出橡胶单，治疗巾，协助患者衣着 （2）清理用物、床单位，开窗通风	5		请您抬起身体，我取一下垫巾，排便后您好些吗？还有什么不舒服吗？有什么需要，请按您右手边的呼叫器，我也会随时巡视病房的，感谢您的配合
	3. 评价：操作规范，与患者沟通有效	5		
	4. 记录：洗手，记录，签名	5		
质量标准	操作熟练，动作轻稳、正确，符合操作程序	10		
理论提问	1. 灌肠的目的 2. 灌肠的注意事项	10		
总分		100		

二十二、氧气吸入操作程序及评分细则（见表 7 – 22）

表 7 – 22　　　　　　　　　　　氧气吸入操作程序及评分细则

项目	考核标准及内容要求	分值	扣分	沟　通
操作前准备	护士准备：衣帽整洁，洗手，戴口罩	2		某床某先生（女士），您好，由于病情需要，遵医嘱现为您吸氧，操作中我会动作轻柔，请您配合
	用物准备：氧气表、湿化瓶、一次性吸氧管、等渗盐水、换药碗、棉签、纱布、扳手、氧气车、记录本、笔	5		
	患者准备：评估患者病情、呼吸状态、缺氧程度、鼻腔情况	3		
操作程序	1. 备齐用物至患者床旁，核对，宣教告知程序，取得合作	5		
	2. 装表 （1）检查氧气装置，打开总开关，吹尘。安装氧气表，接湿化瓶 （2）关闭流量表，打开总开关，连接吸氧管，检查是否通畅	10		我已为您调节好氧流量，现在您感觉怎么样？舒服些了吗
	3. 清洁鼻腔：湿棉签清洁鼻腔	5		
	4. 调节氧流量：根据病情调节氧流量（轻度缺氧为 1～2L/min，中度缺氧为 2～4L/min，重度 4～6L/min，小儿为 1～2L/min）	5		氧气已经给您吸上了，您有什么需要帮助的，请按您右手边的呼叫器，我也会随时巡视病房的，感谢您的配合
	5. 检查氧气流出是否通畅	5		
	6. 湿润鼻导管，插入鼻腔，妥善固定	5		
	7. 记录观察 （1）观察缺氧症状；氧气装置有无漏气，是否通畅；有无氧疗副作用出现 （2）记录用氧时间、流量、签全名	5		
	8. 停止用氧的处理 （1）先取下鼻导管，关闭流量表，再关闭氧气筒总开关，打开流量表，放出余气，关闭流量表，卸表	10		您感觉好些了吗？现遵医嘱停止吸氧，我来为您撤去吸氧装置
	（2）整理用物；协助患者取舒适体位	5		
	（3）记录停止用氧时间和效果	5		
质量标准	1. 严格遵守操作规程，注意用氧安全	5		
	2. 操作准确、敏捷、轻稳	5		
	3. 氧流量符合病情需要，患者缺氧症状得到改善	5		
	4. 氧气表安装无漏气	5		
理论提问	1. 氧气吸入的适应证 2. 氧气吸入的注意事项	10		
总分		100		

二十三、超声波雾化吸入操作程序及评分标准（见表7-23）

表7-23　　　　　　　超声波雾化吸入操作程序及评分标准

项目	考核标准及内容要求	分值	扣分	沟　通
操作前准备	护士准备：衣帽整洁，洗手，戴口罩	5		
	用物准备： （1）超声波雾化吸入器一套 （2）水温计、弯盘、冷蒸馏水、等渗盐水 （3）药液： ①控制呼吸道感染，消除炎症：常用庆大霉素、卡那霉素等抗生素 ②解除支气管痉挛：常用氨茶碱、沙丁胺醇等 ③稀释痰液，帮助祛痰：常用 α-糜蛋白酶等 ④减轻呼吸道黏膜水肿：常用地塞米松等	5		
操作程序	1. 检查雾化器	5		← 某床某先生（女士），您好，由于病情需要，遵医嘱现在给您行雾化吸入疗法。这样的体位舒适吗（询问患者过敏史、用药史，了解患者呼吸状况）
	2. 连接雾化器主件与附件	5		
	3. 加冷蒸馏水于水槽内	5		
	4. 加药：将药液用等渗盐水稀释至 30~50ml 倒入雾化罐内，检查无漏水后，将雾化罐放入水槽，盖紧水槽盖	8		
	5. 核对：携用物至患者床旁，核对患者床号和姓名	5		
	6. 协助患者取舒适卧位	2		
	7. 接通电源，打开电源开关（指示灯亮），预热 3~5 分钟	5		
	8. 调整定时开关至所需时间	5		
	9. 打开雾化开关，调节雾量，将口含嘴放入患者口中（也可用面罩），指导患者做深呼吸	10		← 您吸入药液有什么不适吗
操作后	1. 擦干患者面部，协助其取舒适卧位，整理床单位	2		← 您有需要时，请及时按呼叫器，我会及时来看您的，谢谢您的配合
	2. 清理用物，放掉水槽内的水，擦干水槽。将口含嘴、雾化罐、螺纹管浸泡于消毒液内 1 小时，再洗净晾干备用	4		
	3. 洗手	2		
	4. 记录	2		
质量标准	1. 操作过程规范、安全，无交叉感染发生	10		
	2. 患者感觉舒适、温暖	5		
	3. 正确使用仪器，无损坏	5		
理论提问	1. 雾化吸入的目的 2. 雾化吸入的常用药物	10		
总分		100		

二十四、血糖监测操作程序及评分细则（见表7-24）

表7-24　　　　　　　　　血糖监测操作程序及评分细则

项目	考核标准及内容要求	分值	扣分	沟　通
操作前准备	护士准备：衣帽整洁，洗手，戴口罩	5		某床某先生（女士），您好，由于病情需要，遵医嘱现在给您测血糖，请清洁双手，这样的体位舒适吗？那我们开始了
	用物准备：治疗盘、血糖仪、试纸条、酒精棉片、干棉签、血糖记录本	5		
	血糖仪准备： （1）检查试纸条有效期，有无受潮，确认试纸号码 （2）将血糖仪内号码调整为试纸号 （3）准备好采血针	10		
操作程序	1. 备齐用物至患者床旁	2		
	2. 核对，宣教告知程序，取得合作	6		
	3. 评估患者手指皮肤情况，选择采血部位	8		现在要给您采血了，可能有些疼，请您不要紧张
	4. 酒精棉片消毒手指两侧皮肤，待干	6		
	5. 将试纸条插入血糖仪、屏幕血滴显示	5		
	6. 采血针在手指侧面采血，试纸条吸血	10		
	7. 指导患者穿刺后按压1~2分钟	2		
	8. 将血糖结果告知患者/家属，做好记录，并通知医师	6		您有什么需要帮助的请及时按呼叫器，我也会随时来看您的，谢谢您的配合
	9. 整理床单位，整理用物	5		
质量标准	1. 血糖试纸放置、采血方法正确	10		
	2. 检测结果准确可靠	10		
理论提问	1. 血糖值的正常范围 2. 血糖仪显示 HL 或 LO 时各表示什么？如何处理	10		
总分		100		

二十五、口服给药操作程序及评分细则（见表 7 – 25）

表 7 – 25　　　　　　　　　　口服给药操作程序及评分细则

项目	考核标准及内容要求	分值	扣分	沟　　通
操作前准备	护士准备：衣帽整洁，洗手，戴口罩	3		
	用物准备：服药本、小药卡、药盘、药杯、药匙、量杯、滴管、研钵、湿纱布、包药纸、饮水管、治疗巾、水壶（内盛温开水）	2		某床某先生（女士）您好，这是您中午的口服药，我协助您服下
	药物准备：有两种类型，即病区摆药；中心药房摆药。①病区摆药：由护士在自己病区负责准备本病区患者所需药品。②中心药房摆药：医院设中心药房，病房护士每天上午查房后，把摆药盘、服药本一起送至中心药房，由中心药房的药剂师负责摆药、核对，每次摆一天的药量，再由病房护士核对后取回，按时给患者服用	5		
操作程序	1. 备齐用物	2		
	2. 备药 （1）核对药卡与服药本，按床号顺序将小卡片插入药盘内，放好药杯 （2）对照服药本上床号、姓名、药名、浓度、剂量、时间进行配药，根据药物剂型的不同，采用不同的取药方法 ▲ 固体药：一手取药瓶，瓶签朝向自己，另一手用药匙取出所需药量，放入药杯 ▲液体药：①摇篮匀药液；②打开瓶盖；③一手持量杯，拇指置于所需刻度，并使其刻度与视线平；另一手将药瓶有瓶签的一面朝上，倒药液至所需刻度处；④将药液倒入药杯；油剂、按滴计算的药液或药量不足 1ml 时，在药杯内倒入少许温开水，用滴管吸取药液；⑤用湿纱布擦净瓶口，将药瓶放回原处；⑥摆药完毕，将物品放回原处，并根据服药本重新核对一遍，盖上治疗巾	20		
	3. 发药 （1）洗手，在规定时间内携带服药本、发药盘、温开水，送药至患者床前	5		
	（2）核对床号、姓名、药名、浓度、剂量、时间、方法、床头卡，并呼唤患者的名字，得到准确应答后才发药	5		
	（3）协助患者取舒适体位，按需要解释服药目的及注意事项	10		
	（4）确认患者服下后离开。对危重患者及不能自行服药患者应喂药；鼻饲患者须将药物碾碎，用水溶解后，从胃管注入，再用少量温开水冲净胃管	10		
	（5）药杯按要求作相应处理，清洁发药盘	3		
操作程序	（6）随时观察患者服药后的反应，若有异常，及时与医生联系，酌情处理	5		
质量标准	1. 按医嘱，按时发药，服药到口	6		
	2. "三查七对"准确无误	6		
	3. 掌握药物的性能，密切观察疗效及病情	8		
理论提问	服用强心苷类药物时，注意观察什么	10		
总分		100		

二十六、密闭式静脉输液操作程序及评分细则（见表 7-26）

表 7-26　　　　　　　　　密闭式静脉输液操作程序及评分细则

项目	考核标准及内容要求	分值	扣分	沟　通
操作前准备	护士准备：衣帽整洁，洗手，戴口罩	2		
	用物准备：治疗盘、无菌持物钳缸一套、一次性无菌输液器、根据医嘱准备药液、止血带、脉枕、垫巾、胶布（处置车上）、瓶套、弯盘、启瓶器、输液卡、输液架	5		
	患者准备：评估患者过敏史、用药史及穿刺部位的皮肤血管状况	3		
操作程序	1. 准备药液、插输液器 （1）备齐用物，"三查七对"检查药液、套网套	4		某床某先生（女士）您好！由于病情需要，现在给您静脉穿刺了，请做好准备，这样的体位舒适吗？那我们开始了
	（2）启瓶盖，常规消毒瓶塞	2		
	（3）检查输液器，取出并插入输液瓶	2		
	2. 携用物至患者床前，核对，宣教告知程序并取得合作	5		
	3. 嘱患者排尿，取舒适体位	2		
	4. 排气，选血管 （1）挂输液瓶、排气（排气 1 次成功）	5		
	（2）放脉枕及垫巾、止血带，备胶布，选血管	3		
	5. 消毒、核对 （1）常规消毒皮肤：夹取两根消毒棉签，消毒穿刺部位，扎止血带，嘱患者握拳，再次消毒	5		
	（2）再次核对、排气	2		
	6. 穿刺固定 （1）静脉穿刺，见回血后再沿静脉走行进针少许 （2）"三松"（松开止血带、松拳、打开调节夹），待液体滴入通畅，患者无不适，三条胶布固定	10		
	7. 调节滴数 （1）根据病情、年龄、药物性质调节滴数	3		
	（2）再次核对	2		
	8. 整理用物，协助患者取舒适体位，填写输液卡，洗手	5		
	9. 巡视：15～30 分钟巡视 1 次，观察输液是否通畅，按时填写输液卡	3		
	10. 拔针：关闭调节器，轻揭胶布，拔针，按压	2		
	11. 整理用物：将止血带浸泡消毒，用过的一次性注射器及输液器毁形后消毒			
质量标准	1. 严格执行无菌技术操作原则	5		
	2. 手法正确，动作轻柔，符合操作程序	5		
	3. 排气 1 次成功，不浪费药液，静脉穿刺 1 次成功	5		
	4. 输液通畅，滴速适宜，针头固定美观、安全，患者舒适	5		
理论提问	1. 静脉输液的目的 2. 静脉输液反应有几种	10		
总分		100		

二十七、输血操作程序及评分细则（见表 7－27）

表 7－27　　　　　　　　　　　　　输血操作程序及评分细则

项目	考核标准及内容要求	分值	扣分	沟　通
操作前准备	护士准备：衣帽整洁，洗手，戴口罩	5		
	用物准备： （1）间接静脉输血法：同密闭式静脉输液法，仅将一次性输液器换为输血器 （2）直接静脉输血法：同静脉注射，另备 50ml 注射器及针头数个（根据输血量多少而定）、3.8% 枸橼酸钠溶液、血压计袖带	2		某床某先生（女士）您好！由于病情需要遵医嘱现在给您输血。您觉得现在的体位舒适吗
	抽取患者静脉血标本，与输血申请单一起送血库	3		
	取血：根据输血医嘱，凭取血单到血库取血，与血库人员严格执行"三查八对"；勿震荡血液	10		
操作程序	1. 备齐用物至患者床旁，与另一名护士一同再次核对和检查	5		
	2. 宣教告知程序，取得合作	2		
	3. 建立静脉通道，按密闭式输液法先输入少量等渗盐水	5		现在要给您输血了，请您不要紧张，在输血过程中有何不适，请及时告诉我。我也会随时来看您
	4. 再次核对	3		
	5. 将输血器针头插入塑料管内，缓慢将储血袋倒挂于输液架上	5		
	6. 根据病情，调节滴速。开始速度宜慢，不超过20滴/分钟，观察15分钟，如无不良反应，成人一般 40～60 滴/分钟，儿童酌减	8		
	7. 密切观察患者有无输血反应	5		
	8. 两袋血之间需要滴注少量等渗盐水	5		
	9. 输血完毕，再继续滴入等渗盐水，直到将输血器内的血液全部输入体内再拔针	5		
	10. 操作后核对	2		
	11. 整理床单位，清理用物，做好输血记录，保留血袋24小时	5		
质量标准	1. 严格遵守输血原则，符合操作程序	10		
	2. 严格查对无误，取血查，准备时查，输血时经两人核对无误，方可输血	10		
理论提问	1. 输血反应有几种 2. 输血的"三查八对"	10		
总分		100		

二十八、静脉留置针输液操作程序及评分细则（见表7-28）

表7-28　　　　　　静脉留置针输液操作程序及评分细则

项目	考核标准及内容要求	分值	扣分	沟　通
操作前准备	护士准备：衣帽整洁，修剪指甲，洗手，戴口罩	3		
	患者准备：通过护士解释，患者了解该项操作的目的，并意愿合作	3		
	用物准备：治疗盘、无菌持物钳缸1套、一次性无菌输液器、静脉留置针1套、静脉敷贴、封管液、根据医嘱准备药液、止血带、脉枕、垫巾、胶布（处置车上）、瓶套、弯盘、启瓶器、输液卡、输液架	4		
操作程序	核对药液　1. 核对医嘱、输液卡和瓶贴	1		
	2. 核对药液标签，即药名、浓度、剂量（口述）	2		
	3. 对光倒置检查药液质量	2		
	4. 在药液标签旁贴瓶贴	2		
	准备药液　1. 棉签蘸消毒液1次消毒	2		某床某先生（女士）您好！由于病情需要，遵医嘱现在给您静点……为了保护您的血管以及减轻反复穿刺给您带来的疼痛，我将为您选择静脉留置针，请您做好准备，这样的体位舒适吗？那我们开始了
	2. 拉环启盖	2		
	3. 棉签蘸消毒液二次消毒	2		
	4. 将输液袋置治疗车一侧，消毒待干	2		
	5. 检查输液器包装、有效期与质量，打开输液器包装	2		
	6. 关闭调节夹，旋紧头皮针连接处	2		
	7. 将粗针头插入袋口根部，输液管置于袋内不拿出	2		
	核对解释　1. 备齐用物，携用物至患者床前，核对患者床号、姓名	1		
	2. 解释输液目的	1		
	3. 询问患者是否排尿，取舒适体位	1		
	初步排气　1. 将输液袋挂于输液架上，展开输液管	2		
	2. 先将茂菲滴管倒置，抬高滴管下输液管	2		
	3. 打开调节夹，使液体流入滴管内，当达到1/2~2/3满时，迅速倒转滴管，液体缓缓下降	3		
	4. 将调节夹移动至合适位置	1		
	5. 待液体流入头皮针管内即关闭调节夹，检查输液管内有无气泡，将输液管放置妥当	2		
	6. 检查留置针包装、有效期与质量，打开留置针包装	1		
	7. 先将头皮针插入肝素帽内合适位置，待留置针内气体排尽后再将头皮针全部插入	3		
	皮肤消毒　1. 协助患者取舒适卧位，在穿刺静脉肢体上垫小垫枕与治疗巾，检查透明敷贴，并打开置于治疗巾旁	2		

项目		考核标准及内容要求	分值	扣分	沟 通
操作程序	皮肤消毒	2. 放好止血带，选择粗直、弹性好、避开关节和静脉瓣的静脉，用消毒液消毒皮肤（直径8cm×8cm）	3		
		3. 在穿刺点上方6cm处扎止血带，再次消毒皮肤	2		
	静脉穿刺	1. 打开调节夹，再次至少量药液滴出	1		现在要给您穿刺了，可能有些疼，我会轻一点，请您不要紧张
		2. 关闭调节夹，并检查针头及输液管内有无气泡	2		
		3. 旋转松动留置针外套管，取下护针帽	1		
		4. 嘱患者握拳，一手在消毒区外绷紧皮肤、固定血管，在选定的静脉血管偏下方进针，使针尖斜面向上并与皮肤呈现15~20°角进针，进针速度宜慢，见回血后降低角度，再将针头沿血管方向潜行少许	8		
		5. 右手持针翼，左手将外套管全部送入静脉	2		
	固定针头	1. 一手固定针翼，一手松开止血带，打开调节夹，嘱患者松拳	1		穿刺已经结束了，请您放松
		2. 待液体滴入通畅后拔出针芯，用输液贴固定针柄，然后再用无菌透明敷贴固定	2		
		3. 记录日期时间于透明敷贴上	1		
	调节滴速	1. 根据病情、年龄、药物性质调节滴速。一般成人40~60滴/分，儿童20~40滴/分（口述）	2		
		2. 将手表置于茂菲滴管同一水平调节滴速	1		
		3. 操作后核对患者，并告知每分钟滴速	1		
		4. 记录输液卡，并将其悬挂于输液架上	1		
	整理用物	1. 整理用物，取出止血带，垫小垫枕和治疗巾	1		
		2. 整理床单位，每隔15~30分钟巡视病房1次（口述）	1		
输液结束封管		1. 核对解释，告知患者输液结束，需用无菌等渗盐水或稀释肝素溶液封管	1		您的输液已经结束，我将用无菌等渗盐水5ml为您封管
		2. 拔出头皮针，常规消毒肝素帽，用注射器向肝素帽内注入封管液，边推边退针	3		
		3. 无菌等渗盐水每次5~10ml，每6~8小时重复冲管1次；稀释肝素溶液每次用量2~5ml（口述）	2		
		4. 先关闭调节夹，再拔出注射器	2		
		5. 告知患者注意事项：嘱患者穿刺部位注意防水，不要用力过猛，尽量避免肢体下垂姿势，以免造成大量回血而堵塞导管（口述）	2		

项目	考核标准及内容要求	分值	扣分	沟　通
拔除留置针	1. 核对解释，检查留置时间，告知患者已到留置时间需要拔针	2		您的留置针使用期限为 3 天。您有什么需要帮助的，请及时按呼叫器，我也会随时来看您的，谢谢您的配合
	2. 揭去透明敷贴及输液贴，用无菌棉签轻压穿刺点上方，关闭调节夹，迅速拔出套管针	3		
	3. 嘱患者按压穿刺点及前方皮肤片刻至无出血（即棉签呈纵向按压）	2		
	4. 取下输液卡及输液瓶	1		
	5. 将头皮针、套管针置入锐器盒，输液管毁形	2		
质量标准	1. 严格执行无菌技术操作原则	3		
	2. 手法正确，动作轻柔，符合操作程序	2		
	3. 排气 1 次成功，不浪费药液，静脉穿刺 1 次成功	3		
	4. 解释合理、有效，体现人文关怀，患者感到满意	2		
理论提问	1. 静脉输液的目的 2. 静脉输液反应有几种	10		
总分		120		

二十九、静脉血标本采集操作程序及评分细则（见表 7 – 29）

表 7 – 29　　　　　静脉血标本采集操作程序及评分细则

项目	考核标准及内容要求	分值	扣分	沟　通
操作前准备	护士准备：衣帽整洁，洗手，戴口罩	5		某床某先生（女士）您好！由于病情需要，现需要给您静脉采血，请做好准备，这样的体位舒适吗？那我们开始了
	用物准备：碘伏、无菌缸、镊子、棉签、止血带、封压采血管、检验单、无菌手套、乙醇和火柴（采血标本）	5		
操作程序	1. 选择适当容器，外贴上标签，注明科别、病房、床号、姓名、性别、检验目的及送检日期	10		
	2. 携用物至患者床旁	2		
	3. 核对患者床号和姓名	3		
	4. 选择合适静脉	10		
	5. 穿刺：按静脉注射法将针头刺入静脉	10		现在要给您穿刺了，可能有些疼，我会尽量轻一点，请您不要紧张
	6. 抽血，将血液吸入标本容器 （1）血培养标本：注入密封瓶时，先除去铝盖中心部，常规消毒瓶盖，更换针头后将血液注入瓶内，轻轻摇匀。注入三角烧瓶时，先松开瓶口纱布，取出瓶塞，迅速在酒精灯火焰上消毒瓶口后，取下针头，将血液注入瓶内，轻轻摇匀，再将瓶口、瓶塞消毒后塞好，扎紧封瓶纱布 （2）全血标本：将采血针头插入封压采血管，使血液沿管壁流入盛有抗凝剂的试管内，轻轻摇动，使血液与抗凝剂充分混匀 （3）血清标本：将采血针头插入封压采血管，使血液沿管壁缓慢注入干燥试管内	10		
	7. 抽血毕，松止血带，嘱患者松拳，拔出针头，按压局部	5		

项目	考核标准及内容要求	分值	扣分	沟 通
操作后	1. 协助患者取舒适卧位，整理床单位	2		采血已经结束了，请您放松，取舒适体位。您有什么需要帮助的请及时按呼叫器，我也会随时过来看您的，谢谢您的配合
	2. 清理用物	2		
	3. 将标本连同化验单及时送检	3		
	4. 洗手，记录	3		
质量标准	1. 严格执行查对制度和无菌操作制度	10		
	2. 采集血标本的方法、量和时间准确	10		
理论提问	同时抽取不同种类血标本时，采集的顺序	10		
总分		100		

三十、动脉血标本采集操作程序及评分细则（见表7-30）

表7-30　　　　　　　　　　动脉血标本采集操作程序及评分细则

项目	考核标准及内容要求	分值	扣分	沟 通
操作前准备	护士准备：衣帽整洁，洗手，戴口罩	5		某床某先生（女士）您好！由于病情需要，现在给您采集动脉血，请您做好准备，这样的体位舒适吗？那我们开始了
	用物准备： （1）一般物品准备：①治疗车上层：基础治疗盘、注射器（规格视药量而定）、6~9号针头、无菌纱布、无菌手套（必要时）、注射卡及药液（按医嘱准备）；②治疗车下层：洗手用物与医用垃圾处理用物 （2）采集血标本另备：肝素适量、无菌软木塞或橡胶塞	5		
操作程序	1. 按医嘱抽取药液	5		
	2. 携用物至患者床旁	2		
	3. 核对患者床号、姓名	3		
	4. 协助患者取适当体位，暴露穿刺部位	2		
	5. 常规消毒皮肤，范围大于5cm；常规消毒者左手食指和中指或戴无菌手套	5		
	6. 二次核对	3		现在要给您穿刺了，可能有些疼，我会轻一点，请您不要紧张
	7. 穿刺：在欲穿刺动脉搏动最明显处固定动脉于两指间，右手持注射器，在两指间垂直或与动脉走向呈40°角刺入动脉	12		
	8. 推药或抽血：见有鲜红色血液涌进注射器，即以右手固定穿刺的方向和浓度，左手推注药液或取血液至所需要量	5		
	9. 拔针、按压注射或采血毕，迅速拔出针头，局部用无菌纱布加压止血5~10分钟	5		采血完了，请您放松
	10. 采血作血气分析时，针头拔出后立即刺入软木塞或橡胶塞，以隔绝空气，并轻轻搓动注射器使血液与肝素混	5		
	11. 再次核对	3		

159

项目	考核标准及内容要求	分值	扣分	沟　通
操作后	1. 协助患者取舒适卧位，整理床单位	2		我帮您盖上被子吧，觉得这样可以吗？没有什么不舒适吧。请您好好休息，有什么事可以按呼叫器，我也会随时过来看您的
	2. 清理用物。如为血标本，贴上标签连同化验单立即送检	3		
	3. 洗手，并记录	5		
质量标准	1. 符合操作程序	5		
	2. 严格执行无菌操作，避免感染	5		
	3. 采取动脉血液准确，防止空气混入	5		
	4. 标本采集好后立即送检，以免细胞代谢耗氧	5		
理论提问	动脉血标本采集常选用的动脉	10		
总分		100		

三十一、静脉注射操作程序及评分细则（见表7-31）

表7-31　　　　　　静脉注射操作程序及评分细则

项目	考核标准及内容要求	分值	扣分	沟　通
操作前准备	护士准备：衣帽整洁，洗手，戴口罩	5		某床某先生（女士）您好！由于病情需要，现在给您静脉注射……请做好准备。这样的体位舒适吗？那我们开始了
	用物准备：基础治疗盘 （1）注射器（规格视药量而定）、6～9号针或头皮针 （2）无菌纱布、止血带、注射用小枕、胶布、注射卡 （3）药液：按照医嘱准备	5		
操作程序	1. 按医嘱吸取药液	5		
	2. 携用物至患者床旁	2		
	3. 核对患者床号和姓名	3		
	4. 选择合适静脉	2		
	5. 在穿刺部位的下方垫小棉枕	2		
	6. 在穿刺部位上方（近心端）约6cm处扎紧止血带	2		
	7. 常规消毒皮肤，待干	4		
	8. 嘱患者握拳	2		现在要给您穿刺了，可能有些疼，我会尽量轻一点，请您不要紧张
	9. 二次核对，排尽空气	5		
	10. 穿刺：以一手拇指绷紧静脉下端皮肤，使其固定。一手持注射器，食指固定针栓，针头斜面向上，与皮肤呈15°～30°角自静脉上方或侧方刺入皮下，再沿静脉走向滑行刺入静脉，见回血，再顺静脉进针少许	10		
	11. 两松一固定：松开止血带，嘱患者松拳，固定针头（如为头皮针，用胶布固定）	3		注射已经结束了，请您放松
	12. 缓慢注入药液	4		

续表

项目	考核标准及内容要求	分值	扣分	沟　通
操作程序	13. 注射毕，将干棉签放于穿刺点上方快速拔出针头，按压 3~5 分钟，或嘱患者曲肘	3		我帮您盖上被子吧，觉得这样可以吗？没有什么不舒适吧。现在已经给您做上治疗了，我会随时过来看您的。您有什么需要帮助的，请及时按这个呼叫器，谢谢您的配合
	14. 再次核对	3		
操作后	1. 协助患者取舒适卧位，整理床单位	3		
	2. 清理用物	2		
	3. 洗手，记录	5		
质量标准	1. 严格执行查对制度和无菌操作制度	10		
	2. 穿刺 1 次成功	10		
理论提问	穿刺失败的可能原因是什么，如何处理	10		
总分		100		

三十二、肌内注射操作程序及评分细则（见表 7-32）

表 7-32　　　　　　　　肌内注射操作程序及评分细则

项目	考核标准及内容要求	分值	扣分	沟　通
操作前准备	护士准备：衣帽整洁，洗手，戴口罩	5		某床某先生（女士）您好！由于病情需要，现在给您肌肉注射……请做好准备，这样的体位舒适吗？那我们开始了
	用物准备：治疗盘、无菌持物钳缸 1 套、2~5ml 一次性注射器、根据医嘱准备药液、弯盘、注射卡	5		
操作程序	1. 根据注射部位选择合适的注射器和针头，"三查七对"，抽吸药液	10		
	2. 携用物至患者床旁	2		
	3. 核对，解释告知，协助患者取舒适体位	3		
	4. 定位消毒 （1）选择注射部位，定位正确 （2）消毒方法及范围正确	15		请您上腿伸直，下腿弯曲（帮助患者摆体位，注意保护隐私）
	5. 注射药物 （1）核对药物，排气 （2）持注射器手法及进针手法正确，进针角度、深度适当 （3）检查回血，固定针栓 （4）根据药液性质、刺激性大小决定推药速度 （5）药液注完，用无菌干棉签轻压穿刺点处拔针 （6）再次核对	20		现在要给您注射了，可能有些痛，我会尽量轻一点，请您不要紧张 注射完了，请您放松
操作后	1. 整理用物，协助患者取舒适体位	3		我帮您盖上被子吧，觉得这样可以吗？没有什么不适的感觉吧。您有什么需要帮助的请及时按这个呼叫器，我也会随时过来看您的，谢谢您的配合
	2. 用过的一次性注射器进行毁形，消毒，洗手	4		
	3. 按要求记录及签名	3		
质量标准	1. 无菌观念强，查对严格，与患者有效沟通	10		
	2. 药物剂量准确，无痛注射	10		
理论提问	臀大肌定位方法有几种？如何定位	10		
总分	注：出现硬结、折针扣分	100		

三十三、皮内注射操作程序及评分细则（见表7-33）

表7-33 皮内注射操作程序及评分细则

项目	考核标准及内容要求	分值	扣分	沟通
操作前准备	护士准备：衣帽整洁，洗手，戴口罩	5		某床某先生（女士）您好！为了检验您是否对某某药物过敏，我将遵医嘱为您做皮试。请问您以前对这个药过敏吗？您以前做过这种试验吗？穿刺时会有点疼，请不要紧张，我会尽量轻一点的，请您尽量配合我好吗
	用物准备：治疗盘、无菌持物钳缸一套、1ml一次性注射器、根据医嘱准备药液、弯盘、注射卡。盐酸肾上腺素	5		
操作程序	1. 携用物至患者床旁	2		
	2. 核对，询问患者是否有过敏史，并解释操作目的及方法，取得合作	8		
	3. 选择合适的注射部位。用70%乙醇消毒皮肤，消毒方法、范围正确（试敏液注射时不需要消毒）	10		
	4. 再次核对，排尽空气	5		
	5. 持注射器手法及进针手法正确，进针深度适当（左手绷紧皮肤，右手持注射器，针头斜面向上与皮肤成5°角刺入）	15		
	6. 注射0.1ml药液	5		
	7. 拔针，再次核对，记录时间	5		
操作后	1. 整理用物，协助患者取舒适体位	5		
	2. 15~20分钟后观察结果并记录	5		
质量标准	1. 符合操作程序，严格执行"三查七对"	10		
	2. 持针、进针方法正确，注入药液准确，判定结果正确	10		
理论提问	1. 如何配制青霉素、先锋霉素、破伤风试敏液 2. 过敏反应的症状及抢救措施有哪些	10		
总分		100		

三十四、皮下注射操作程序及评分细则（见表 7-34）

表 7-34　　　　　　　　　　　皮下注射操作程序及评分细则

项目	考核标准及内容要求	分值	扣分	沟　通
操作前准备	护士准备：衣帽整洁，洗手，戴口罩	5		某床某先生（女士）您好！根据您的病情需要，我将遵医嘱为您进行皮下注射某某药。您现在体位舒适吗？现在为您注射可以吗
	用物准备： （1）基础治疗盘 （2）1~2ml 注射器、51/2~6 号针头、注射卡 （3）药液：按医嘱准备	5		
操作程序	1. 按医嘱吸取药液	5		
	2. 携用物至患者床旁	2		
	3. 核对患者床号和姓名	3		
	4. 选择注射部位	5		这类药物需要注射上臂三角肌下缘，我来帮您卷起袖子
	5. 常规消毒皮肤，待干	5		
	6. 二次核对，排尽空气	5		
	7. 穿刺：一手绷紧局部皮肤，一手持注射器，以食指固定针栓，针头斜面向上，与皮肤呈 30°~40°角，快速刺入皮下	10		皮下注射会稍感疼痛，我会尽量轻一些的，请您不要紧张
	8. 推药：松开绷紧皮肤的手，抽动活塞，如无回血，缓慢推注药液	10		
	9. 拔针、按压：注射毕，用无菌干棉签轻压针刺处，快速拔针后按压片刻	5		注射完了，请您放松。您好好休息，如果有需要的话，请按呼叫器，我会马上赶来
操作后	1. 协助患者取舒适卧位，整理床单位	5		
	2. 清理用物	2		
	3. 洗手，记录	3		
质量标准	1. 无菌观念强，查对严格，与患者有效沟通	10		
	2. 药物剂量准确，无痛注射	10		
理论提问	皮下注射的深度、角度	10		
总分		100		

三十五、物理降温操作程序及评分细则（见表7-35）

表7-35　　　　　　　　　物理降温操作程序及评分细则

项目	考核标准及内容要求	分值	扣分	沟通
操作前准备	护士准备：衣帽整洁，洗手，戴口罩	5		某床某先生（女士）您好！为了减轻您的发热症状，我将遵医嘱给您做物理降温，您准备好了吗
	用物准备：①治疗盘内备：大毛巾、小毛巾、热水袋及套、冰袋及套；②治疗盘外备：脸盆内盛放32°～34℃温水，2/3满或盛放30℃，25%～35%乙醇200～300ml。必要时备衣裤、屏风、便器	5		
	环境准备：调节室温，关闭门窗，必要时围帘或屏风遮挡			
操作程序	1. 备齐用物携至患者床旁	2		
	2. 核对患者床号和姓名	3		
	3. 松被尾、脱衣：松开床尾盖被，协助患者脱去上衣	4		
	4. 置冰袋、热水袋：冰袋置头部，热水袋置足底	4		请您平躺（擦拭时询问患者感受）
	5. 拭浴 （1）方法：大毛巾垫擦拭部位下，小毛巾浸入温水或乙醇中，拧至半干，缠于手上成手套状，以离心方向拭浴，拭浴毕，用大毛巾擦干皮肤	5		
	（2）顺序 1）双上肢：患者取仰卧位，按顺序擦拭：①颈外侧→上臂外侧→手背；②侧胸→腋窝→上臂内侧→手心	8		请您侧卧位（询问患者感受）
	2）腰背部：患者取侧卧位，从颈下肩部→臀部，拭浴毕，穿好上衣	8		请您平躺（擦拭时询问患者感受）
	3）双下肢：患者取仰卧位，脱裤，拭浴毕穿好裤子。①外侧：髂骨→大腿外侧→内踝；②内侧：腹股沟→大腿内侧→内踝；③后侧：臀下→大腿后侧→腘窝→足跟	8		
	6. 时间：每侧（四肢、背腰部）3分钟，全过程20分钟以内	3		
	7. 观察：有无出现寒战、面色苍白、脉搏、呼吸异常	5		
操作后	1. 拭浴毕，取下热水袋，整理床单位	3		现在治疗结束了，您感觉怎么样？您好好休息，如有什么需要请按呼叫器，我会马上过来
	2. 用物处理	3		
	3. 洗手，记录：时间、效果、反应	4		
质量标准	1. 操作方法正确，无继发效应发生	10		
	2. 保暖，保护患者隐私	10		
理论提问	物理降温的禁忌部位	10		
总分		100		

三十六、冰袋、热水袋操作程序及评分细则（见表7－36）

表7－36　　　　　　　　冰袋、热水袋操作程序及评分细则

项目	考核标准及内容要求		分值	扣分	沟　通
操作前准备	护士准备：衣帽整洁，洗手，戴口罩		5		某床某先生（女士）您好！为了帮您有效降温，缓解胃部痉挛，我将遵医嘱给您做冷/热疗。请问您有冷/热过敏史吗？您准备好了吗
	用物准备：①治疗盘内备：冰袋或冰囊、布套、热水袋及套、水温计、毛巾②治疗盘外备：冰块、帆布袋、木槌、脸盆及冷水、勺、水罐、热水		5		
操作程序	1. 携用物至患者床旁		2		
	2. 核对患者床号、姓名		3		
	冰袋	1. 备冰：冰块装入帆布袋，木槌敲碎成小块，放入盆内用冷水冲去棱角	5		
		2. 装袋：将小冰块装袋1/2～2/3满	3		
		3. 驱气：排出冰袋内空气并夹紧袋口	5		
		4. 检查：用毛巾擦干冰袋，倒提，检查	5		请您平躺，冰袋/热水袋温度较低/高，您会感觉较凉/热，请您不要紧张，尽量放松（治疗过程中询问患者感受）
		5. 加套：将冰袋装入布套	2		
		6. 放置位置：高热降温冰袋于前额、头顶部和体表大血管流经处（颈部两侧、腋窝、腹股沟等）；扁桃体摘除术后将冰囊置于颈前颌下	20		
	热水袋	1. 灌袋：放平热水袋、去塞，一手持袋口边缘，一手灌水。灌水1/2～2/3满	6		
		2. 驱气：热水袋缓慢放平，排出袋内空气并拧紧塞子	5		
		3. 检查：用毛巾擦干热水袋，倒提，检查	5		
		4. 加套：将热水袋装入布套	4		治疗已经结束，您感觉怎么样？请您好好休息，如有什么需要请按呼叫器，我会马上过来
		5. 放置：放置所需部位，袋口朝身体外侧	20		
	3. 放置时间：不超过30分钟		5		
操作后	1. 观察：效果与反应		5		
	2. 用物处理		2		
	3. 洗手，记录		3		
质量标准	1. 了解应用目的，掌握适应证、禁忌证		8		
	2. 方法正确，无冻伤		6		
	3. 保持热度，及时更换，无烫伤		6		
理论提问	冷、热疗法的适应证、禁忌证有哪些		10		
总分			100		

三十七、吸痰操作程序及评分细则（见表 7-37）

表 7-37　　　　　　　　　吸痰操作程序及评分细则

项目	考核标准及内容要求	分值	扣分	沟　通
操作前准备	护士准备：衣帽整洁，洗手，戴口罩	5		某床某先生（女士）您好！为了帮助您有效排痰，我将遵医嘱给您吸痰。请问您以前接受过此项操作吗？请你不要紧张，我会尽量动作轻一些，请您尽量放松
	用物准备：无菌治疗盘内有吸痰管数根、治疗碗、等渗盐水、纱布、无菌持物钳、镊子（止血钳）、玻璃接管、手电、治疗巾、弯盘、压舌板、开口器（必要时备舌钳）	5		
操作程序	1. 备齐用物携至患者床旁	2		
	2. 核对，宣教告知程序，取得合作	3		
	3. 接通电源，打开开关，检查吸引器性能并连接	3		
	4. 调负压：根据病情、年龄调节负压（一般成人吸痰负压为 40.0~53.5kpa，小儿 <40.0kpa）	5		
	5. 检查患者口、鼻腔，取下活动义齿	5		请您张口，让我看一下您的口腔情况。您有义齿吗
	6. 抽吸痰液 （1）将患者头偏向一侧，面向操作者，治疗巾铺于颌下，弯盘置于口角旁（根据病情选择口、鼻、气管插管吸痰）	3		请您平躺好，头面向我这边
	（2）连接吸痰管，试吸，用镊子（止血钳）夹持吸痰管，插入口咽部，先吸口咽部分泌物，再吸气管内分泌物	5		请您张口，吸痰时会有不适，请您尽量配合我（吸痰过程中询问患者感受）
	（3）若为气管切开吸痰，注意无菌操作，先吸气管切开处，再吸口（鼻）处	4		
	（4）吸痰时左右旋转，边提边吸，每次吸痰时间小于 15 秒	5		请您张开嘴，让我看一下您口腔黏膜的情况
	（5）吸痰管退出时，用等渗盐水抽冲洗吸痰管	5		
	7. 观察气道是否通畅；患者的反应；吸出痰液的色、质、量	3		
	8. 检查口鼻黏膜	2		
	9. 吸痰完毕，擦净患者口鼻部分泌物	5		治疗已经结束，您现在感觉好些了吗？您好好休息，如有不适请按呼叫器，我也会随时来看您的
操作后	1. 整理用物 （1）整理床单位，协助患者取舒适体位	2		
	（2）整理吸痰器，处理痰管、储液瓶方法正确	4		
	2. 记录，洗手：记录吸痰效果，痰液性状、量，签名	4		
质量标准	1. 程序正确，操作规范	5		
	2. 动作轻稳、熟练，未损伤口腔、呼吸道黏膜	5		
	3. 抽吸痰液时间掌握恰当	5		
	4. 及时吸出痰液，患者呼吸平稳	5		
理论提问	1. 吸痰的目的 2. 吸痰时的注意事项	10		
总分		100		

三十八、心电监测操作程序及评分细则（见表7－38）

表7－38　　　　　　　　　　心电监测操作程序及评分细则

项目	考核标准及内容要求	分值	扣分	沟　通
操作前准备	护士准备：衣帽整洁，洗手，戴口罩	5		某床某先生（女士）您好！为了监测您生命体征的变化，我将遵医嘱为您进行心电监测。不会有疼痛感的，请您不要紧张
	用物准备：心电监护仪、心电血压插件连接导线、电极片、等渗盐水棉球、配套的血压袖带	5		
操作程序	1. 备齐用物携至患者床旁	2		
	2. 核对，宣教告知程序，取得合作	5		
	3. 连接心电监护仪电源	3		
	4. 使患者平卧或半卧位	3		
	5. 打开主开关	2		请您平躺好。等渗盐水棉球会有些凉，请您别紧张
	6. 用等渗盐水棉球擦拭患者胸部贴电极处皮肤	5		
	7. 贴电极片（已有导电糊），连接心电导连线，屏幕上心电示波出现，按 ECG（心电图）→菜单栏 LEAD（连接导联）→按 ALARM（报警） 五个电极安放位置如下：右上（RA）：胸骨右缘锁骨中线第一肋间；右下（RL）：右锁骨中线剑突水平处；中间（C）：胸骨左缘第四肋间；在上（LA）：胸骨左缘锁骨中线第一肋间；左下（LL）：左锁骨中线剑突水平处	20		心电监护已经连好，请您不要做大幅度的动作。如果电极片脱落请按呼叫器联系我，我会马上为您更换。您还有其他需要吗？那请您好好休息
	8. 将袖带绑在至肘窝 3～6cm 处。按 NIBP→START（测量）→ALAR（报警限）→按 TIME（测量时间）	10		
操作后	1. 定时观察并记录心率和心律	2		
	2. 观察是否有 P 波，P 波的形态、高度和宽度	2		
	3. 测量 P－R 间期、Q－T 间期	2		
	4. 观察 T 波、QRS 波形是否正常，有无"漏搏"	2		
	5. 注意有无异常波形出现	2		
质量标准	1. 导线连接正确，无脱落	10		
	2. 观察及时，记录准确	10		
理论提问	电极安放位置的解剖结构	10		
总分		100		

三十九、输液泵操作程序及评分细则（见表7-39）

表7-39　　　　　　　　　　　　输液泵操作程序及评分细则

项目	考核标准及内容要求	分值	扣分	沟　　通
操作前准备	护士准备：衣帽整洁，洗手，戴口罩	5		某床某先生（女士）您好！为了治疗您的……病，稍后我会遵医嘱为您静点……药物。此药需要严格控制输液速度，我将使用输液泵协助您静点。输液时间会很长，您需要去下卫生间吗？您现在体位舒适吗
	用物准备：同密闭式静脉输液法，另备输液泵、输液泵管、巡回单、根据医嘱备药物	5		
操作程序	1. 根据医嘱在处置室准备药液	5		
	2. 消毒瓶口，检查输液泵管有效日期、外包装，打开，将针头垂直插入输液瓶内	5		
	3. 携用物至患者床旁	2		
	4. 核对，解释告知，取得合作，协助患者排空二便，取舒适卧位	3		
	5. 将输液泵放置在合适的位置，接电源	3		
	6. 将溶液瓶倒挂在输液架上。1次排气成功，茂菲滴壶1/3~1/2满，关闭调节器，再次检查输液泵管内有无残留的气体	5		
	7. 打开电源开关，将输液泵管的软管部分正确安装到输液泵内	5		
	8. 根据医嘱调节输液速度和预定输液量（按输液泵面板上的"选择"调节）	5		我已根据您的年龄、病情和药液性质调节好滴速，请您不要随意调节
	9. 静脉穿刺（同输液操作程序）	10		
	10. 确认输液泵设置无误后，按压"开始/停止"键，启动输液	2		
	11. 记录输液泵内药物、液体容量、输液速度和启动时间	5		
操作后	1. 协助患者取舒适卧位，整理床单位，整理用物，洗手	5		您现在的体位舒适吗？穿刺部位有不适吗？我会30~60分钟巡视病房1次，请您好好休息
	2. 每30~60分钟巡视病房1次，注意观察输液情况，有无外渗、阻塞等，详细询问患者情况	5		
质量标准	1. 熟悉输液泵的工作原理，正确使用输液泵	10		
	2. 及时处理输液泵使用中出现的异常情况	10		
理论提问	使用输液泵过程中，易出现的异常情况？如何处理	10		
总分		100		

四十、心肺复苏操作程序及评分细则（见表7-40）

表7-40　　　　　　　　　心肺复苏操作程序及评分细则

项目	考核标准及内容要求	分值	扣分
操作前准备	护士准备：按要求着装，动作灵敏，训练有素	5	
	用物准备：治疗盘内放血压计、听诊器、治疗碗内放2块纱布、弯盘	5	
操作程序	1. 判断呼吸、心跳是否停止，判断患者意识状况	5	
	2. 现场呼救，记录抢救时间	2	
	3. 患者仰卧于硬板床或地上，去枕头后仰，解开衣领及腰带；颈、躯干在同一轴线上	5	
	4. 开放气道：①清除口腔、气道内分泌物或异物，有义齿应取下；②颈部无外伤采用仰头抬颈法，颈部有外伤者采用抬颌法	5	
	5. 人工呼吸：抢救者听患者呼吸音，无呼吸音者，保持患者头后仰，用左手的拇指和食指捏住患者鼻孔；深吸一口气，屏气，双唇包住患者口部（不留空隙），用力吹气反复2次，使胸廓扩张；每吹气毕，松开捏住鼻孔的手，同时注意观察胸部起伏；呼吸频率：成人每分钟14~16次，儿童每分钟18~20次，婴幼儿每分钟30~40次；吹气量800~1000ml	10	
	6. 胸外心脏按压，听心音，无心音时进行胸外心脏按压 （1）抢救者站或跪于患者右侧	2	
	（2）定位：右手触及患者上腹部，以食指及中指沿患者肋下缘向中间滑动至胸骨下切迹处，将左手食指及中指两横指放在胸骨下切迹上方，食指上方的胸骨正中部即为按压部位	5	
	（3）按压方法：两手掌根重叠，手指不触及胸壁，手臂与胸骨垂直	5	
	（4）按压深度：胸骨下陷3~5cm	2	
	（5）按压频率：80~100次/分钟	2	
	（6）按压与放松比例为1:2（放松时手不能离开胸壁）	2	
	（7）按压与人工呼吸比例：单人或双人操作的心脏按压与人工呼吸的比例均为30:2	2	
	7. 观察：随时注意观察患者的自主呼吸、心跳是否恢复。判断人工呼吸及胸外心脏按压的效果	3	
操作后	1. 整理：协助患者衣着，安排合理体位，整理用物	5	
	2. 记录：按要求记录，签名	5	
质量标准	1. 操作敏捷，急而不乱	5	
	2. 符合抢救程序	5	
	3. 各种抢救方法到位	5	
	4. 患者在抢救过程中无损伤	5	
理论提问	1. 心跳呼吸停止的判断 2. 心肺复苏的有效指征	10	
总分		100	

四十一、洗胃操作程序及评分细则（见表7-41）

表7-41　　　　　　　洗胃操作程序及评分细则

项目	考核标准及内容要求	分值	扣分	沟通
操作前准备	护士准备：衣帽整洁，洗手，戴口罩	5		
	用物准备：（1）口服催吐法：量杯（或水杯）、压舌板、水温计、弯盘、塑料围裙或橡胶单（防水布）、水桶2只（一盛洗胃液，一盛污水）、洗胃溶液（按医嘱根据毒物性质准备洗胃溶液。一般用量为10000～20000ml，将洗胃溶液温度调节到25℃～38℃范围内为宜）、洗漱用物（可取自患者处）	5		
	（2）胃管洗胃法：无菌洗胃包（内有胃管、镊子、纱布或一次性胃管）、塑料围裙或橡胶单、治疗巾、检验标本容器或试			
操作前准备	管、量杯、水温计、压舌板、弯盘、棉签、50ml注射器、听诊器、手电筒、液状石蜡、胶布，必要时备张口器、舌钳放于治疗碗内、水桶2只（分别盛洗胃液、污水）、洗胃溶液（同口服催吐法）、洗胃设备；电动吸引器洗胃法：备电动吸引器（包括安全瓶及5000ml容量或贮液瓶）、Y型三通管、调节夹或止血钳、输液架、输液器、输液导管；漏斗胃管洗胃法：备漏斗洗胃管。全自动洗胃法另备全自动洗胃机			某床某先生（女士）您好！为了清除您胃内的毒物，我将遵医嘱给您洗胃。洗胃时您会有些不适感，我会尽量动作轻一些，请您尽量配合我
操作程序	1. 携用物至患者床旁	2		←
	2. 核对患者床号、姓名	3		
	3. 洗胃	35		
	口服催吐法 （1）体位：协助患者取坐位	5		← 请您坐好
	（2）准备：围好围裙，取下义齿，置污物桶于患者坐位前或床旁	5		
	（3）自饮灌洗液：指导患者每次饮液量300～500ml	5		← 请您每次饮液300～500ml
	（4）催吐：自呕或（和）用压舌板刺激舌根催吐	15		
	（5）结果：反复自饮→催吐，直至吐出的灌洗液澄清无味	5		
	胃管洗胃（漏斗灌注法） （1）体位：取左侧卧位；昏迷患者可取平卧位头偏向一侧并用压舌板、开口器撑开口腔，置牙垫于上下磨牙之间，如有舌后坠，可用舌钳将舌拉出	5		← 请您左侧卧位
	（2）插洗胃管：用液状石蜡润滑胃管前端，润滑插入长度的1/3；由口腔插入55～60cm，插入长度为前额发际至剑突的距离	10		
	（3）检测胃管的位置：通过三种检测方法确定胃管确实在胃内	6		
	（4）固定胃管：用胶布固定	2		
	（5）灌洗：①置漏斗低于胃部水平位置，挤压橡胶球，抽尽胃内容物；②举漏斗高过头部30～50cm，将洗胃液缓缓倒入漏斗内300～500ml，当漏斗内尚余少量溶液时，速将漏斗降低到胃部位置以下，并倒向污水桶内（利用虹吸原理）；③如此反复灌洗，直至洗出液澄清无味为止	12		

项目		考核标准及内容要求	分值	扣分	沟　通
操作程序	全自动洗胃机洗胃	（1）操作前检查：通电，检查机器功能完好，并连接各种管道，将3根橡胶管分别与机器的药管（进液管）、胃管、污水管（出液管）相连	5		
		（2）插胃管：同漏斗胃管洗胃法	10		
		（3）准备洗胃液，将胃管与患者连接，将已配好的洗胃液倒入水桶内，药管的另一端放入洗胃液桶内，污水管的另一端放入空水桶内，胃管的另一端与已插好的患者胃管相连，调节药量流速	5		
		（4）按"手吸"键，吸出胃内容物，吸出物送检，再按"自动"键，机器即开始对胃进行自动冲洗	10		
		（5）自动洗胃，直至洗出液澄清无味为止	5		
	4. 观察：洗胃过程中，随时注意洗出液的性质、颜色、气味、量及患者面色、脉搏、呼吸和血压的变化		5		您胃内的毒物已基本洗出，请您漱口。请您好好休息，如有不适请按呼叫器联系我，我会马上赶来
	5. 拔管：洗毕，反折胃管，拔出		5		
操作后	1. 协助患者漱口、洗脸，帮助患者取舒适卧位；整理床单位，清理用物		3		←
	2. 清洁：自动洗胃机"三管"（药管、胃管、污水管）同时放入清水中，按"清洗"键，清洗各管腔后，将各管同时取出，待机器内水完全排尽后，按"停机"键关机		2		
	3. 记录灌洗液名称、量，洗出液的颜色、气味、性质、量，患者的全身反应		5		
质量标准	1. 保持患者及环境清洁，动作轻柔、熟练		5		
	2. 洗胃液选择正确，观察患者病情变化及胃内容物的性质		5		
	3. 根据病情留送标本，每次灌注量适宜，并注意回流量		5		
	4. 1次插管成功，洗胃彻底，未损伤食道及胃黏膜		5		
理论提问	洗胃的适应证、禁忌证		10		
总分			100		

171

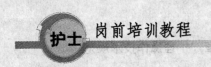

四十二、无菌技术操作程序及评分细则（见表 7－42）

表 7－42 无菌技术操作程序及评分细则

项目		考核标准及内容要求	分值	扣分
操作前准备	素质要求	衣帽整齐，洗手，戴口罩；头发不过肩，不穿硬底鞋，指甲规范；稳重大方，精神面貌好	5	
	物品	治疗盘，清洁纱布，棉签缸，碘伏瓶，无菌持物钳及缸，弯盘 2 个，无菌包（内有 2 块治疗巾），1 瓶等渗盐水，贮槽内盛治疗碗 2 个，无菌手套包（内有无菌手套 1 副）	3	
	环境	清洁，干燥，宽敞	2	
操作程序	铺无菌治疗盘及无菌包的使用	1. 检查治疗盘是否清洁干燥（检查并口述），用纱布清洁治疗盘	2	
		2. 检查无菌包的名称、有效期，有无潮湿、破损、松散（检查并口述）	3	
		3. 将无菌包放置在清洁干燥平坦处，按包折顺序小心打开，无污染	3	
		4. 用无菌持物钳取出无菌治疗巾，放于治疗盘内	3	
		5. 如包内物品 1 次未用完则按原折包好，一字形包扎，并注明开包日期、时间。24 小时未用完应重新消毒（口述）	3	
		6. 双手捏住治疗巾上层两角外面双折铺于治疗盘中，无菌巾上层向远端呈扇形折叠，开口边向外	5	
	取无菌物品、取无菌溶液及无菌持物钳的使用	7. 擦液体表面灰尘，检查溶液名称、剂量、浓度、有效期、瓶盖有无松动、瓶子有无裂缝，有无变色、混浊、沉淀等（检查并口述）	5	
		8. 启铝盖，消毒	3	
		9. 用无菌持物钳在贮槽内取一个换药碗，放于铺好的治疗盘内	2	
		10. 无菌换药碗无污染，取放无菌持物钳时应将钳端闭合，不可触及容器壁，使用时应保持钳端向下	5	
		11. 贮槽盖随即盖严，不可暴露过久	2	
		12. 开瓶塞方法正确，倒液时，瓶签向手心倒少许溶液于弯盘中，冲洗瓶口	5	
		13. 从已经冲洗的瓶口处倒出溶液至无菌治疗碗中，倒后立即将胶塞塞好	3	
		14. 记录开瓶日期、时间。已打开过的溶液可保存 24 小时（口述）	2	
		15. 放入无菌物品后的治疗盘，拉平扇形折叠层盖于物品上，上下边缘对齐，将开口处向上翻折两次，两侧边缘向下翻折 1 次。已铺好的治疗盘有效期 4 小时（口述）。记录铺无菌盘时间	5	
	戴无菌手套	16. 检查手套包的名称、有效期、有无潮湿、破损及型号（检查并口述）	3	
		17. 整理衣袖，打开手套包	2	
		18. 取、戴无菌手套方法正确	5	
		19. 未戴手套的手只能接触手套内面，已戴手套的手只能接触手套外面，如不慎将手套污染或发现有破损时应立即更换（口述）	2	
		20. 脱手套前，将手套上污物洗去，然后由手套口往下翻转脱下，不可强拉手指部分，以免损坏手套（口述）	2	
操作后		整理用物，有菌、无菌物品分开放置	5	
质量标准		坚持无菌技术操作原则	10	
理论提问		无菌技术原则	10	
总分			100	

四十三、拔火罐操作程序及评分细则（见表 7 – 43）

表 7 – 43　　　　　　　拔火罐操作程序及评分细则

项目			考核标准及内容要求	分值	扣分	沟　　通
操作前准备	护士准备		着装整洁，仪表大方	2		某床某先生（女士）您好！我将遵医嘱为您进行拔罐。您以前接受过拔罐治疗吗？让我看一下您的局部皮肤情况？您对疼痛敏感吗？您以往患过哪些疾病？对哪些药物或食物过敏？拔罐后局部皮肤会出现与罐口相当的紫红色瘀斑，数日后可自然消退。由于个人体质不同，拔罐可能会出现小水泡，请不必紧张，我会妥善为您处理。拔罐大约需要10分钟，请问您需要去卫生间吗？请准备，请与我密切配合好吗
			核对医嘱	2		
			核对，告知（瘀斑、水疱），评估患者当前的主要症状、临床表现及既往史；体质及拔罐局部皮肤情况；患者的心理状态，嘱患者排空二便	10		
			洗手，戴口罩	2		
	用物准备		治疗盘、95% 酒精棉球、血管钳、火罐、火柴、磨口瓶、弯盘	3		
	患者准备		根据穴位（以腰背部腧穴为主）取合理的体位，暴露确定穴位，保暖，注意遮挡	3		
操作程序	拔罐	定穴	1. 遵医嘱选择拔罐部位，核对部位	2		
			2. 遵医嘱选择拔罐方法，根据部位选择合适的火罐	4		
			3. 检查罐口是否光滑，有无损坏	2		
			4. 酒精棉球干湿适当	2		
			5. 点火1次成功，燃烧充分	5		
			6. 点燃后在罐内中、下段环绕，未烧罐口	5		
			7. 迅速将罐口扣在选定部位（穴位）不动，吸附力强，待吸牢后松手，适时留罐，注意保暖	10		
	灭火		8. 将燃烧的棉球稳妥投入磨口瓶	2		
	观察		随时检查罐口吸附情况，以局部皮肤紫红色为度	2		我将为您留罐10分钟后拔罐，请问您现在感觉怎么样，如有不适及时告知我
			观察局部有无烫伤和水泡	3		
			适时留罐10分钟，注意保暖	3		
			询问患者有无不适感	3		
	起罐		起罐方法正确，一手扶住罐体，另一手拇指或食指按压罐口皮肤，使空气进入罐内后顺利起罐	5		
操作后	整理		协助患者衣着，合理安排体位，整理床单位	3		您的治疗结束了，拔罐后请不要马上洗澡。同一部位，在拔罐的斑痕未消退前，不可再拔罐，感谢您的合作，祝您早日康复
			清理用物，归还原处，火罐浸泡消毒，洗手	4		
	记录		按要求记录及签名	3		
质量标准			1. 体位合理；操作熟练；吸附力强	5		
			2. 手法稳、准、快	5		
理论提问			拔火罐的适应证、禁忌证和注意事项	10		
合计			注：出现烫伤扣20分	100		

四十四、耳穴压籽操作程序及评分细则（见表 7 – 44）

表 7 – 44 　　　　　　　　耳穴压籽操作程序及评分细则

项目		考核标准及内容要求	分值	扣分	沟　通
操作前准备	护士准备	着装整洁，仪表大方	2		某床某先生（女士）您好！我将遵医嘱为您进行耳穴压籽。您以前接受过耳穴压籽吗？让我看一下您耳部皮肤情况。您对疼痛敏感吗？您以往患过哪些疾病？对哪些药物或食物过敏（您现在是在月经期或孕期吗）？您需要去卫生间吗？请准备，与我密切配合
		核对医嘱	2		
		核对；告知患者耳廓局部有发热、胀痛感，属于正常现象；评估患者当前的主要症状、临床表现及既往史；取穴部位的局部皮肤情况；对疼痛的耐受程度；女性患者的经带产史	6		
		洗手，戴口罩	2		
	用物准备	治疗盘、王不留行籽、皮肤消毒液、棉签、镊子、胶布（每小块规格为 0.5cm×0.5cm）、弯盘	4		
	患者准备	取合理舒适的体位	4		
操作程序		1. 核对医嘱所列腧穴，局部消毒	5		
		2. 探查耳穴阳性反应点 （1）观察法：拇、食二指拉住耳轮后上方，由上至下，从内到外，分区观察，如有变形、变色、结节、充血、丘疹、凹陷、脱屑等为阳性按压点 （2）按压法：在病变相应部位，用镊子尖端轻轻按压，寻找压痛点（当压到敏感点时，患者有眨眼、皱眉、呼痛、躲闪等反应）	20		耳部会有疼痛和灼热感，属于正常现象。您现在感觉怎么样？如有不适及时告诉我
		3. 一手固定耳廓，另一手持镊子将黏有王不留行籽的胶布固定于所选部位上	10		
		4. 按压，手法正确进行压迫刺激，患者有得气感觉（耳廓发热、胀痛感为得气）	10		
		5. 观察：询问患者有无不适感	5		您的耳穴压籽治疗已经结束了，有什么不适的症状吗？耳穴压籽期间，您要像我这样进行按压，每次 1 – 2 分钟，每日按压 2 – 3 次，以增强疗效。耳穴压籽夏季可留置 1 – 3 天，冬季留置 7 – 10 天，如果有胶布脱漏，我将及时为您处理，感谢您的合作，祝您早日康复
操作后	整理	协助患者取舒适体位，整理床单位	2		
		清理用物，归还原处，洗手	3		
	记录	按要求记录及签名	2		
	告知	1. 教给患者按压方法，嘱其按要求自行按压，每次 1~2 分钟，每日按压 2~3 次，以加强疗效 2. 夏季可留置 1~3 天，冬季留置 7~10 天	3		
质量标准		取穴正确；操作熟练；动作轻巧；体位合理	10		
理论提问		耳穴压籽法的禁忌证、注意事项	10		
合计			100		

四十五、刮痧操作程序及评分细则（见表 7 – 45）

表 7 – 45　　　　　　　　　　　　刮痧操作程序及评分细则

项目		考核标准及内容要求	分值	扣分	沟　通
操作前准备	护士准备	着装整洁，仪表大方	2		某床某先生（女士）您好！我将遵医嘱为您进行背部腧穴刮痧。请问您以前接受过刮痧治疗吗？您对疼痛敏感吗？您以往患过哪些疾病？对哪些药物或食物过敏（您现在是在月经期或孕期吗）？刮痧后局部皮肤会出现紫红色的痧点或痧痕，几天后会自然消退。皮肤还会有疼痛和灼热感，都属于正常现象，不用担心。您需要去卫生间吗？请准备，希望与我密切配合
		核对医嘱	2		
		核对，告知（刮痧部位出现红紫色瘀点或瘀斑，数日后可消失；局部皮肤有疼痛、灼热感）；评估患者当前的主要症状、临床表现及既往史；体质及局部皮肤情况；对疼痛的耐受程度；患者的心理状况	10		
		洗手，戴口罩	2		
	用物准备	治疗盘、刮具（牛角刮板、瓷匙等），治疗碗内盛少量清水或药液，治疗巾或纸巾，必要时备大毛巾、屏风等物	3		
	患者准备	根据部位取合理的体位，暴露刮痧部位，保暖，注意遮挡	3		
操作程序		1. 根据医嘱确定刮痧部位	4		
		2. 选择合适的刮具，检查刮具边缘，确定边缘光滑、无缺损，以免划伤皮肤	6		
		3. 刮痧手法正确 （1）手持刮具，蘸水、植物油或药液	5		我的力度您能耐受吗？请问您现在感觉怎么样，如有不适请及时告诉我
		（2）刮具与皮肤保持 45°~90°角	5		
		（3）由上至下，由内向外，单一方向刮擦局部皮肤	10		您的刮痧治疗已经结束了，感觉怎么样，有什么不舒服吗？刮痧后 30 分钟不要洗冷水澡，您可以饮温开水一杯。刮痧治疗期间要保持情绪稳定，饮食应清淡，吃容易消化、富含营养的食物，避免辛辣、油腻、生冷等食物。刮痧治疗一般间隔 3~6 天，以皮肤痧退为度，3~5 次为 1 个疗程，感谢您的合作，祝您早日康复
		（4）感觉刮具涩滞时，须及时蘸湿再刮，直至皮下呈现红色或紫红色痧痕为宜	8		
		（5）根据患者情况，随时调节手法力度	5		
		4. 询问患者有无不适，观察病情及局部皮肤颜色变化	5		
操作后	整理	清洁局部皮肤或用手掌按摩	2		
		协助患者衣着，合理安排体位，整理床单位	2		
		清理用物，分类消毒，归还原处，洗手	3		
	记录	按要求记录及签名	3		
质量标准		取穴正确；操作熟练；动作轻巧；体位合理	10		
理论提问		刮痧法的禁忌证和注意事项	10		
合计			100		

四十六、熏洗的操作程序及评分细则（见表 7 - 46）

表 7 - 46　　　　　　　　　　熏洗的操作程序及评分细则

项目		考核标准及内容要求	分值	扣分	沟　通
操作前准备	护士准备	着装整洁，仪表大方	2		某床某先生（女士）您好！我将遵医嘱为您进行熏洗治疗。请问您以前接受过熏洗治疗吗？您对疼痛敏感吗？您以往患过哪些疾病？对哪些药物或食物过敏（您现在是在月经期或孕期吗）？您如果感到温度过热，请随时告诉我。空腹或饱腹的状态下不宜熏洗。熏洗过程中如出现汗出、面赤、心慌等症状，请及时告诉我。不必紧张，我会妥善为您处理的。熏洗大约需要 30 分钟，您需要去卫生间吗？请准备，希望与我密切配合
		核对医嘱	2		
		核对，告知药液温度；评估患者当前的主要症状、临床表现、既往史及药物过敏史；体质及局部皮肤情况；女性患者的经带产史；患者的心理状况	10		
		戴口罩	2		
	用物准备	治疗盘、药液、熏洗盆（根据熏洗部位的不同，备坐浴椅、有孔木盖浴盆或治疗碗）、橡胶单、治疗巾、浴巾、镊子、毛巾、垫枕、水温表、弯盘、换药用品，必要时备屏风	3		
	患者准备	根据部位取合理的体位，暴露熏洗部位，关闭门窗，保暖，注意遮挡	3		
操作程序		1. 确定熏洗部位	5		
		2. 选用合适的容器	5		
		3. 按部位进行熏洗 （1）将煎好的药液（50℃～70℃）倒入熏洗盆内	10		
		（2）置熏洗部位于盆上，接触处垫以软枕，注意保暖	10		
		（3）用药液的蒸气熏蒸患部，定时测药温，待药温至38℃～43℃时将患处浸泡于药液中或进行淋洗	10		您现在感觉怎么样，温度可以吗？如有不适及时告诉我
		4. 询问、观察：观察和询问患者有无不适，如感到不适，应立即停止，协助患者休息	8		
操作后	整理	熏洗完毕，擦干熏洗局部的药液，协助患者衣着，合理安排体位，整理床单位	3		您的治疗结束了。熏洗后请注意保暖，不要洗冷水澡，不要吃生冷、辛辣、油腻的食物，谢谢您的合作，祝您早日康复
		整理用物，清洁消毒，归还原处，洗手	3		
	记录	按要求记录熏洗药液、部位、时间、疗效、反应等，签全名	4		
质量标准		体位合理；操作熟练；无烫伤	10		
理论提问		熏洗法的禁忌证和注意事项	10		
合计		注：出现烫伤扣20分	100		

第八章　护理质量考核标准

护理质量是指护理人员为患者提供护理技术服务和基础护理服务的效果及满足患者对护理服务一切合理需要的综合，是在护理过程中形成的客观表现，直接反映了护理工作的职业特色和工作内涵。本章重点讲述护理质量管理概论、医院护理质量管理目标、临床护理工作考核标准和质量检查评价细则。

第一节　护理质量管理概论

护理质量是指护理人员表现出的专业形象是否具有其特性，是否有助于护理对象生命质量的提高，以及护理工作的成效。广义讲，还包括护理工作效益。护理质量是护理工作的核心，也是护理管理的重点。护理质量的高低取决于护理人员的人文素质和技术水平，更依赖于护理管理的水平和质量控制的方法。管理者通过对护理质量评价来衡量护理工作目标的完成程度，从而肯定成绩，找出差距，并通过信息反馈为其决策提供可靠的信息，从而不断完善计划方案，达到进一步提高护理质量之目的。

一、质量管理与护理质量管理的相关概念

（一）质量管理的提出与发展

质量管理是指为了实现质量目标而进行的所有管理性质的活动。在质量方面的指挥和控制活动，通常包括制定质量方针和质量目标，以及质量策划、质量控制、质量保证和质量改进。

在西方管理理论与实践的发展历程中，质量管理的发展大致经历了 3 个阶段：

1. 质量检验阶段

20 世纪前，产品质量主要依靠操作者本人的技艺水平和经验来保证，属于"操作者的质量管理"。20 世纪初，以 F. W. 泰勒为代表的科学管理理论的产生，促使产品的质量检验从加工制造中分离出来，质量管理的职能由操作者转移给工长，成为"工长的质量管理"。随着企业生产规模的扩大和产品复杂程度的提高，产品有了技术标准（技术条件），公差制度（见公差制）也日趋完善，各种检验工具和检验技术也随之发展，大多数企业开始设置检验部门，有的直属于厂长领导，这时是"检验员的质量管理"。这些都属于事后检验的质量管理方式。

2. 统计质量控制阶段

1924 年，美国数理统计学家 W. A. 休哈特提出控制和预防缺陷的概念。他运用数理统计的原理提出在生产过程中控制产品质量的"6σ"法，绘制出第一张控制图，并建立了一套统计卡片。与此同时，美国贝尔研究所提出关于抽样检验的概念及其实施

方案，成为运用数理统计理论解决质量问题的先驱，但当时并未被普遍接受。以数理统计理论为基础的统计质量控制的推广应用始自第二次世界大战。由于事后检验无法控制武器弹药的质量，美国国防部决定把数理统计法用于质量管理，并由标准协会制定有关数理统计方法应用于质量管理方面的规划，成立了专门委员会，并于 1941 ~ 1942 年先后公布了一批美国战时的质量管理标准。

3. 全面质量管理阶段

20 世纪 50 年代以来，随着生产力的迅速发展和科学技术的日新月异，人们对产品的质量从注重产品的一般性能发展为注重产品的耐用性、可靠性、安全性、维修性和经济性等。在生产技术和企业管理中要求运用系统的观点来研究质量问题。在管理理论上也有新的发展，突出重视人的因素，强调依靠企业全体人员的努力来保证质量。此外，"保护消费者利益"运动的兴起，使企业之间的竞争越来越激烈。在这种情况下，美国 A. V. 费根鲍姆于 60 年代初提出全面质量管理的概念。他提出，全面质量管理是"为了能够在最经济的水平上，并考虑到充分满足顾客要求的条件下进行生产和提供服务，并把企业各部门在研制质量、维持质量和提高质量方面的活动构成为一体的一种有效体系"。

全面质量管理的兴起是质量管理在当代发展的最新阶段，也代表了当代管理学发展的最高水平。当这种方法由日本兴起并且成为一场席卷全球的管理革命时，各个领域都受到其冲击和影响。而当代的护理质量管理的兴起，也正是伴随着质量管理自身的发展而逐步形成的。

（二）护理质量管理的内涵及其在护理管理中的地位

护理质量是指护理工作为患者提供护理技术和护理服务的效果和程度，是在护理过程中形成的客观表现，是指护理管理的工作质量总和，主要是指临床护理质量，包括基础护理、专科护理、康复护理、心理护理及预防和治疗患者现有的潜在的健康问题等方面所达到的护理效果，直接关系到患者的健康。

护理质量 = 实际护理服务质量 – 服务对象的期望值。若差值为零，说明服务质量正好满足服务对象的期望值，因此对护理质量满意；当差值为正值，说明服务对象对护理服务的质量很满意；当差值为负值，说明服务对象对护理的服务质量不满意。

与之相对应，护理质量管理是指按照护理质量形成过程和规律，对构成护理质量的各个要素进行计划、组织、协调和控制，以保证护理服务达到规定的标准和满足服务对象需要的活动过程。护理质量管理首先必须确立护理质量标准，有了标准，管理才有依据，才能协调各项护理工作，用现代科学管理方法，以最佳的技术、最低的成本和时间提供最优良的护理服务。

护理质量是衡量医院服务质量的重要标志之一，它直接影响着医院的临床医疗质量、社会形象和经济效益等。在医疗市场竞争日益激烈及人们生活水平不断提高的今天，如何把握护理质量管理的重点，确保护理质量的稳步提升，提高患者的满意度，是护理管理者的中心任务，也是医院护理工作的主要目标。

（三）护理质量管理的特点

1. 综合性

护理质量管理涉及面广，主要包括有效服务工作质量、技术质量、心理护理质量、基础护理质量、生活服务质量及协调管理等质量管理。因此，在整个医院的服务质量管理中，几乎处处都有护理质量问题，事事都离不开护理质量管理。

2. 协同性

护理工作与各级医师的诊断、治疗、手术、抢救等医疗工作密不可分，同时与各技能科室以及后勤服务部门的工作也有密切的联系。因此，护理质量管理必须加强协同质量管理。

3. 技术性

护理工作是技术性、操作性很强的工作。因此，护理技术在护理管理中具有非常重要的作用和特征。护士不仅要有高尚的道德情操，更要有精湛的护理技术，这样才能提供高质量的服务水平。

4. 拓展性

护理工作已从医院走向社会，包括社区、家庭、农村等。开展的生物—心理—社会现代医学护理模式，使护理的服务内涵大大扩充。

（四）护理质量管理的原则

1. 预防为主的原则

"预防为主"贯穿于护理质量管理的每一个环节，应经常分析影响护理质量的各种因素，针对问题制定相应的护理措施，把影响护理质量的问题消灭在萌芽之中。

2. 客观数据的原则

用客观事实和数据说话是质量管理科学性的体现。在护理质量管理过程中，应正确反映医院护理质量状况，以客观事实和数据为依据，把定量与定性有机地结合起来，全面提高护理质量。

3. 标准化的原则

质量标准化是质量管理的基础。应制定各种规章制度、工作质量标准、操作规程、工作流程和应急预案等，使护理在工作中按标准要求去做，也使护士长及其他管理者按标准要求去检查、督促，做到工作有标准，评价有依据。

4. 人人参与的原则

护理质量管理是涉及多学科、多部门、多层次的系统工程，每个工作人员的工作质量、服务质量都与护理质量密切相关。因此，应倡导人人参与护理质量管理。

5. 动态发展的原则

护理质量的管理过程是一个动态发展的过程。由于护理服务对象需求的不断变化，护理人员结构也发生变化，其对护理工作提出了更高的标准和要求。

二、护理质量管理的方法

近年来，护理质量管理方法不断改进。以往的以经验管理为主的护理管理逐渐被科学的目标管理、标准化管理所替代。20世纪80年代后，目标管理法应用于护理管理中，使质量管理事后控制转为事前、事中控制和事后评价的系统管理过程。1989年卫生部颁发的"综合医院分级管理标准"（试行草案），其中包括护理标准，更是标准化管理法在护理工作中的具体应用。20世纪90年代，许多医院相继实行了全员性、全面性、全过程性的全面质量管理，并取得了很好的效果。与此同时，越来越多的管理者在思考、在尝试运用新的护理质量管理方法来适应医学模式的转变，运用护理程序设计出相对固定的内容，经反复检查来保证护理质量，并运用护理程序去解决某个护理质量问题，以寻求方法上有所突破，从而提高护理质量。护理质量管理常用的方法有以下几种：

1. 经验管理方法

该管理方法是"家长式"或"管家式"的，对护理质量只进行简单的事后检查和评比，缺乏有效的监督和反馈机制，缺乏科学标准和量化指标。

2. 统计指标管理方法

该方法是选定一些常用的护理工作指标，预先规定其标准，将实际完成情况与标准对照，利用统计指标来评价护理质量的优劣。常用指标有特护、一级护理、基础护理合格率；护理技术操作合格率；护理表格书写合格率；护理差错发生率等。

3. 目标管理方法

目标管理是将护理部整体目标转变为各层次、各部门及个人目标，建立管理的目标体系，实施检查、控制与评价，并根据各自目标完成情况分别给予奖惩。

4. 系统化管理方法

该方法以系统化整体护理模式为指导，以患者为中心，以护理程序为核心，以满足患者需要、提高护理质量为宗旨，对患者提供全面的、系统的整体护理服务和管理。

5. 标准化管理方法

该方法的特点是标准明确、具体，具有一定的先进性、统一性，便于跨区进行检查、评比，有利于增强医院的竞争能力。

近几年，医院护理服务承诺制在许多医院开始实施，并取得良好效果，显示了质量保证管理的必要性和优越性。质量保证管理是护理质量管理的新突破，将成为医院护理质量管理的主要方法之一。

三、护理质量标准管理的实施

（一）宏观与微观相结合，施行网络控制

按照护理质量管理原则，形成强有力的院控、科控、自控、互控的质控网络。

1. 护理部

重点做好全院护理质量督查和指导，进行质量决策，修订质量标准，完成质量评价，解决质量问题。

2. 科室质量控制

按照质控的内容和个人的特点及标准进行质控，重点是进行过程质量控制。

3. 自控

护士认真履行职责，自觉将质量标准与实际工作结合，形成人人参与、个个尽责的工作局面。自控的重点是做好质量保证工作。

4. 互控

互控即相互检查、相互学习、取长补短。

（二）强化思想教育，营造良好的护理职业道德氛围

管理者应掌握护理人员的心理活动，用管理心理学的观点、技巧，启发被管理者的才能，使实施标准化管理成为自觉行动，让标准成为护理行为的指南。医院能否具有高水平的医疗护理质量，在很大程度上取决于医院的医德医风建设。因此，应注重加强职业道德教育和解决深层次的思想认识问题，抓强根固本的素质教育，可通过举行各种形式的学习班或活动，如护理礼仪的学习和"假如我是一个患者"、"患者是我的亲人"等活动，提高护士的服务理念，调动护士的积极性。

（三）依据质量标准，施行合理控制

严格按照标准扎实地抓好落实，找准监控点，做到抽查与全面检查、随机与定量检查结合，充分调动护理人员的积极性与创造性。其中合理配置护理人员、合理排班机制是施行合理控制的重要手段。应做到合理定编定岗，依据工作量来配置护理人员，尽量减少护理人员的非专业性工作量。在人少工作量大的情况下，抓岗位责任制的落实，积极推行目标管理责任制，使护理工作有常规、有程序、有质量标准，鼓励有能力、有意愿的护理人员参与到管理工作中。

（四）执行常规职责，施行规范控制

规范化控制依据的是常规、制度、标准和职责。护理部负责各项制度的建立、健全、完善、落实，及卫生政策法规和医疗护理技术操作常规的贯彻落实。根据医院具体情况，及时做好相关制度的补充和完善，加强缺陷管理。同时，制定具体的工作流程和工作质量标准，建立严格的考评制度。

（五）建立检查流程，施行流程控制

护理流程控制是以流程为导向进行的护理管理。它根据日常的护理活动的顺序和职责，本着从患者需求出发、注重细节的原则，用流程的思路绘制出病房各项护理工作流程。其中流程分为核心流程、质控流程和支持系统流程。核心流程包括各个班次的流程，如责任班、早班、中班、夜班工作流程等；质控流程包括对病房各项工作目标进行控制的流程，如分级护理、基础护理、护理安全、急救物品管理等质控流程；支持系统流程包括各项护理活动的流程，如入出院患者流程、手术患者交接流程、输液输血流程、患者及标本护送检查流程等。

（六）深入科室，施行现场控制

现场控制是提高管理效能、及时解决工作偏差的有效方法。护理部及护理督导员应经常深入科室，掌握真实可靠的情况，发现问题及时解决。人人参与质量管理是现代管理活动的出发点和归宿点，护士长应对护士实行以人为本的护理管理，注重人与事相宜，达到人、事、职能效益的最大化，使每位护士的潜能在科室工作中得到最大限度的发挥。各科室成立的科室质量控制小组，护士长应根据专科特点，结合科室护理人员年资、学历、工作经验、能力等情况让每个人分管一个项目，让科室全体护理人员参与质量计划的制定和实施，营造新型的"民主参与型"的质量管理模式。

（七）树立正确的管理理念，提高护理管理者个人的非权力性影响力

非权力性影响力是由管理者自身素质和行为所形成的一种素质。护理管理者仅靠经验，是很难摆脱多年来形成的护士长就是"管家婆"的角色的。这就要求管理者要不断学习，提高自身的专业素质和管理技能。同时建立良好的人际关系，与被管理者

进行有效的沟通，自觉学习，主动创新，不断提高自身的组织、分析、协调能力和人际沟通技巧，通过个人的人格魅力感染人，提高管理质量。

（八）及时做好评价，施行反馈控制

反馈控制是对工作系统进行循环控制的联络点。其目的是避免已发生的不良后果继续发展或防止再度发生。护理部应定期将存在的问题及时反馈，督促改进。

四、护理质量评价

护理质量评价是对于护理质量管理的进一步完善。护理质量评价体系从护理质量、管理质量和工作效率三个方面全面考评护理管理质量，更具有科学性。随着护理管理观念的转变，护理质量评价内容及方法也更具现实性和针对性。一方面，对护理内容进行质量考评；另一方面，从工作任务、检查内容，以至评分标准上都贯穿"以患者为中心"的思想，重视患者对护理工作的效果评价，促进了护理人员"以患者为中心"观念的确立和护理质量的提高。

（一）护理质量评价的方式

1. 全程评价与重点评价

重点评价是对护理活动全过程进行分析评价，主要是检查护理方面整体情况，找出普遍存在的问题和需要改进的方面，为进一步修订质量标准指明方向。

重点评价：是指某项技术操作考核、危重患者的基础护理质量、护理文书书写质量、病区管理、服务质量等单项质量评价，评价的目的是发现不足之处，仔细分析，及时提出解决问题的办法，采取补救或纠正措施。

2. 事前评价与事后评价

事前评价是在标准实施前进行的评价，评价的目的是找出质量问题，明确实施标准应重点解决的问题。事后评价是在某项标准实施后进行的评价，评价的目的是总结经验与不足，明确质量改进的方向。

3. 定期评价与不定期评价

定期评价是在规定的时间内进行的评价，如周评价、月评价、季评价、年评价。不按规定的时间，随机进行的评价为不定期评价。不定期评价真实性强，是在毫无准备状态下进行的评价，能较真实地反映护理质量问题。

4. 自我评价与他人评价

自我评价是由被评估者本人对自己在一定时期内所做的各项工作对照质量标准进行的自我总结和评价。

他人评价包括医护人员的相互评价，上级机关组织的评价及患者或家属的评价。采用自我评价与他人评价相结合能全方位、多角度地发现问题，弥补自我评价的不足。

（二）护理质量评价的方法

1. 垂直质量控制与横向质量控制相结合的方法

垂直质量控制是指护理部主任对科护士长、科护士长对护士长、护士长对护士自上而下地层层把关，环环相制，逐级地进行定期或不定期的检查和考核。该方法有利于把好医嘱关、查对关、交接关、危重患者护理关、特殊检查诊疗关等护理工作的各个环节，是目前广泛使用的一种评价方法。

2. 预防性质量控制与反馈性质量控制相结合的方法

预防性质量控制又称为事先控制、前馈控制，是指管理者有计划地对各层次护理人员进行的业务培训、职业道德教育、安全教育、技术操作培训，以及制定护理差错事故防范措施等。反馈质量控制又称回顾性质量控制，目的是针对已经出现或可能出现的问题，分析其原因和对未来可能产生的影响，及时纠正，防止同类问题再度发生。

（三）护理质量评价的程序

1. 收集信息

如从护理病历中查找有关基础质量的信息，征求患者对护理人员的意见。通过观察护士的操作过程，获得过程质量或护士行为等信息。

2. 信息与标准比较

将收集到的详细资料与标准对比，如完成多少、未完成多少、完成质量怎样。

3. 判断分析

对评价结果进行分析衡量，不仅要对评价所需数据进行阐述，对评价结果分析要客观，而且还要对一些影响因素予以说明，以便在今后评价工作中确立标准时加以注意。其可以用完成指标的百分值来表示，也可以用不同的等级来描述。

4. 找准存在问题，纠正偏差，积极改进

提供适当的反馈，对评价结果及时进行分析与交流，提出纠正措施和改进方案，以推进护理管理工作的进行，最大限度地激励护理人员。

护理质量是护理工作的永恒主题，是护理管理的核心，它直接关系到医院在社会公众中的形象。临床工作中应积极发挥质量控制、指导、协调和监督作用，做好服务中各环节的管理，增强护士的质量意识，促进护理质量不断提高。

第二节　医院护理质量管理目标

一、医院护理质量管理的总体目标

医院护理质量管理的总体目标是：提高护理人员的综合素质，提升护理质量，确保护理安全，从而提升患者的满意度和信任度。

二、医院护理质量管理的具体目标

1. 职业道德素养：热爱专业，技术精湛，服务热情周到，仪表端庄，举止稳重，语言文明规范。

2. 病房环境：整洁，肃静，安全，舒适，秩序井然。

3. 基础护理：患者感觉舒适、干净，无并发症发生。

4. 护理技术操作：技术熟练，动作敏捷、正规，准确无误。

5. 表格书写：干净整洁，内容真实，准确完整。

6. 消毒隔离：严格执行消毒隔离制度，有效预防和控制医院感染。

7. 整体护理：以患者为中心，实施辨证施护。

三、护理管理指标及计算方法

（一）护理管理指标

基础护理合格率≥90%，护理文书书写合格率≥95%，常规消毒合格率≥95%，护理基础理论考试合格率≥95%，年护理事故发生率为0，年压疮发生率≤1%，护理技术操作合格率≥95%，急救物品完好率100%，危重患者合格率≥90%，继续教育合格率≥90%，患者满意度≥95%，健康宣教覆盖率≥80%。

（二）计算方法

1. 基础护理合格率＝基础护理考核合格患者数/基础护理考核患者总数×100%

（1）一级质控检查：各病区抽查5例患者，遵循先查重患者后查轻患者的原则，每个护理级别的患者均检查，了解基础护理情况，按月计算合格率。

（2）二、三级质控检查：每个病区抽查5例患者，要求检查1例特级或一级护理患者，1例二级护理患者，3例三级护理患者。

（3）各级护理级别患者不齐全时，仍查5例患者，遵循先查重患者后查轻患者的原则，无特级或一级护理患者，改查二级护理患者，扣分相应调整。

（4）记录抽查每位患者的床号、姓名、扣分及原因。

2. 护理文书书写质量（标准分100分，合格分≥80分）：护理文书书写合格率＝护理文书书写合格份数/护理文书抽查总份数×100%≥95%。

每个病区抽查病历3本：其中体温单3份、危重患者护理记录单1份、一般患者护理记录单2份、医嘱单3份。若无危重患者，改查一般患者护理记录单。

3. 常规消毒质量（标准分100分，合格分≥95分，一人一针一管执行率、常规器械消毒灭菌合格率100%）：一人一针一管执行率＝已执行科室数/应执行科室数×100%。常规器械消毒灭菌合格率＝灭菌物品合格件数/灭菌物品总件数×100%。100%随机抽查病房若干件灭菌物品，了解是否符合要求。

4. 护理基础理论考试合格率（标准分100分，合格分≥95分）：护理基础理论考试合格率＝护士参加考试合格人数/护士参加考试总人数×100%，100%笔试、口试等。

5. 年护理事故发生次数：一年内护理人员发生护理事故的次数。

6. 年压疮发生率：一年内护理人员发生压疮的次数。

7. 护理技术操作合格率（标准分100分，合格分为90分）：护理技术操作合格率＝护理技术操作考核合格护士人数/考核护士总人数×100%，100%随机抽查护理操作。

8. 急救物品完好率：急救物品合格数量/总的急救物品×100%。

9. 危重患者合格率：抽查危重患者合格人数/危重患者总人数×100%。

10. 继续教育合格率：参加继续教育的合格护士数量/参加继续教育护士总人数×100%

11. 患者满意度：患者对护理质量评价之和/问卷应答总人数×100%。

12. 健康宣教覆盖率：患者对健康教育知晓得分之和/问卷应答总人数×100%。

第三节　护理质量考核标准

护理质量考核内容与标准见表 8 - 1。

表 8 - 1　　　　　　　　　　　护理质量考核内容与标准

项目	考核内容	标准（%）
护理质量考核标准	危重患者合格率	≥90
	基础护理合格率	≥90
	护理技术操作合格率	≥95
	护理文书书写合格率	≥95
	护理差错、事故发生率	0
	毒麻、贵重药品专人保管，定时清点有记录，无过期、变质药品	100
	抢救仪器设备完好，急救药品、物品完好率	100
	消毒灭菌物品管理有序，无过期物品	100
	年皮肤压疮发生次数	≤1
	患者对自己疾病知识、治疗方案、用药等了解程度	≥80
护理服务质量考核标准	护理工作要以人为本，尊重患者的人格和隐私，在处置时避免过多的暴露患者	患者及家属对护理工作的满意度≥90
	加强与患者的交流与沟通，做好心理护理	
	在每项操作前均做好对患者的告知	
	护士对患者要耐心、细心、热心，礼貌待人	

第四节　护理质量检查评价细则

一、护理质量考核及评价标准

（一）病房管理质量评价标准

【内容与质量标准】

1. 护士素质要求

（1）严格遵守劳动纪律，准时上岗，上班不迟到、不早退。工作期间不脱岗、不集体聊天、不上网聊天、不电话聊天或短信聊天、不干私活、不打电脑游戏，不长时间会客，不许带孩子值班。

（2）仪表端庄，淡妆上岗，正确佩戴胸卡，禁止反面佩戴及半露半掩胸卡。不穿硬底鞋，不戴耳环、耳坠、戒指、手镯、手链、脚链及夸张的头饰，不染彩色头发，不着浓妆，头发前不过眉、后不过肩，不染指（趾）甲、不留长指甲，自己的衣袖或

裙摆不得超于工作服之外

（3）工作服统一规格，不得擅自修改长短、肥瘦，勤换洗，无污渍。

（4）耐心答询，语言文明，体态语言要自然而不做作，不与患者争吵、顶撞，精神饱满，工作认真，服务热情周到，称谓尊重，切忌表情呆板、冰冷、不耐烦，处事有礼貌，不背后议论病人的个人及家庭隐私，不嘲笑患者的地方口音和习惯动作。

（5）工作中做到"四轻"（说话轻，走路轻，操作轻，关门轻），"六声"（问候声，告别声，关爱声，道歉声，致谢声，回应声）。

（6）举止沉着稳重，不在工作场所大声喧哗及嬉笑打闹。

【分值】3分。

【评分标准】一项不合格扣0.5分。

2. 病房管理要求

（1）熟知各项护理工作制度，明确岗位职责及工作标准。推车、轮椅清洁，功能良好，定点放置。

（2）病房环境清洁整齐，舒适安全，肃静无噪声。呼叫器齐全、功能良好，患者知晓使用方法。

（3）探视按规定时间。

（4）病房物品放置有序，窗帘、隔帘悬挂整齐、清洁，病床间及公共通道无杂物、无陪护床。床单位清洁、整齐，床头桌每日用清洁的湿抹布或消毒液擦拭1次，被服定期更换。四壁、屋顶无灰网、地面无杂物，屋内无蟑螂。

（5）病房每日紫外线灯消毒2次，通风1~2次。所用消毒剂必须有卫生许可证，并且在有效期内。

（6）卫生间无臭味、无杂物和各种废物堆放，墙面、地面、瓷砖、便池、便器无垢、无污物，地面不积水。垃圾箱清倒及时，周围干净。

（7）患者出院后，床单位做好终末消毒。

（8）被服有专人负责，每月清点，账物相符，保证使用。

【分值】3分。

【评分标准】现场考查护士对各项护理工作制度、岗位职责及工作标准执行情况，每一项缺陷扣0.5分；病房管理不到位，每一项扣0.5~1分。

3. 处置室（治疗室）、换药室的管理

（1）严格执行治疗室、换药室管理制度；严格执行无菌技术操作规程。

（2）进入治疗室、换药室衣帽要整齐，操作时戴口罩，非医护人员禁止入内。治疗车、治疗盘清洁、规范。

（3）严格区分有菌区、无菌区和清洁区，并有明显标记。

（4）各种物品、药品、器械认真交接，账目清楚，查看记录，无过期物品。药品（内服药、注射药、外用药、麻醉药、毒性药、精神药、放射性药）分类定点放置，摆放有序，瓶签字迹清晰、醒目，药柜清洁，高危药品有醒目标识。

（5）各种治疗盘内的物品用后及时整理、清洁、消毒，定期检查。治疗车按规定位置摆放、清洁。

（6）换药室严格做好器械消毒和污物处理，传染及特殊感染患者用过的器械要经特殊处理（实行双消法）。

（7）室内保持清洁整齐，卫生用具专用。换药室设专人管理。

（8）冰箱清洁，内部物品放置有序，无关物品禁放。

【分值】3分。

【评分标准】现场考查有关记录，每缺陷一项扣0.5分。

4. 护士站（办公室）的管理

（1）物品固定放置，凡与办公室无关的物品一律禁止放入。

（2）保持清洁、整齐，各班交班前清扫，每周大清扫1次。

（3）非工作人员不得进入护士站，患者及家属不得翻阅病案。

【分值】2分。

【评分标准】一项不合格扣0.5分。

5. 安全的管理

（1）严格执行查对制度，发药、注射、输血认真做好"三查七对"，每次输液换药必须与患者沟通，在得到患者确认后方可换药。

（2）有差错事故登记报告制度，各科有差错事故登记本，对所发生的差错组织讨论分析，提出整改措施，并有记录。

（3）有巡视卡，患者有处置时，每30~40分钟巡视1次并记录；患者没有处置时，上午、下午和夜班各巡视1次并记录。

（4）推车或端盘处置，必须端盘换药。

（5）处置后保留空瓶24小时，以便查对。

（6）药物过敏标志清楚，药物试验阳性标志填写在医嘱单、护理记录单、床头卡、注射卡、病历夹封面。

（7）住院患者无烫伤、压疮、冻伤、坠床、导管意外脱出、摔倒等，安全措施到位。

（8）儿童、危重、昏迷、精神失常的患者有安全措施。

（9）掌握"患者安全管理应急预案与处理程序"，并有运用能力，如地震、失火、停电、患者失踪、坠床、自杀等。病区内严禁使用家用电器，禁止吸烟，每人都会使用灭火器。

【分值】6分。

【评分标准】无差错事故登记报告制度不得分；发生事故不上报、无整改措施不得分；未保留空瓶不得分；未及时巡视、未端盘1次扣1分。现场访谈患者，有一项不合格扣2分。

6. 科室质量控制的管理

各科成立质量控制小组，每月护理工作质量目标考核有记录，对存在的问题分析深刻，制定整改措施，体现持续改进过程；对护理部下达的督办单有持续整改措施，并记录。

【分值】6分。

【评分标准】查记录，无记录不得分；有一项不合格扣0.5分；对护理部下达的督办单无持续改进措施扣1分。

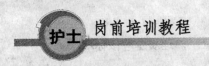

（二）基础护理质量评价标准

【内容与质量标准】

1. 患者一览表

（1）患者一览卡、床头卡与病历书写内容一致。字迹清晰，项目齐全。

（2）护理级别标识做到床头卡、一览卡与医嘱相符。

（3）饮食标志清楚，做到床头卡、一览卡与医嘱相符。

（4）药物过敏者在一览卡、床头卡、护理记录单、医嘱单、病历上均有明显标识。

【分值】1分。

【评分标准】有一项不合格扣0.5分。

2. 晨晚间护理

（1）晨间护理在患者早饭前进行，做到病室整洁，空气新鲜；给予湿式扫床，做到一床一套。

（2）晚间护理在患者晚饭后或睡前进行，做到环境清洁、舒适、安静，有利于睡眠。

【分值】1分。

【评分标准】现场考查与患者访谈结合，有一项不合格扣0.5分。

3. 生活护理（一级护理、危重、卧床患者）

（1）患者手足、头发清洁，指（趾）甲、胡须短。

（2）床单位清洁、平整，干燥，无污迹，定期更换。

（3）做好口腔护理，并记录，口腔清洁无味，口唇无干裂，昏迷患者用湿纱布覆盖口腔。

（4）做好会阴护理，并记录，会阴清洁，无分泌物，无异味。

（5）做好眼部护理，并记录，眼部清洁，无分泌物，眼睑不能闭合者用凡士林纱布覆盖。

（6）做好皮肤护理，各班每日交接有评估记录，皮肤完整，无压疮发生。

（7）不能自理者有安全防护措施，加床栏、约束带，防止坠床。

【分值】5分。

【评分标准】现场考查，一项不合格扣0.5分；查记录，无记录，一项扣0.5分。

4. 观察病情

（1）责任护士需掌握所负责患者的下列情况：

①一般资料：姓名、性别、年龄、床号。

②诊断：包括中医诊断、西医诊断。

③病情：简述住院的原因、身体状况（目前临床表现、饮食、睡眠、二便等）、心理状况，手术的名称及日期等情况。

④治疗原则。

⑤用药：主要的用药及目的，药物的作用及副作用，注意事项。

⑥护理措施得当，有针对性，且及时。

（2）按分级护理要求，定期巡视病房，发现问题，及时上报医生，并积极配合处理。

（3）危重患者床头交接班（包括病情、治疗、护理等），双签字，有记录。

（4）及时、准确、详细、连续地记录患者病情变化，包括生命体征，神志、症状和体征、治疗用药情况、施护情况等。若手术患者须记录麻醉方式、手术名称、返回病房状况、伤口状况及引流情况等。

（5）各种导管通畅，位置正确，妥善固定，无粘贴痕迹，防止扭曲、受压、堵塞、脱离，保持通畅；及时观察引流物色、量、性状，并记录。

（6）熟练掌握急救仪器的操作步骤，如 ECG 机、呼吸机、输液泵等。

【分值】12 分。

【评分标准】抽查一名责任护士了解对患者病情的掌握情况，少一项扣 1 分。未按分级护理、未及时发现问题，一项扣 1 分。现场考察危重患者，有一项护理不到位扣 1 分；记录不及时准确，一项扣 0.5 分；住院期间发生压疮扣 3 分。

5. 入出院介绍

主动介绍病房环境、应急通道、各种设施的应用；详细介绍便民措施、住院患者须知和相关医院制度、主管医生、责任护士。出院时给予健康指导，与患者说明服药的方法、注意事项，出院后的休息、饮食、运动要求及专科康复注意事项、复查的时间、地点等。

【分值】1 分。

【评分标准】访谈患者，有缺项者，每一项扣 0.5~1 分。

（三）专科护理质量评价标准

【内容与质量标准】

1. 基本护理

掌握本科室常见病中医护理常规情况，并能熟练应用于临床。

【分值】3 分。

【评分标准】抽查 2 名护士，一项未答全扣 0.2 分。

2. 专科护理记录标准

（1）体现专科护理特点及辨证施护。

（2）记录及时、准确、认真。若病情有变化，随时记录。

（3）记录内容包括病情变化、护理措施（记录为患者实施的护理内容）及护理效果。

（4）护理措施有针对性、可行性、有效性、连续性，针对上次记录的护理措施有实施效果评价。

【分值】3 分。

【评分标准】抽查 3~5 份病历，未体现专科特点及辨证施护的，一项扣 0.5 分；记录不及时、不认真的，一项扣 0.5 分；记录不全面、不完整的，一项扣 0.5 分；未体现连续性、未及时评价的，一项扣 0.5 分；护理措施针对性不强或无效果评价，一项扣 0.5 分。

3. 健康教育

（1）科室有健康教育指导计划。

（2）每月开展形式多样的专科教育，如座谈、专题讲座、多媒体授课、发放健康教育指导单等，有记录。

（3）运用中医专科护理常规及专科护理技术操作指导患者生活起居、饮食、情志、用药及预防保健，并记录。

（4）每日责任护士对所负责的患者交流时间累计达30分钟以上。

【分值】4分。

【评分标准】现场检查原始资料，无计划扣1分；无专科教育记录扣1分；无指导患者记录，一项扣0.5分；按记录内容，现场访视患者，未进行专科教育，一项扣2分，扣完为止。

（四）护理技术操作质量评价

【内容与质量标准】

1. 西医技术操作

严格执行"三查七对"，严格执行无菌技术操作原则及操作程序，技术熟练，动作敏捷正规，准确无误（具体操作流程详见西医操作标准）。

【分值】10分。

【评分标准】一项不符合要求扣0.5分。

2. 中医技术操作

熟悉每项操作的适应证、注意事项，准备用物齐全，严格按照正规操作要求进行（具体流程详见《中医护理常规和技术操作规程》）。

【分值】5分。

【评分标准】一项不符合要求扣0.5分。

（五）护理文书书写质量评价标准

【内容与质量标准】

1. 护理文书书写基本要求

（1）总体要求：科学、客观、真实、准确、及时、完整，保持动态连续性和逻辑性。文字简明扼要，使用医学术语，时间记录到分钟。

（2）护理文书版面整洁，书写清晰，语句通顺，标点正确，原则上用蓝黑钢笔或蓝黑碳素笔书写，有特殊要求者除外，如过敏试验呈阳性者，要用红笔做（＋）标识。

（3）抢救急危重症未能及时记录的护理内容，当班护士应当在抢救结束后6小时内据实补记录，并注明抢救完成时间及补记录时间；口头医嘱必须在抢救结束后立即补记录。

（4）表格眉栏及其他项目栏逐项填写，无漏项，署名签全名。未注册护士、实习学生采取注册护士/非注册护士（学生）的方式署名。

（5）记录中出现错误需要修改时，在需修改的原记录上用双线标识并签名，在其后或上方正确书写，保证原记录清晰可辨，不得用涂改液、刀刮、剪贴、涂黑等方法。

（6）日期用公历年记录，时间用北京时间，使用24小时制记录，使用中华人民共和国法定计量单位。

【分值】2分。

【评分标准】抽查 3～5 份病例，未按要求记录，一项扣 0.2 分。

2. 体温单

（1）成人体温单

①眉栏项目填写齐全，体温单绘制正确，点圆线直，无涂改。

②入院、出院、专科、手术、请假、呼吸心跳停止等项目填写正确；日期按照年－月－日格式书写，日期栏填写在每页的第一栏，注明月份。

③新入院体温正常者，日测 2 次，连测 3 天；手术后体温正常者，日测 4 次，连测 3 天；体温超过 37.5℃以上者，日测 4 次，体温正常后连测 3 天，改为日测 1 次；物理降温者有标记。

④新入院当日有体重、血压记录，以后每周至少记录 1 次。无血压变化可根据医嘱执行。

⑤正常进食情况下，每 24 小时记录 1 次大便，灌肠用"E"表示，大便失禁或假肛用 * 表示；每 24 小时记录 1 次小便，小便失禁用 * 表示；需要记录小便量的，单位用"ml"表示。

⑥一般患者记录大小便次数，特殊患者、危重患者遵照医嘱记录液体出入量。

（2）新生儿体温单

①各眉栏项目、日期及页数用蓝墨水笔填写；40℃～42℃用红墨水纵式一字一格；填写入院、分娩、出院、手术、转入、转出、死亡及时间（手术不写时间）。每人首页第 1 天填写年、月、日，其余 6 天只填日，跨年填年、月、日，跨月填月、日。

②体温在 35.9℃（含 35.9℃）以下者，在 35.9℃横线下用蓝铅笔写"不升"，不与下次体温相连。凡 39℃以上的体温要有降温表示；如降温无效反升高，应记录于护理记录上。

③常规体温每日测量 2 次，新入院患者 24 小时测试 4 次，次日体温正常改常规测试。

37.5℃以上者，每 4 小时测试 1 次；体温正常后连测 3 次，再改常规测试。

④出院、死亡之后不得出现体温。新入院、新生儿必须有体温、体重。粪便栏内按规格要求填写（蓝墨水笔），如 3/黄，1/黑。每日记录小便次数于相应栏内。

⑤黄疸出现即日，在相应栏内用蓝墨水笔以"V"表示。黄疸指数每日填写于相应栏内。

喂奶方式在相应栏内以"Y"表示。

【分值】1 分。

【评分标准】抽查 3～5 份病例，有一项不符合要求扣 0.2 分。

3. 医嘱单

（1）眉栏项目填写齐全。

（2）及时执行医嘱，有执业资格的护士签名、签时间，准确到分钟。

（3）试敏标记清晰：阴性者盖戳或用红笔书写（－）；阳性者盖戳或用红笔书写（＋）。医生需下停止医嘱。

（4）白班医嘱由夜间值班护士核对；夜间医嘱由白班护士核对；护士长每周大查对 1 次，并签名。对重整医嘱、出院医嘱当班核对。

（5）对长期医嘱执行单的特殊要求：

①护士每次执行后按时在执行栏内签署执行日期、时间和姓名，不得空项；必要时在时间栏内注明给药速度或注明未用药的原因。

②执行停止医嘱时，医护须注明停止时间及签全名。护士在执行栏用"／"对角画斜线。

③出院时须停止所有注射医嘱，执行护士签名，另外一名护士在核对栏内核对签名。

【分值】3分。

【评分标准】抽查3~5份病历，一项不符合要求扣0.2分。

4. 护理记录单

（1）重症护理记录单

①记录频次原则上随病情变化及时记录。日间至少2小时记录1次，夜间至少4小时记录1次，病情变化时随时记录。记录时间具体到分钟，用蓝黑笔书写。

②常规每4小时测量生命体征1次，体温单上画中间4格，特护体温单逢格必画。

③准确记录患者的病情变化，及时记录血压、体温、脉搏、呼吸、24小时出入量及护理措施、方法、时间和效果。手术患者还应重点记录麻醉方式、手术名称、返回病室状况、伤口状况和引流情况等。

④对病情及出入量白班有小结，夜班有总结。书写格式：病情记录栏内写明"日间小结"、"总结"；出入量用红笔记录，并在其下用红双线标识；床头交班后，在病情记录栏内另起一行双签字。

⑤患者病故有死亡小结。

（2）一般患者护理记录单

①记录频次原则上随病情变化及时记录。一般患者1周记录1~2次，术后患者连续记录3天。

②首次记录栏内第一行顶格记录患者的4天生命体征；从第二行开始记录患者的入院时间、入院方式、入院时的神态、面色、形体、主症、舌苔、脉象、二便，以及诊断和治则。继续书写"施护要点"后，另起一行顶格书写护理措施，每条另起一行。

③以后每次记录第一行均记录患者的4大生命体征；设有特殊告知记录本，特殊疾病患者有特殊护理记录。在医师对于病情变化的患者作出处理后，在半小时到1小时记录患者对医疗干预的效果。

④出院前有出院指导。

⑤体现二级负责制。

【分值】3分。

【评分标准】抽查3~5份病历，书写格式不符合要求，一项扣0.2分。

（六）消毒隔离质量评价标准

【内容与质量标准】

1. 基本要求

（1）有消毒隔离制度，掌握内容。

（2）严格执行无菌技术操作规程，着装规范，进行各种治疗、操作前后，使用

"六步洗手法"标准进行洗手。

【分值】1 分。

【评分标准】现场检查，一项回答不全者扣 0.2 分，一项不符合要求扣 0.2 分。

2. 处置室、换药室消毒与无菌物品管理

（1）处置室、换药室消毒：每日通风、湿式清扫后紫外线照射 2 次，时间累计超过 800 小时更换灯管；每月 1 次空气细菌培养；紫外线灯表面保持清洁，随时擦拭，每 2 周用酒精棉球擦拭 1 次。

（2）无菌物品管理：无菌器械须放置在无菌专用柜内，灭菌包里卡外带完整，标签消毒日期清楚，有效期 7 天。

（3）镊子缸、棉签缸的消毒：每周高压灭菌 1 次，碘伏瓶每周高压灭菌 2 次。

【分值】2 分。

【评分标准】检查登记簿，无累计、无签名一项扣 0.2 分；无空气培养化验单 1 次扣 0.2 分；紫外线灯管有灰尘扣 0.2 分。无菌物品摆放不合理扣 0.2 分；过期一项扣 0.5 分。

3. 输液器、注射器、止血带等器械管理

（1）输液器、注射器：一次性使用，一人一针一管，用后毁形，针头剪入利器盒内，其他部分分类放入医疗废物袋内，封好标签，做好交接登记。

（2）止血带：一人一带，用后浸泡在 500mg/L 含氯消毒液中，浸泡 30 分钟后，冲洗晾干备用。

（3）呼吸机、吸氧面罩、湿化瓶、引流瓶、吸引器：在清洁的基础上，耐高温的采用压力蒸汽灭菌，不耐高温的部分再次浸泡在 500mg/L 含氯消毒剂中 30 分钟，清水冲洗，干燥，封闭备用。

【分值】3 分。

【评分标准】现场查看医疗废物毁形情况，毁形不彻底扣 0.5 分。无登记、无交接记录各扣 0.2 分。止血带数与静点患者数不相符扣 0.2 分。未按要求消毒，一项扣 0.2 分。

4. 特殊传染病患者

（1）特殊传染病患者污染的器械先采用含氯消毒剂 2000mg/L 浸泡 30 ~ 45 分钟后，清水冲洗，擦干；耐高温部分用压力蒸汽灭菌，不耐高温部分再次浸泡在 500mg/L 含氯消毒剂中 30 分钟，清水冲洗，干燥，封闭备用。

（2）患者的胃肠减压袋、尿袋等，用后浸泡消毒后按医疗废物分类收集，集中处理。

（3）体温计用后在 500mg/L 含氯消毒液或 75% 酒精中浸泡 30 分钟后，用流水冲洗，干式保存。

【分值】1 分。

【评分标准】现场查看，未按要求消毒者不得分。

5. 其他

（1）床单位清洁整齐，实行一床一套湿扫法及一桌一巾制，用后消毒。每周至少更换床单 1 次。患者出院后进行终末消毒处理。

（2）冰箱内保持清洁，不许放置与医疗无关的物品。

（3）拖布各室分开设置，标记清楚，用后清洗消毒，悬挂、晾干备用。

【分值】2分。

【评分标准】查看消毒液的浓度，若浓度及液体不达标一项扣0.2分。床单位未按要求交理，一项扣0.2分。冰箱内存放食物扣0.2分。拖布未按要求消毒，扣0.2分。

6. 医疗废物管理

（1）按国家条例进行分类收集、专人管理，环保集中处理。

（2）重点科室标准另外制定。

【分值】1分。

【评分标准】按标准检查，少登记、不贴标签、不分类，一项扣0.2分。

（七）急救物品管理质量评价标准

【内容与质量标准】

1. 抢救仪器（如心电机、呼吸机、心电监护仪、除颤仪等）有专人负责，有操作标准及应急预案；有维修、保养记录。熟练掌握急救仪器的操作步骤。

2. 抢救物品有专人负责，每日清点、检查。

3. 抢救物品齐全，处于良好备用状态，完好率达100%。

4. 抢救完毕，药品物品及时补充、检查，随时可以投入抢救状态。

5. 抢救药品齐全，定量、定位、定期检查，专人管理，无过期、破损、变性，有使用记录。

6. 常备药品有专人负责，无过期、破损、变性，用后及时补充，有交接记录。

7. 毒麻药品有专人负责，双锁、双人管理，使用有登记，双签字。

【分值】5分。

【评分标准】现场检查、考核，有缺陷一项扣0.5分。

（八）值班护士工作质量评价标准

【内容与质量标准】

1. 值班护士掌握病房患者总数和陪护人员数。

2. 值班期间巡视病房及时，做好自我介绍，掌握病房患者整体情况。

3. 掌握重症患者病情、治疗和护理（质量标准同基础护理质量评价标准）。

4. 值班护士着装整齐，熟悉本岗位职则。

5. 病房环境安静、安全、整洁，病区卫生良好。

【分值】5分，每项各1分。

【评分标准】（1）未掌握一项扣0.5分；（2）现场访视患者，未及时巡视扣0.5分；未做自我介绍扣0.2分，不掌握患者整体情况扣0.5分；（3）现场考核护士，不符合要求不得分；（4）着装不符合要求，扣0.5分；不熟悉岗位职责扣0.5分；（5）环境卫生不符合要求，一处扣0.2分。

（九）临床教学管理与业务学习管理质量评价标准

【内容与质量标准】

1. 各科按教学计划认真完成临床教学任务。按实习计划要求接受实习学生，不私自滥收学生，督促学生按时间转科。

2. 对学生严格管理包括出勤情况，每月 1 次出科考核（护理技术操作、专科护理等内容），有记录。

3. 带教教师能够认真完成带教工作，并记录。每次学生轮科进行出科考试 1 次。

4. 各科有业务学习计划，对不同层次的人员有针对性培训计划，并定时进行考核，有记录。科内每 2 周安排 1 次教学查房。

5. "三基三严"训练，有记录。

【分值】5 分。

【评分标准】其中一项未达标扣 1 分。

二、危重患者护理质量检查标准

（一）病室环境

【内容与质量标准】

1. 空气新鲜，温湿度适宜。

2. 床铺平整、清洁，干燥、无碎屑，定期更换床单位。

3. 室内保持安静，工作人员动作能做到"四轻"（说话轻，走路轻，操作轻，关门轻）。

【分值】15 分。

【评分标准】现场检查，一项不合格扣 5 分。

（二）病情观察

【内容与质量标准】

1. 掌握患者病情（"七掌握"），发现异常主动通知医生。

2. 观察病情细致，做好记录，准确、熟练实施各项监护方法。

3. 随时检查各种导管是否通畅，发现异常及时处理。

4. 做到床旁交接班。接班护士确定无问题后，交班护士方可离开病房。

【分值】20 分。

【评分标准】现场抽查护士 2 名，一项不合格扣 5 分。

（三）急诊急救

【内容与质量标准】

1. 做好各种抢救仪器、物品、药品的准备和保管工作，保证抢救仪器、药品性能完好。

2. 熟悉各种抢救药品的使用方法、作用、剂量、浓度，抢救时严格执行查对制度，做到无差错。

3. 严格无菌技术操作，防止逆行感染。根据病情做好抢救准备。

【分值】20 分。

【评分标准】现场检查仪器的备用状态，一项不合格扣 6~7 分。

（四）生活护理

【内容与质量标准】

1. 定期为患者洗头、擦浴，使患者清洁、舒适。

2. 加强口腔护理、皮肤护理、会阴护理，预防并发症。

3. 根据病情给予正确卧位。对烦躁不安者加床档或用约束带妥善固定，防止发生意外。

【分值】20分。

【评分标准】现场检查，一项不合格扣6~7分。

（五）饮食护理

【内容与质量标准】

1. 流食或半流食，少量多餐。

2. 对不能进食者鼻饲或胃肠外营养。

3. 水分丢失较多的患者，补充足够水分。

【分值】10分。

【评分标准】现场抽查护士1名、患者1名，一项不合格扣5分。

（六）心理护理

【内容与质量标准】

1. 态度温和、诚恳、宽容，富有同情心。

2. 操作娴熟、认真，一丝不苟。

3. 树立患者战胜疾病的信心。

4. 做好患者家属的心理护理。

【分值】15分。

【评分标准】现场不达标酌情扣分。

第九章　护士礼仪

随着社会的进步、科技的发展以及医学模式的转变，"健康"和"护理"的概念均发生了较大的变化。护理人员在提供护理服务过程中，得体的举止、恰当的言谈等良好的行为礼仪，将会对服务对象的身心健康产生药物所不能达到的效果。而这些无不要求护理人员更新观念，不懈的学习和实践，提高自身综合素质，重视塑造护理工作者良好的职业形象。其中礼仪规范是培养护士良好素质的重要手段之一。

第一节　护士的仪态礼仪

一、仪态的构成

（一）仪态的含义

仪态是指人在行为中的姿态和风度。姿态是指身体所呈现的样子，如站立、行走、弓身、就座、眼神、手势、面部表情等。风度是一个人内在气质的外在表现。仪态属于人的行为美学范畴。美的姿态和动作往往唤起人们的美感。它既依赖于人的内在气质的支撑，同时又取决于个人是否接受过规范和严格的体态训练。仪态的美是一种综合的美、完善的美，是仪态礼仪所要求的，同时也包括了一个人内在素质与仪表特点的和谐。

（二）仪态的构成特征

1. 仪态是一种"无声的语言"

在日常交往中，人们能通过语言交流传播信息，在讲话的同时，人的面部表情、身体的姿态、手势和动作也在传递信息。对方在接受信息时，不仅"听其言"，而且也在"观其行"。现代心理学家也认为：人们所接受来自他人的信息中，有7%来自言辞，有38%来自声音，55%则来自无声的语言。

由此可见，仪态语言在人际交往中占有重要的位置。在护理工作中，护士对患者的轻轻抚摸是一种无声的安慰；护士面带亲切、真诚的微笑，可使患者感到舒服和信任；护士在操作时动作轻柔娴熟，可使患者更有信心积极配合。

2. 仪态是内在气质的真实体现

在表情达意方面仪态不像有声语言那么明确，但它在展现人的性格、气质、态度、心理活动等方面都更真实可靠。在社会交往中，人们可以通过你的一举一动、一颦一笑，判断出你的德才、身份、地位、学识，以及阅历、修养和风度，而这些都会影响你的信任程度和交往的深度。因此，护士应学会和准确地运用体态性语言，帮助达到最佳的护理效果。

3. 仪态的习惯性

仪态是人们在成长和交往的过程中逐步形成的，因而具有习惯性的特点。仪态的习惯性，第一，是指人们对某一动作理解的习惯性。它一方面表现在某些动作表达意思的一致性，比如，人们总是用笑容来表现欢乐、友好、喜欢等感情；另一方面也表现在同一动作由于地域和文化环境的不同而具有不同的含义。比如，点头在中国和西方是表示肯定，而在印度、土耳其等国却表示否定。第二，仪态的习惯性是指每个人的仪态都不是一朝一夕形成的，是在成长过程和生活环境中长期形成的，这种习惯性并不都是先天的，也可以通过后天不断学习和训练形成。仪态的美是一种更完善、更深刻的美，它不是可以通过外表的修饰装扮达到的，也不是单纯的动作、表情的模仿可以体现的。因此，每个护士都应有意识的塑造自己美的仪态。

二、护士的仪态

（一）表情

表情是非语言沟通中使用最为广泛的一种形式，是指人的面部情态，即通过面部眉、眼、嘴、鼻的动作以及它们的综合运动变化反映的人的心理活动和情感信息。在体态语中，面部表情最为丰富，且最具表现力，能迅速而又充分地表达各种感情。在人际沟通方面，表情起着重要的作用。现代心理学家总结出一个公式：感情的表达 = 7% 言语 + 38% 语音 + 55% 表情。护士的表情应该是真诚、亲切、友好的，护士美好的内心世界及护士对患者和蔼的态度是通过面部表情传递给对方的。因此，表情是塑造良好护理职业形象的重要组成部分。构成表情的主要因素是目光和笑容。

1. 目光

目光是面部表情的核心。在人与人面对面的交往中，信息的交流常以目光的交流为起点。目光运用得当与否，直接影响到信息的传递和交流的效果。真诚、友善的情感往往是通过眼神表现出来的。当患者心情沉重时，希望看到的是护士温和的目光；当患者心烦意乱时，希望看到的是护士坚毅的目光；当患者焦虑恐惧时，希望看到的是护士镇定的目光。这些目光对遭受病痛折磨的患者来说，好比冬日里的阳光、夏天里的甘露，它会融汇成一股股暖流倾入并滋润着他们的心田。

护理人员的目光运用应根据患者的实际而灵活应用。特别要注意以下几点：

（1）注意目光接触的向度：向度是指交往时注意目光的方向部位。在一般情况下，注视他人时，不宜注视对方的头顶、大腿。对异性而言，尤其不应注视其胸部、裆部、腿部。交往时最好将目光落在对方眼以下、领以上的区域，把目光放虚一些，不要将目光聚焦于对方的眼睛或脸上的某个部位，让眼睛的余光看到对方眼睛即可。

（2）注意目光接触的角度：在人际交往中，要注意目光接触的水平。最理想的护患交流是双方的目光在同一水平上，这样可以体现一种平等关系，也能表现出护理人员对患者的尊重，避免向下看患者，给人一种居高临下的感觉。一般来说，正视表示理性、平等、无畏；仰视表示尊敬、期待；俯视表示自信、权威。

（3）注意目光接触的长度：即注意目光停留时间的长短。目光接触的次数与每次接触维持的时间是沟通信息量的重要指标，相互作用过多或过少都会引起不良后果。

与患者交谈时，视线接触对方脸部的时间应占全部谈话时间的30%～60%，超过这一平均值者，可以认为是对谈话者很感兴趣，也可以表示对对方抱有敌意；低于此平均值，可以认为对谈话内容和谈话者都不怎么感兴趣。若对方是异性，双目连续对视不宜超过10秒钟，目不转睛地长时间注视是失礼的。

2. 笑容

笑容是一种令人感觉愉快的，既悦己又悦人的有正面作用的表情。在现实生活中，微笑最受欢迎，它是最大方、最自然、最富有吸引力、最令人愉悦、最为真诚友善的面部表情。

微笑，是护士必不可少的面部表情。患者看到护士的微笑，那是一种关怀，是一种力量，可以减轻其心理的焦虑和痛苦；同志之间看到微笑，是一种友善，是一种理解，此时微笑是润滑剂，可消除彼此隔阂，缓解矛盾，为友谊搭建桥梁。同时，微笑还能增添个人魅力，使护士容貌更加动人。把真诚友好的微笑贯穿于护理活动的全过程，是对护理人员面部表情的基本要求。微笑的基本特征是齿不露、声不出，既不要故意掩盖笑意、压抑喜悦影响美感，也不要咧着嘴哈哈大笑。

（1）自然的微笑：一个有修养的护理人员，她的微笑是亲切、甜美、大方、得体的，是发自内心的和对患者的尊敬和友善，以及对自己所从事的医疗事业的热爱，否则强颜欢笑，假意奉承，那样的"微笑"则可能演变为"皮笑肉不笑"、"苦笑"。

（2）适度的微笑：微笑要掌握分寸，不温不火。笑得过分，有讥笑之嫌；笑得过久，有轻视或不以为然的味道；笑得过短，似乎是皮笑肉不笑的假笑，给人以虚伪感。

微笑的练习：对着镜子练习，为使双颊肌肉上台，口可发"一"的音，用力抬高口角两端，但要注意下唇勿用力过大，练习过程中眼中要含笑。如果一个人微笑，目光冷若冰霜，会给人虚假的感觉。在微笑时调动感情，发挥想象力或回忆美好的过去，或展望美好的未来，使微笑源自内心，有感而发。也可在众人面前练习，按照要求当众练习，使微笑规范、自然、大方，克服害羞和胆怯心理。

护士在微笑服务时应做到口眼结合。口到、眼到，笑眼传神，微笑才能扣人心弦；笑要与神、情、内在气质相结合；笑要与言谈相结合；笑要与端庄仪表、得体举止相结合。

（二）站姿

站立是护理活动与人际交往中最基本的姿态，也是其他一切姿态的基础。护士的站姿应该给人以挺拔向上、舒展健美、庄重大方、亲切有礼、充满朝气的感觉。

1. 正确的站姿

①头正：两眼平视前方，嘴微闭，颈直，下颌微收，表情自然，稍带微笑。

②肩平：两肩平正，双臂放松，自然下垂于身体两侧，或双手相握于腹前。

③躯挺：挺胸收腹，腰部正直，臀部向内向上收紧。

④腿并：双腿并拢，立直，贴紧，脚跟靠紧，脚尖分开呈"V"字形，或双脚成"丁"字形站立，使人体重心落于双脚间，这样的站姿可显得护士体态庄重、文雅，同时也能显出女性的阴柔之美，体现节力原则。男子站立时呈平行式。双脚可并拢，也可叉开。叉开时，双脚与肩同宽。

2. 切忌的站姿

站立时头歪肩斜，重心不稳，两腿叉开，双手插在口袋里或端肩抱膀，更不得随意倚墙靠壁或靠坐于患者床头，给人一种懒散、令人反感甚至不信任的印象。

3. 站姿的训练

可在室内靠墙站立，脚跟、小腿、臀、双肩、后脑勺都紧贴着墙，收腹、平视、面带微笑，如果配上音乐，可以使心情愉快，站姿优美，也能减少痛苦，每次坚持15分钟左右，养成习惯；也可以到室外广场上、道路旁人员众多的地方面带微笑练习站立，这样更容易培养其多方面的素质。为了使站姿规范、完美，还可以配合健美训练，通过科学而系统的训练，增强体质，改善形体和姿态，陶冶情操。

（三）坐姿

1. 正确的坐姿

（1）女性的坐姿

①正坐式：上身挺直、坐正，双腿并拢，两脚尖并拢略后收，两手叠放在大腿上。

②侧坐式：上身挺直、坐正，两腿并拢，两腿同时向左或向右放，脚尖略向后收，双手叠放于左腿或右腿上。

③曲直式：上身挺直坐立，左脚垂直地面，右小腿后收，脚尖着地，大腿靠拢，两脚一前一后在一条线上。

（2）男子的坐姿

①标准式：上身正直上挺，双肩平正，两手放在两腿或扶手上，双膝并拢，小腿垂直地落在地面，两脚自然分开成45°。

②前伸式：在标准式的基础上，两脚前伸一脚的长度，左脚向前半脚，脚尖不要翘起。

③屈直式：左腿回屈，前脚掌着地，右脚前伸，双膝并拢。

2. 切忌的坐姿

坐立后上身前俯或后仰，双腿叉开过大或高跷二郎腿，这样显得既不文明又粗俗。双脚前伸过长，影响他人过路，也是不礼貌的坐姿。

3. 坐姿的训练

坐姿训练时，每种姿势坚持15分钟以上，可配音乐。坐姿训练重点要求背部挺直和腿姿健美。

（四）走姿

1. 正确的走姿

走姿属动态之美。护士的走姿应协调、稳健，轻盈自然。

（1）走姿的要求：头部端正，目光柔和，平视前方，上体自然挺直，收腹挺腰，两腿靠拢而行，步履匀称自如、轻盈，端庄文雅，含蓄恬静，显示女性庄重文雅的温柔之美。

（2）走姿的基本步法：保持正确站姿，做好起步准备。

行走时，应伸直膝盖，尤其是前足着地和后足离地时，膝部不能弯曲，步幅以一脚距离为宜。抬脚时，脚尖正对前方，不能偏斜。否则就会出现"外八"或"内八"，使走姿不雅。沿直线行走，两脚内侧落在一条直线上。

双臂前后自然摆动，肩部、肘部、手腕相互协调。摆动时，用双臂带动双肩，肘、腕自然随之，以身为轴前后摆动幅度为30°～35°，步履自然，手足配合协调，保持整个身体的有机统一，避免呆板僵硬，拘谨造作。

2. 禁忌的步态

走路时不可弯腰驼背，大摇大摆或左右摇晃，脚尖呈内"八"字或外"八"字形，脚拖地面，忽快、忽慢、方向不定。多人行走时，不要并排前行，以免影响他人行走；在走廊等较窄的地方，如果有患者从对面走来，应主动侧身站立一旁让位。

3. 走姿的训练

训练可按以下步骤进行：

第一，双臂摆动训练。身体直立，双臂以肩关节为轴，按摆动幅度的要求前后自然摆动，这样可以纠正双肩僵硬，双臂左右摆动的毛病，使双臂摆动优美自然。

第二，步位、步幅的训练。在地上划一直线，行走时两脚内侧落在线上，并检查自己的步幅大小，这样可以纠正"内八"、"外八"及脚步过大或过小的毛病，使步态有节奏感。

第三，行走训练。头顶一本厚书，先缓步行走，待协调后再加快脚步，这样可以克服走路时摇头晃脑、东张西望的毛病，保持行走时头正、颈直、目视前方的姿态。

第四，步态综合训练。训练行走时各部位动作的协调一致，行走时配上节奏感较强的音乐，掌握好行走时的节奏速度，上身平直，双臂摆动对称，步态协调优雅自然。

（五）动作

1. 手姿

手姿又称手势，是人际交往不可缺少的动作，是指人的双手及手臂所做的动作。手势是身体语言中最丰富、最具表现力的举止。护士手势运用规范和适度会给人一种优雅、含蓄、彬彬有礼的感觉。

护理工作是一门实践性很强的工作，在护理工作中，护士经常用手势配合语言进行有效的沟通，也会用手进行各种护理技术操作，因此，护士运用好正确的手姿，会更好地体现护理工作的艺术美。

（1）垂放：是最基本的手势。护士站立时，双手自然下垂，掌心向内，相握于腹前。

（2）持物：护理工作中，护士持物最多的是端治疗盘、持病历夹、推车等，其正确姿势为：端治疗盘——双手握于盘内两侧，掌指托盘，双肘靠近腰部，前臂与上臂呈90°，双手端盘平腰处，重心保持于上臂，取放、行进平稳，不触及护士服。端治疗盘开门时，应用肩部将门轻轻推开，禁止用脚踢门。持病历夹及交班本——用手掌握病历夹边缘中部，将病历夹斜放在前臂内侧并屈肘，前臂靠近腰部。交接班时，交班者手臂自然伸展，左手掌托住交班本，右手扶持，身体挺直。推车行进——护士位于车后，双手扶把，双臂均匀用力，重心集中于前臂，行进、停放时应平稳。

（3）指示：这是用于为患者或他人指示方向的手势。即以右手或左手抬至一定高度，五指并拢，掌心斜向上方，以其肘部为轴，朝一定方向伸出手臂，表现出自然、大方、得体。

（4）递物与接物：递物与接物是常用的一种动作，应当双手递物、双手接物，表现出恭敬与尊重的态度。递物时要注意，如果是文件、名片等要将正面对着接物的一方。如果是尖利的物品，要将尖头朝着自己，而不要指向对方。接物时不要漫不经心，在双手接物的同时应点头示意或道谢。

2. 蹲姿

蹲姿也应当是优美典雅的。护理人员在取低处物品或拾取落地物品时，切不可弯腰翘臀，而应使用蹲姿。具体做法是：一脚在前，另一脚在后，两腿靠紧下蹲，前脚全脚着地，前腿基本垂直于地面，后脚脚跟提起，脚掌着地，臀部要向下蹲。切忌双腿平行叉开。

第二节　护士的言谈礼仪

言谈是语言和谈吐的简称，是人们为了某种目的在一定的语境中以口头形式运用语言的一种活动。语言的沟通是思想沟通的一个重要内容，语言的水平能最直接的反映出一个人的思维能力、理论水平、道德修养、学识和才华。对我们来说，与患者的语言沟通是职业的需要。在医院的环境里，面对正处于疾病折磨中的患者，护士体贴、文明、谦和、礼貌的语言无疑是一剂疗效至佳的良药。因此，在护理工作中，护士一定要遵循一定的言谈礼仪，使用恰当的沟通技巧，以体现护士良好的礼仪素养。

一、护理语言艺术概述

（一）应用护理语言的原则

1. 注意语言的礼貌性

护理工作中礼貌用语的使用，体现了护士对患者人格的尊重，也是护患之间进行良好沟通的前提。首先，体现在护士对患者的称呼美。护士根据患者年龄、性别、职业等选择合适的称呼。另外，体现护理语言的文明礼貌。如迎接新患者时亲切热情，见面有迎声，"您好，欢迎您来我们病房，我叫某某，是您的责任护士，我先带您看一下病室，让我先为您测量血压、脉搏。您的医生是某某，稍等我会通知他来看您。"在进行静脉输液时，要耐心细致解释："某某您好，现在我要给您输液，您需要去卫生间吗？"协助患者取舒适卧位："这样您舒服吗？请您放松，不会很痛。您有什么不适吗？请您休息，我会常来看您，您有什么要求，尽管告诉我。"

2. 注意语言的规范性

护士用语的规范性是指护士在为患者提供指导和咨询时，不宜随心所欲、信口开河，而应按统一制定的规范化语言，以免患者在接受信息时能够准确理解和掌握。护士在交谈时一般使用普通话，不要操方言，免得患者听不懂或听不清或产生误会。如果遇见同乡的患者，可用方言。在交谈中护士应尽量用医学术语外加通俗的解释，语义要明晰朴实，讲话要口语化，以免影响交流。

3. 注意语言的情感性

护理人员应有极大的同情心，一进入工作状态，就应激发自己的情感，同情患者、信任患者、尊重患者，切不可把个人生活或家庭中的不快心境带到工作情境中来，或者向患者迁怒或发泄。护士说话的声音要轻、语言要温和、语速要慢，理解同情患者，如"请不要着急，我尽力为您做好护理"。"不要怕，输上液您的病情就会好转。"

4. 注意语言的保密性

护理人员与患者交谈的内容要严格保密，特别是对患者的生理缺陷和个人隐私问题，切不可对外人传播；在特定的环境下，如癌症患者的诊断、恶变的化验结果、重大诊治措施的决定等，要避免对患者造成打击或发生意外。另外，涉及党政军高级干部的病情更要绝对保密。

5. 注意语言的治疗性

古希腊著名的医生希波克拉底曾说过："医生有两种东西可以治病，一种是药物，另一种是语言。"护士也是这样。在护理实践中，护士可以用安慰性语言给患者以心灵的慰藉，使患者感到护士的关心和体贴；运用告知性语言使患者详细了解病情进展，运用合理的解释性语言解答患者提出的疑问，取得患者的信任和理解。我们运用鼓励性语言使患者建立战胜疾病的信心和勇气等等。

6. 注意语言的艺术性

护士应采用合适的语言进行沟通，使自己的语言富有逻辑性、艺术性和感染性。例如输液的患者很多，又遇上抢救患者，护士忙不过来，输液晚了些，懂得语言沟通的护士就应说："请您稍等，我们正在抢救一位患者，随后就去为您处置。"这样家属就会耐心等待的。

（二）护理语言的适用性

1. 温和性语言

用于暴躁易怒的患者。对于这一类患者应通过温和的语言缓解和稳定其情绪，达到配合治疗护理的目的。

2. 慰藉性语言

用于慢性病或危重患者。由于长期病痛的折磨，一些患者思想苦闷、悲观，对治疗失去信心，还有一些患者会因为手术的疼痛或怀疑有危险而产生恐惧心理拒绝治疗，对此护理人员应有针对性地使用引导和宽慰性语言，以使患者配合治疗。

3. 正面建议性语言

用于一般患者。一般患者因病情较轻，恢复较快，并不担心疾病预后，因此在治疗中较易接受指导和配合。如患者对药物、病情及其他问题不理解而提出疑问时，护士应正面耐心解释。

4. 鼓励性语言

用于悲观失望的患者，采用鼓励性语言可调动患者战胜病魔的意志和勇气，以利于疾病的康复。

5. 暗示性语言

有些患者往往因为自己的疾病好转的太慢而灰心，及时予以积极暗示，将会消除其悲观的心理，使其积极配合治疗。

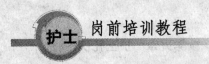
（三）护理语言的运用

1. 尊重

对患者说话或听患者说话时，要注视对方的眼睛或面部，以表示真诚地倾听，同时这也是尊重对方。不敢直视对方，是羞怯的表现；有意不注视对方，是冷淡的表现；从头到脚的巡视患者，是审察的表现；只注意手中的工作不看对方说话，是怠慢的表现。总之，护士应以期待的目光注视患者说话，不卑不亢。

2. 不插话、打断谈话

患者说话时，护士不要打断。无意中插话或有意出言制止患者说话，都是极不礼貌的举动，极易伤害患者的自尊心。如果遇到患者提问，对赶上工作比较忙就应对患者说一声："您提的问题我已记住，我忙完之后再给您解释，好吗？"不能让患者觉得护士态度生硬，不能进行有效的交流与沟通。

3. 主动、用心倾听

在与患者交谈过程中，要聚精会神，面向患者，与对方保持适当的距离，保持放松、舒适的姿势，并将身体前倾，注意进行眼神交流。同时要认真记录，必要时重复，适时表达积极的情感，切忌不可东张西望、看手表、坐立不安等。

二、护士的语言技巧

在护理实践中，护士应运用真挚的语言给予患者以心灵的安慰，运用合理的解释性语言解答患者的问题。

（一）开场技巧

开场语很重要。如果护士在交谈之初即建立起轻松而温馨的氛围，会使患者也能坦率地表达自己的思想，使交谈顺利进行。

1. 常规开场

当见到患者时，话未出口，先要面带微笑，亲切自然地介绍自己。开始从关心患者睡眠、饮食的话语开始。

2. 根据不同情况，采取不同开场语

（1）问候式。例如："您今天感觉怎样啊？""昨晚睡得好吗？"

（2）关心式。例如："这两天降温了，添点衣服，别着凉了。""您是想起床活动吗？让我扶您走走。"也可以询问病情的转归、服药的效果与反应等。

（3）鼓励式。例如："你的眼睛长得真好看，真有神。""你真不简单，能读懂这么难的书。""真勇敢！"对儿童多用鼓励、赞扬式的语言。

（4）告知式。例如："您的化验结果要明天才能出来。"

这类开场白既可以使患者感受到护士的关心爱护，又可使患者自然放松，消除紧张戒备的心理，这样便会自然地转入主题。

（二）提问技巧

提问是交谈的基本工具。一个有能力的护士应具备精于提问这项基本功。由于不同的患者对问题的表达能力、参与程度等的不同，医护人员的提问方式也应有所区别，应针对不同患者、不同情况，采用不同形式的提问方法进行提问。

1. 封闭式提问

封闭式提问是一种将患者的应答限制在特定范围内的提问。患者回答问题的选择性很小，有时甚至只要求回答"是"或"不是"。例如"你今天咳嗽吗？""您的家庭成员中有高血压吗？"有的问题虽然不能单纯地回答"是"与"否"，但答案也是被限制在特定范围之内的，也应视为封闭式提问。这种提问方式比较适用于性格内向、不善言谈、文化水平略低、老年人等患者，也可用于互通信息交谈，特别是收集患者资料，例如采集病史和获取其他诊断信息等。

2. 开放式提问

开放式提问的问题涉及范围较广，也不限制患者的回答，可引导其放开思路，鼓励其说出自己的观点、意见、想法和感觉。例如，"您对这样的饮食禁忌有什么想法？"这种提问的优点是没有暗示性，有利于患者敞开心扉，发泄和表达自己的感情，谈出更真实的情况；患者自己可以选择讲话的方式及内容，有较多的自主权；医护人员可获得较多有关患者的信息。但由于交谈时间较长，在患者较多时，这种提问可能会引起其他患者的不满。但它可在评估性交谈中尤其是心理评估中广泛应用。

以上两种提问方式在护理工作中常交替使用。

3. 疏导式提问

护患沟通中，有时患者难以用恰当的语言描述自己的病痛，或因有难言之隐不愿说出自己的疾病，因而缄默不语。此时，护理人员应认真分析患者的心理反应，找出原因，进行启发和疏导，使其谈出或确切地描述自己的问题，促进护患沟通的顺利进行。例如，对于一位主诉腹痛但又不会描述什么感觉的患者，护士提问："你感觉是刀割一样的疼还是像火烧一样的疼"，从而诱导患者进行适当的描述。

4. 代述式提问

有些想法和感受患者不好意思说出来，至少不便明说，但憋在心里却是一种不快。对于此类情况，护士可以代述。例如，当患者吞吞吐吐地询问主管医生情况时，护士应试探性地问患者："您是不是对明天的手术方案不太放心？"如果患者表示同意，这就使患者内心的隐忧或顾虑得到了表达和理解。接下来，护士可以就此对患者作耐心的解释，以解除患者的担心。代述式提问往往可以大大促进护患之间的沟通。

5. 鼓励式提问

鼓励患者表达有多种方法，例如：①用未完成句，意在使患者接着说下去："躺在床上排便，你是不是觉得……"②用正面的叙述启发患者进一步发挥，意在解除压抑在心里的情绪。如"您这两天很希望儿女来看您？"如此等等。只要护理人员能够捕捉患者烦恼、顾虑的苗头，便可以用不同的方式鼓励患者表达。

6. 商讨式提问

护理人员应尊重患者自主选择的权利，将诊治护理信息告知患者或其家属，在实施检查、治疗、护理前应尽可能向患者提供几个可供选择的方案，并与患者进行充分的交流和讨论，说明各个方案的利弊，之后提出自己的主张和建议，最后让患者作出抉择。

（三）安慰技巧

安慰性语言是一种对各类患者都有意义的一般性心理支持。它可使新患者消除陌生感，使恐惧的患者获得安全感，使有疑虑的患者产生信任感，使有孤独感的患者得

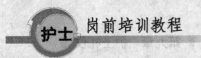

到温暖。

在安慰患者时，护士应有高度的同情心，理解患者的处境，体察患者的心情；应针对不同的患者选用不同的安慰性语言，语言要恰当，避免过分夸张，让患者产生一种言不由衷或假心假意的感觉。安慰分礼节性安慰和实质性安慰。

1. 礼节性安慰

礼节性安慰大都出于礼仪，一般较为客套、表浅和简短，适用于初次见面、双方不熟悉的情况。例如，对新入院的患者，护士在帮助患者安排床位时，可以用安慰性语言缓解患者紧张的情绪："我是你的责任护士，你先在这里等一下，我去请医生来为你查体，然后向你介绍一下医院情况，很快你就会熟悉新环境了。"

2. 实质性安慰

实质性安慰是把礼节性安慰上升到理性的高度，不仅仅是一般的同情和道义上的支持，而是事实上的指点和理论上的启迪。这种安慰因其具有针对性和一定的感召力，所以具有较高的实用价值和实践意义。如护士向患者说明病情，启发患者正视现实，认识对自己有利的一面。根据患者不同的具体情况，鼓励患者树立新的奋斗目标，激发战胜疾病的坚强意志，对前途充满信心。例如对于 2 型糖尿病的患者，我们要告知该病是一种慢性终身性疾病，需要长期饮食、运动的配合，建立健康生活方式，使其正确面对。

3. 告知技巧

患者享有对自己疾病及其诊疗护理的知情同意权，医护人员有向患者告知医疗信息的义务。一方面，医护人员要把真实、全面的信息告诉患者或其家属；另一方面，要为自己留一定的回旋余地。同时，还应注意避免对患者产生不利的后果。可见，告知义务的履行并非像一般人谈话那样，把信息传达给对方即可。医务人员需要掌握向患方告知有关信息的技巧。

总之，护士应不断加强自身的语言修养。要建立良好的护患关系，就必须取得患者的信任热情，而诚恳的语言是建立良好护患关系的基础，是进行沟通的前提；耐心而中肯地解答患者提出的问题，帮助患者正确认识疾病，是巧妙运用语言进行沟通的关键；细心的观察和认真的谈心，有利于了解和掌握患者的思想动态，巧妙地运用语言是进行有效沟通的重要保证；学会用无声语言技巧与患者沟通，才能使患者处于接受治疗护理的最佳状态。

第三节　护理工作中的礼仪

护理工作是科学与艺术的结合。护理人员除了要具备扎实的专业知识、过硬的护理技术之外，还要学习丰富的人文社会学知识，以便在护理工作中运用丰富的知识、精湛的技能以及良好的礼仪修养为护理服务对象提供优质的护理服务。

一、护士的基本行为要求

护理人员在与护理服务对象的接触过程中，要注意自己的行为，使之符合人际交往的行为规范。在护理工作中，护理人员应该遵守以下基本要求：

（一）尊重患者，保守医密

尊重服务对象主要是指尊重服务对象的人格和尊重其权利。其目的是使处于非健康状态下的服务对象保持心理平衡，不因疾病而受歧视，并维护人的尊严。真正让患者感到住进医院，同样能得到社会的尊重。护理人员尊重服务对象的人格，就要尊重其个性心理，尊重其作为社会成员应有的尊严。不可因为疾病而否定服务对象的人格，更不能因为疾病而训斥、侮辱和嘲弄服务对象。尊重服务对象的权利包括：获得及时医疗的权利、在医疗过程中的知情权、对医疗方案的选择权、对医疗行为的拒绝权及个人隐私权等。

1. 不得泄露与治疗和护理无关的个人隐私

如护士在进行护理评估、收集患者病史资料时，不应追问与其健康或者治疗护理无关的个人隐私问题。患者出于对医护人员的信任告知时，一定要注意保护其隐私，切忌泄露给他人。例如患者得病的原因；一些特殊疾病（性病、妇科病、精神病、艾滋病等）的诊断、进展及预后；未婚妊娠及人工流产等医疗信息。

2. 维护服务对象生理方面的隐私权

护理人员如果在病房内为服务对象做处置或者体检时，要嘱其他人员暂时回避，并注意拉上两床之间的屏风帘；做各种处置时应尽可能减少患者躯体的暴露。必要时可在治疗室进行操作。同时避免谈论患者的生理缺陷问题。

3. 做好患者个人秘密的护理管理工作

护理人员应妥善保管好病例，切不可随意放置，更不能让他人有机会阅读病例；床头上尽量不要写明患者的病情，如确实需要，应以专业术语或代号表明；查房时与患者的谈话要审慎，涉及隐私性问题时，最好选择安静的、保护性强的场所进行单独交谈，避免在人多的病室进行交流。对于特殊病例的讨论，涉及某些隐私性较强的，不要在多人公开进行，应在单独的房间进行讨论。

（二）忠诚守信是根本

忠诚老实是为人的根本。作为护理人员更应遵守这一行为的根本。诚实守信是指对他人要真诚，承诺的事情要付诸行动，实现诺言。护士所进行的工作，无论是在白天还是黑夜，常常无人过问。因此，护士在工作中要体现诚实可信的美德，要有良好的慎独修养。在护患交往的过程中，当服务对象对护理人员给予了充分的信任后，服务对象有困难和要求向护理人员诉说，并请求一定的帮助时，护理人员应该根据服务对象的健康状况以及医院的实际条件，尽可能给予满足，如无法满足时应向患者解释清楚不能满足的原因。在工作中护理人员答应服务对象的事情，一定要想方设法给予帮助，认真完成。

（三）以礼待患

护理人员的举止常常直接影响到服务对象对护理对患者人员的信任乃至护理效果。特别是在护患初次接触时，护理人员的举止、仪表、风度等形成了"第一印象"。所以，护理人员的语言要礼貌谦逊，尽可能使服务对象感到亲切、温暖。举止要落落大方，不随便倚靠床边或门边；不随地吐痰，不当众擦拭鼻涕、清理喉咙；面部表情适度自然；

作风正派，切忌在公共场合特别是办公室嬉笑打闹，大声喧哗。

（四）换位思考

换位思考就是站在对方的立场思考问题，设身处地为他人着想，即想人所想，理解至上。作为护理人员，要经常从患者及家属的角度去理解他们的感情。经常问问自己"如果我是患者，我该怎么办？"在护患交往中，多表达理解可以使患者减少被疏远和陷于困境的孤独感觉，使患者感到护士能正确理解他，从而使护患之间产生相应的共鸣，进而促进护患关系的良好发展。例如手术后的患者，往往充满焦虑与不安，对此主管护士应提供周到细心的护理，告知其术后身上停留各种管道的目的、名称、注意事项及饮食、运动、服药等事项，以便其能更好地配合，早日康复。

二、护士在入出院护理中的礼仪

（一）入院护理礼仪

1. 做好入院指导

患者需入院治疗时，护士应礼貌地指导患者或家属到住院处办理入院手续，如填写登记表、缴纳住院押金等。由于患者或家属对医院的环境和规章制度不熟悉，并且要住院接受疾病治疗时，往往心情比较烦躁甚至焦虑，常常会表现出不知所措。此时，护理人员一方面要对患者的疾病表现出同情。另一方面要耐心细致地指导患者或家属做好入院的一些准备和安排，态度要热情、和蔼，切忌表现出不耐烦、冷淡。

2. 护送患者进入病区

在护送患者进入病区时，护理人员要热情友善地对待患者和家属，主动与患者和家属进行沟通交流，尽可能了解和掌握患者更多的疾病信息，力所能及地帮助他们解决一些实际困难。对患者和家属的提问和疑虑，要耐心地给予指导和解答。护士在护送过程中，能步行的患者可扶助或者自行；不能行走的或病情危重的患者可用轮椅或平车护送，同时随时观察病情变化，以保证患者安全。护送过程中还应做好保暖，必要时满足患者输液、给氧的需要。整个护送过程护士的动作要娴熟稳重。送入病区后，要礼貌、耐心、仔细地与值班护士就患者的病情进行交接，做到服务有始有终。

（二）进入病区后的护理礼仪

1. 热情接待，细致介绍

新入院患者到病房时，病房护士要起身迎接，面带微笑，边安排患者落座，边亲切热情问候和主动进行自我介绍："您好，我是您的责任护士，我叫某某，欢迎您来到我们病区治疗，您有什么事情可以随时找我"，同时双手接过病历以示尊重。如果同时还有其他护理人员在场，其他护理人员也应主动向患者或家属打招呼，亲切微笑，点头示意，以示欢迎。然后对主管医生作简单的介绍："您的主管医生是某某医生，一会儿他就会来看您。"如患者病情允许，也可以同时再介绍病区环境、病区规章制度等。介绍时要耐心、细致，且语速不宜过快，内容不宜过多，如护士办公室、医生办公室、卫生间、治疗室、处置室等。之后送患者到床旁，并告诉患者可以使用的区域及有关设备的使用方法。对住院制度进行介绍时，须注意使用礼貌用语，注意语气和措辞等，尽量多用"请"、"谢谢"等字眼，避免使用"不准……""必须……"等命令式语言。

2. 患者住院中的护理礼仪

在护理工作中，护士的言行举止直接影响着患者的心理。作为护理人员在护理活动中必须做到亲、轻、稳、准、快。

（1）亲切自然，温柔大方：患者初次进入病房，心理上都存在一个适应新环境的过程。在这个适应过程中，护士亲切、关怀的问候可以让患者感到温暖，尽快帮助他们摆脱孤独。每 1 次护理查房、治疗时，均应使用文明礼貌用语，如"请"，得到患者配合后说"谢谢"等。这样会使患者对护理人员产生亲近、信任之情，从而建立良好和谐的护患关系。

（2）技术娴熟：安全的需要是患者入院后最基本的需求，他们会考虑到医院的整体医疗护理水平，特别考虑负责自己的医生和护士的技术水平，安全、准确的服务无疑会获得患者的尊重和信任。如护士的无痛注射技术会使患者减少疼痛，增进舒适感。这也要求每一位护士不断钻研业务，苦练基本功，提高自身业务水平。这也是护理人员礼仪素质的基本要求。

（3）及时满足患者的需要：对于病房患者的不同需求，护理人员的职责就是通过不同途径满足其需求。如住院患者入院后急于想获知自己疾病的相关信息等，护理人员应根据患者具体情况给予指导，介绍有关疾病饮食要求、运动、生活起居的注意事项等知识，并适当给予解释，及时满足患者的需要，减轻其入院后的焦虑、恐惧感，以使患者积极地配合治疗。

（三）出院时的护理礼仪

患者由于病情好转、治愈，需要离开医院时，护理人员为了使护患关系有一个良好的结束，更需注意患者出院时的护理礼仪。

1. 出院前的祝词

患者出院前，护理人员应首先对其康复表示祝贺，感谢患者在住院期间对医院工作的支持和配合，谦虚地对自己工作的不足之处、对患者关心不到之处表示歉意，并表达出患者出院后也随时都会为患者提供力所能及的帮助和服务。

2. 细致的出院指导

在患者出院前，作为责任护士一定要做好详细的出院指导。指导和帮助患者办理各项出院手续，详细介绍继续用药的方法、注意事项，随访时间，家庭康复方法，出院后的饮食起居，出院后的注意事项及复查时间等。

3. 出院时的送别

出院手续办理完毕，患者即将离开病房时，责任护士应该将其送至门口或车上，嘱咐患者多保重身体，并向患者行握手礼或挥手礼等告别。

三、基础护理中的礼仪

（一）生活护理中的礼仪

生活护理的目的在于协助患者维持良好的外在形象，预防各种并发症的发生。生活护理中护士每一次护理活动、每一次鼓励、每一次微笑、每一次短暂的健康指导、每一次轻柔的触摸，都可体现护士对患者的爱，展现护理人员的职业礼仪。生活护理

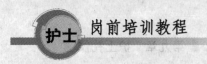

的礼仪体现在以下几各方面：

1. 皮肤的清洁与维护

护理人员要高度重视患者皮肤的清洁与护理，尤其对大量出汗的患者，要常予洗浴并保持干燥，防止皮肤潮湿而破损。床上擦浴要注意调节好室温，做好保暖，并屏风遮挡以保护患者隐私。长期卧床的患者应定时翻身、叩背，进行皮肤按摩和温水擦浴，促进皮肤血液循环。对生活不能自理，且容易出现压疮的患者，要做到"六洁"，即口腔、面部及头发、手足、皮肤、会阴、床单位清洁；尤其要做到"七勤"，即勤翻身、勤整理、勤更换、勤擦洗、勤按摩、勤检查、勤交代。

2. 口腔、毛发、指甲的清洁与维护

当患者因为疾病不能自行漱口、刷牙时，护士应对其进行口腔护理。定期为患者洗头，使头发清洁、容易梳理。护理人员在为患者实施头发护理时，要做到将患者置于舒适合理体位，水温适宜，手法轻柔，语言关切等等。每 1～2 周给患者修剪指（趾）甲 1 次。

3. 会阴的清洁与维护

会阴清洁与护理是生活护理中不容忽视的内容。尤其对于长期卧床的患者，会阴部空气流通不畅，皮肤易破损，发生感染。而按照文化习俗，多数人认为会阴部属隐私部位，患者往往不愿意进行会阴部清洁。对此护士要耐心解释，更要尊重患者人格，取得其理解和合作。操作中动作应轻柔，切忌粗鲁，态度生硬。

（二）护理技术操作中的礼仪

护理操作中最高的礼仪就是对患者的尊重，最大限度地给患者以安全感。护理操作是护理人员为患者实施治疗与护理，帮助其恢复健康的重要手段之一。在操作过程中，护士以友善、礼貌的态度和娴熟的技术对待患者，有助于建立良好的护患关系，从而使患者以更积极的心态配合疾病的治疗与护理。

1. 操作前的礼仪

（1）充分准备：实施任何护理操作前护士均应明确患者的病情、操作的目的、所需的物品、具体的操作程序、实施中的注意事项及意外情况发生时的处理原则与方法，实施后观察记录的内容等。经过充分准备后的护理操作，才能尽可能地保护患者的安全，获得有效的治疗和护理效果。

（2）举止得体：在为患者进行护理操作前，要注意保持自身仪容的整齐、清洁、无污染，以提高患者对护士的信任感。同时，还要保持得体的举止，如行走时轻快敏捷；入病房门口时应该轻轻地叩门以表示对患者的尊重，进入后随手将门带上；进入病房后微笑点头、亲切礼貌地与患者打招呼、轻声地致以问候。然后再开始进行操作前的各项准备工作。在执行留置胃管、导尿、灌肠等操作前，应处处为患者着想，如拉好窗帘，遮挡屏风，耐心给患者做好解释、安慰工作以取得患者的配合等。

（3）解释清晰：操作前护士应以礼貌的语言向患者清晰地解释本次操作的目的、患者需做的准备、操作方法、操作过程以及患者有可能出现的感觉等，以减轻患者对护理操作的恐惧感，取得患者的配合。对患者进行各种操作前，要有解释，同时要给患者心理上的安慰。如输液前，护士要和颜悦色地用亲切自然的语气告诉患者："您好，现在我要给您输液了，你是否需要去一下洗手间？"如果是卧床患者，还要问一下是否需要便器，同时给患者安排好舒适的体位，细心地选好血管。输液的时候，有的患者往往自行调节输液的速度。所以护士一定要提前告诉患者和家属输液的量和时间，让患者有心理准备，避免用命令式的语气强加给患者。

2. 操作中的礼仪

（1）真诚、细致：随时询问患者的感受，并给予适当的安慰，同时注意细节问题。如在上班期间带了手机，一定要把手机调到静音状态，以免手机鸣响的时候，分散你的注意力，造成患者不安的情绪。如果在操作的过程中有同事通知你接听电话，应请同事转告对方等一会儿给他回电话，按照原来的操作速度有条不紊地完成操作，让患者感到在你的工作中，他是最重要的。

（2）娴熟的操作技术：娴熟的操作技术、扎实的护理知识是对一名合格护士的基本要求，也是对患者的尊重和礼貌。轻柔的动作、熟练的操作技术、温和的态度，都可以有效地减轻患者在接受护理操作过程中所产生的不适感，增加患者对护士的信任感，使护理操作能够顺利进行。

3. 操作后的礼仪

（1）亲切的指导：护理操作结束后，应根据患者的病情及所实施的操作项目对患者给予嘱咐和安慰。这样做，一方面是对患者的礼貌和关心，另一方面也是护理操作实施中的必要程序。通过嘱咐、安慰和询问，可以了解患者接受操作后的感觉、操作后的预期效果有无达到，以及交代操作后的相关注意事项等，减轻患者的顾虑。

（2）诚恳的道谢：当患者配合护理人员完成护理操作后，护士应当对患者的合作表示致谢。同时也让其进一步明确这种配合将非常有利于其健康的恢复。

护理操作中的礼仪规范应根据操作的特点和具体要求，以及服务对象的不同性别、年龄、职业、个性等，给予区别应用。

【护理操作实例】

患者张女士今晨呕吐、腹泻，责任护士李红来为她进行静脉输液以补液治疗。

李红：张老师，早上好！昨天晚上睡得怎么样啊？

患者：（愁苦地）睡得不好，腹痛，很难受……

李红：（同情地）唔，您受苦了！您现在怎么样？不用太担心。我现在给您进行静脉输液。过会儿您一定会觉得舒服些的。然后再给您打一针止呕针，这样您上午可以好好休息一下了，好吗？

患者：（点头）好的！

李红：（边选血管，边与患者沟通）您手有些凉，我先给您盖好被子，感觉好吗？

患者点头。

李红：请您躺好（将脉诊放在患者前臂下）。好！现在，让我再看一下您的这根血管。好！如果有什么不舒服，请马上告诉我。

患者点头。

李红：好了，您感到疼吗？请您松拳（松止血带，松开调节夹，调好）。我现在为您调节好了滴速，您不要随意调节。我会每 15~30 分钟巡视病房 1 次，先休息一下，有事您随时按床头呼叫器联系我。

患者：好的！

李红：整理用物（完成操作）。谢谢您的配合。

患者：（点头）谢谢！

李红：您的腹部还疼得厉害吗？

患者：已经好多了，但还有点儿痛。

李红：哦，过会儿会好些的。现在我给您打针止呕针吧。

患者：好的！

李红：（给患者打针）好了，您现在可以休息了，我过会儿再来看您！

患者：姑娘，谢谢你。（充满感激地看着李红离去）

（三）病情观察中的礼仪

病情观察过程中的礼仪可以充分展现护理人员的"真、善、美"。病情观察中的"真"体现在观察方法规范，观察结果客观、准确、及时，记录清晰、准确，资料可信、可靠、可用；病情观察过程中的"善"体现在护理人员应具备高度的责任心，时刻关注患者的病情变化，关注其的安危，工作一丝不苟，工作态度严谨慎独。病情观察中的"美"体现在护理人员诚挚、美好的语言，轻柔娴熟的动作，敏锐、迅捷的反应和求精求实的态度等方面。

（四）急救护理中的礼仪

急诊急救服务的对象是一个特殊群体——病情危重患者，患者和家属都会把每一丝生的希望寄托在医护人员身上。急诊急救护士常常是首先与患者接触的人，其工作不仅直接关系到服务对象对医院的印象和信任程度，也关系到患者生命的转归。所以对于一名合格的急诊护士，除了具备良好的身体素质、健康的心理素质和精湛的业务素质之外，良好的礼仪修养对圆满地完成急诊护理工作也是至关重要的。

1. 充分做好急救前的各项准备工作

急诊抢救的目的是要在最短时间里，用最有效的措施，防止维持生命的主要器官受到损害，以缓解急性发作症状，为进一步治疗争取时间。所以，急诊护士要严格按照各自的岗位职责，随时做好急救的准备。如平时就要做好各种抢救器械、设备、药品、物品的准备工作，做到备用齐全、性能良好，有异常时及时解决。同时做好需消毒物品的及时消毒，以满足紧急使用的需要。

除了做好急救物品的准备之外，急诊护士还必须做好自身的准备，平常应熟练掌握各科抢救器械的使用，熟练掌握各种急诊抢救措施和技术。

2. 主动、及时抢救，发扬协作精神

在急救过程中，护理人员要从患者利益出发，不失时机地对患者予以处置。例如在医生未到之前密切监护、细致观察病情变化，根据情况及时建立静脉通路、给氧、止血、心脏胸外按压等，绝不能以等待医生为借口贻误病情。可以酌情予以急救处理，以免错失良好的抢救时机。急诊急救的工作实际也是医护密切合作的过程。作为护理人员要积极、主动地与医生做好配合，这不仅反映了护理人员的工作责任心及修养问题，同时也反映了护士掌握专业技术水平及工作能力的高低。

3. 急患者所急，急不失礼

尽管对急诊患者的接待要求是紧张、及时，但不等于急中便可以不顾礼节了，而

212

是应该做到繁忙中仍不失礼节，耐心而富有关爱之情，对患者不仅仅是态度上的关心，更重要的是给予患者信心上的鼓励。对其讲话要和蔼、亲切，有针对性；要向患者表达自己对其的理解，并适时的给予解释、宽慰；对隐私要做好保密；对于特殊检查和护理，应取得患者的同意；对于自杀、受到意外伤害的患者，应理解患者与家属的焦虑、难过的心情，开导患者，帮助其树立重新生活的信心。

4. 妥善处理好与家属的关系

由于患者起病急骤，病情危急，护送的家属一般缺乏必要的心理准备，常常表现为焦虑、坐立不安、恐惧，急于想了解一切有关患者的信息，甚至要进入急救室参与抢救。此时护理人员应该理解患者家属的一举一动，在抢救患者的同时，针对家属的情绪，给予必要的、适当的安慰和解释。对于家属过激的语言，要冷静对待，应理解他们此时的心情。同时，要注意随时向家属交代病情变化，使他们心理上有充分的准备。

（五）临终关怀中的礼仪

临终关怀是指对生存时间有限（6个月或更少）的患者进行适当的医院或家庭的医疗及护理，以减轻其疾病的症状、延缓疾病发展的医疗护理。其护理任务不是使患者更好地康复与生活，而是使患者在有限的日子里，在充满人间温暖的气氛中安详、舒适并有尊严地离开人世。做好临终护理，要求护理人员树立正确的生死观，富有同情心和责任感，尊重患者，尊重生命，尊重人的生命价值。

患者进入濒死阶段时，开始为心理否认期，往往不承认自己病情的严重，否认自己已病入膏肓，总希望有治疗的奇迹出现以挽救死亡。当患者得知病情确无挽救希望，预感已面临死亡时，就进入了死亡恐惧期，常表现为恐惧、烦躁、暴怒。当患者确信死亡已不可避免，而且瞬间即来时，此时患者反而沉静地等待死亡的来临，也就进入了接受期。除家人外，护士是临终患者获得支持的重要来源。护士应让临终患者感受到护士是他们的依靠。护士应通过敏锐的评估，提供适当的支持，满足患者的需要，如缓解疼痛、保存精力、促进舒适、保持平静的心态和生命的支持等。

护理人员要对临终患者实施无微不至的照料与护理，向患者及其家属讲解生与死的客观规律及人生临终阶段提高生命质量的重要性，耐心倾听患者的诉说，稳定患者及家属的情绪，帮助患者战胜死亡前的痛苦、恐惧和孤独感，努力为患者创造一个有意义、有尊严的生活环境，让患者平静、庄严地面对生命的最后时刻。

四、临床护理中的礼仪

临床护理是指护理人员在临床各科护理工作中贯彻落实治疗方案，完成各项治疗护理计划、观察各专科疾病的病情发展变化和治疗效果，为进一步诊疗提供临床资料而进行的一系列护理活动。临床各个病房由于所治疗病种的差异以及治疗方法的不同，除了基础护理某些共性之外，还有各专科的特殊护理要求，如内科、外科、妇科、儿科的护理均有各自不同的礼仪特点。

（一）内科护理礼仪

内科疾病具有病种繁多、病证复杂的特点，涉及各系统、各器官，且慢性病多、危重病多，很多疾病不能完全治愈，因此护理工作面对的护理对象年龄跨度较大，社会接触面广，还有患者因疾病所致的心理变化较多。这些特点决定了内科病房护理礼仪的特殊之处。

1. 病情观察应体现动态、细致及敏锐

内科疾病往往需要护理人员具备细致的病情动态观察能力，了解疾病的发生、发展及转归，以准确发现病情的动态变化，为预防、诊断、治疗和护理提供依据。护理人员应通过对患者的症状、体征、用药效果等多方面的观察，敏锐地获取患者细微的变化。特别是要善于发现各种危象出现的征兆，以便及时进行抢救和处理。例如对于昏迷患者的病情观察，完全依赖于护理人员对意识、瞳孔、体位、血压、呼吸、脉搏的动态观察，以判断昏迷程度的进展情况，从而及时提供临床资料。同时，也要及时发现患者的各种心理变化，如烦躁、易怒、不安等，以便采取有效措施进行护理，减轻患者的心理负担，让患者产生安全、亲切和温暖的护理效果。

2. 确立整体护理理念，具备良好的健康教育能力

由于内科疾病多为慢性病，在患者住院期间，护理人员要通过细致的评估，根据不同患者的不同病情以及存在的心理、社会问题，为患者制定全面护理计划，并实施和评价，以满足患者生理、心理、社会、文化、精神等多方面的需要，这是"以患者为中心"的整体护理。同时住院治疗只是全部治疗过程中短暂的一个阶段，患者往往需要出院回家后继续做好自我护理和自我照顾。因此，内科护士应不断培养自己良好的健康教育能力，在住院期间有计划地对患者进行健康教育，从而提高患者出院后的自我护理能力。

3. 培养扎实的急救护理能力和良好的心理素质

在内科疾病的护理过程中，常会面临各种各样的病情突变，而需要对患者进行抢救。护理人员除了要具备较高的业务技术素质外，还必须具备良好的心理素质和行为习惯。护理人员应做到责任心强，熟练掌握内科疾病的急救知识和经验，技术熟练，动作敏捷，并有较强的应变能力和协作精神，配合医生争分夺秒、镇定从容地采取最佳的急救措施进行抢救。

4. 及时做好内科患者的心理护理

患内科疾病的患者往往心理特征较为复杂，有些患者表现得过于悲观、失望、抑郁，有些患者则表现为盲目自信、过于乐观，对所患疾病未给予充分的重视。对此，护理人员应有意识地探索不同年龄阶段的患者从发病到整个康复过程中的心理活动规律和反应特点，并采用诸如语言、表情、态度、行为等良好的心理护理措施，通过疏导、安慰、解释等方法，努力做好心理沟通，减轻患者的负性心理反应，从而使其更积极、主动地配合治疗和护理，以利于疾病的好转和康复。

（二）外科护理礼仪

手术治疗一般是外科患者治疗方案的核心部分。无论将要实施的是何种手术、手术大小如何，对于患者来说，在生理和心理上都要经历较大的变化。术前会产生恐惧、焦虑等心理，术后往往因为伤口疼痛、躯体不适、活动受限、担心手术效果等原因产生焦躁不安的情绪。针对以上特点，外科护理礼仪特别强调以下几个方面：

1. 周密、细致地完成术前准备

患者在手术前，会出现种种生理心理变化。护理人员应注意患者住院环境要保持温馨安宁、清洁舒适。对于焦虑恐惧的患者，护理人员应该根据其年龄、性别、性格特征、文化程度等，耐心解释术前、术中、术后的护理方案及注意事项等，以稳定患者的情绪。另外，还可以介绍术前患者与已经成功接受同类手术的患者进行沟通交流，以增强患者面对手术时的信心和勇气。同时让患者洗澡更衣，准备术野皮肤，根据麻醉方式和手术部位，按时禁食或清洁灌肠，保证休息等。需要时在术前要训练患者适应手术时的体位以及术后使用的应对方法及锻炼技巧等。

2. 做好术后护理

术后护理中，护士一般要从全面的生活护理开始，完成各项基础护理。同时，要不断监测生命体征变化，注意观察各种异常情况并及时给予护理。术后疼痛往往是使术后患者感觉不适、心理状况差的主要原因之一。此时护理人员应及时帮助术后患者缓解疼痛，科学地使用药物止痛和非药物止痛方法减轻疼痛感。除了遵医嘱给予止痛剂之外，还可以通过各种心理护理方法教患者分散注意力以减轻痛感。此外还要注意术后病室环境的安排，避免较强的噪音和光线等。

3. 鼓励患者进行康复训练，积极面对术后的自身形象

随着手术的逐步恢复，护士应当鼓励患者积极主动地进行康复训练，以尽快恢复身体功能。对于某些患者由于病情治疗的需要发生身体形象改变的患者，往往不能适应自己的体象，而出现自我形象紊乱。如某些乳腺癌患者术中切除了乳房，直肠癌患者术中切除了直肠，建立了人工肛门等，护士应帮助患者逐步适应并采取有效措施进行功能补偿，帮助其逐步接受新的形象。另外某些突然伤残者，心理上的创伤也会更明显。对此，护理人员应给予真诚的同情、关心和帮助，鼓励他们勇敢地面对现实，帮助他们树立战胜疾病的信心和勇气。

（三）妇产科护理礼仪

妇产科护理涉及产科、新生儿以及妇女在非孕期生殖系统的生理病理、计划生育等多个方面。其对护理人员在礼仪规范方面提出了不同的要求。

1. 尊重患者人格

无论妇产科患者的病情及致病原因如何，护理人员均要尊重患者，一视同仁，用高度的同情心和责任感关心照顾患者，使其感受到护理人员的关心与帮助，从而使患者和家属能更积极主动地配合治疗护理活动。切忌歧视特殊疾病的患者，如性病患者、未婚先孕女性等，不能训斥、指责、挖苦、讥讽及使用伤害性语言，以免对患者造成心理伤害。护理人员要引导患者及家属正确认识疾病，教给她们科学的卫生知识及疾病防范知识。

2. 尊重患者隐私

妇产科疾病多发生在生殖系统，发病部位特殊，对此，护理人员必须对其病史、病情及个人隐私在不危害他人利益的前提下予以保密，尊重患者的隐私权，切忌在患者背后窃窃私语，将患者的病情作为茶余饭后的话题。护理人员在护理操作中，要注意遮盖乳房、腹部、阴部、臀部，并在屏障后或专门的检查、治疗室进行。

3. 做好妇产科患者的心理护理

由于妇产科疾病的特殊性，患者往往面临着较其他科室患者更大的精神压力和心理压力，如害羞心理、压抑心理、恐惧心理。另外，由于某些妇科疾病需要接受手术治疗，甚至切除相应的女性器官，患者也会因此产生自卑、抑郁、失落等心理。对此，妇产科护理人员应在了解患者可能存在的心理问题的基础上给予相应的心理护理。护理人员应体谅、理解患者，向患者及家属耐心地解释接受治疗的必要性，切忌粗鲁、态度生硬或轻浮。对需手术的患者，需讲解手术治疗的必要性及术后对患者机体功能的影响等，使患者和家属能更科学地认识治疗的效果，从而减轻其不良的心理情绪，使患者和家属更好地配合治疗和护理。

（四）儿科护理礼仪

无论是生理还是心理方面，儿科患者均处于成长发展的特殊阶段，它要求儿科护理人员不仅要掌握较丰富的护理知识和技能，还需要掌握一些有关儿童心理学、儿童教育学以及文学艺术等方面的知识，以使得患儿在接受治疗护理的过程中，能够得到相应的教育与培养，从而健康地成长。儿科护理礼仪主要包括：

1. 关心、体贴患儿

儿科患者的特点决定了儿科护理人员除了每天日常护理工作之外，还要承担大量的生活照顾和指导教育责任。作为儿科护理人员，要给予关怀、爱护，以增加患儿的安全感。在进行护理操作时，要本着耐心、和蔼、关心的态度进行操作，用鼓励的话语安慰患儿，减少其恐惧感。平时，还应注意多与患儿接触，及时满足其治疗护理需求以及成长发展的需要，如陪伴患儿做游戏、讲故事等。

2. 做好病情观察

儿科发病急，病情变化快，要求护理人员细心看，仔细听，善于在细微变化中观察并发现问题。在巡视病房和护理操作中，应随时观察患儿的生理、心理变化，包括患儿的精神状态、体温、脉搏、呼吸、吸吮、大小便及哭声等，以便及时发现病情变化的征兆。

3. 注重与患儿的非语言性沟通

由于儿科患者的语言表达能力、理解能力等因年龄的不同而有很大的差异，因此护理人员要特别注重与患儿间的非语言性沟通，如真诚的微笑、发自内心的爱抚与触摸、肢体语言等，均可以向患儿传达被关心、被爱护的信息，从而满足患儿爱的需要。同样，护理人员也要非常关注患儿所传达出来的非语言性沟通信息，如患儿的情绪变化、体位的变化、哭声及表情反应等。护理人员还要特别注意多巡视病房，仔细观察，认真分析，以便能及时发现患儿生理或心理方面的问题，及时给予针对性的护理措施。

五、门诊护理礼仪

门诊是患者与医院接触的第一站，是患者了解医院、接受医院服务的开始，同时是医院面向社会的"窗口"。人们衡量一个医院服务质量的高低，往往从门诊工作人员的工作态度来衡量，而在门诊中，首先接触患者且与患者接触最多的就是门诊护士。门诊护士的工作态度、礼仪修养，往往是医院对外的形象代表。

门诊就医患者多，而且流动性也较大。此时，护理人员面临的服务对象除了患者本人还有其家属，同时，每天均要面临大量的寻求帮助的对象和回答不计其数的问题。来门诊就医的患者除生理不适之外，还普遍存有以下心理特征：急切见到医生，希望给自己诊治的医生是年资高者，希望得到医护人员的特别重视和理解，伴有焦虑、恐惧、悲观、自卑和消极等心态。面临如此复杂的工作特点，门诊护理人员应该在工作中注意遵循以下的礼仪规范：

1. 创造整洁、安全、舒适的就医环境

保持清洁、优美、安静的就医环境，有助于对患者烦躁不安和恐惧心理起到舒缓镇静的作用。整洁、有序、方便的就医秩序，可以缩短患者就诊时间。对于复查的患者，门诊护理人员应尽可能帮助他们找到其原诊治医生，以保证诊治的连续性。并采取多种有效的方法，维持良好的患者就诊环境，随时劝阻吵闹及大声喧哗行为，禁止吸烟，保证门诊环境的优美、安全和舒适。

2. 注重仪态，热情接待，耐心解答

门诊护士仪表要文明端庄，给人以整洁、文明、大方的感觉。在与患者接触过程中，应做到和蔼、可亲，面带笑容；语言文明，态度诚恳；语气声调柔和、悦耳；坐姿和站姿要端正和规范。对于初次就诊的患者，应主动向患者介绍医院门诊情况、就诊程序、医院的环境、设施和开展的新业务、新技术等，主动介绍与其健康状况相关的科室、医生概况、主要检查项目、步骤、科室位置等。对于一些不了解或不确切的问题，也不应该说："不知道。"而是要请患者稍等，主动请教其他医务人员予以解决。

3. 作风严谨，密切合作

门诊护理主要包括分诊、预检、注射、小手术护理等方面。门诊护理人员应树立强烈的责任意识，认真对待每一个患者，做好每一种处置。分诊时要及时、准确，以提高患者就诊的效率，减少滞留患者；预检要认真、准确、无误，在测量血压、脉搏、体温时镇静自如，不慌张；注射时严格执行查对制度；手术要坚持无菌技术操作等。门诊护理中，护理人员处于多重关系协调者的位置。一方面应与患者及家属多沟通，始终把患者利益放在首位；另一方面在遇到问题时应主动协调各方关系，以减少误会和矛盾，做到与患者、家属相互理解，与医生、其他护士及医技科室人员相互尊重，相互信任，密切配合。

六、日常工作环境中的礼仪

在医院的工作环境里，护理人员需要与其他科室进行交往合作。由于每个人秉性、爱好、个人修养、文化水平、生活经历不同，彼此间的工作模式会有很大的差异。要想在共同的事业中与他人友好相处，就应遵守相应的礼仪规范，具备与他人和睦相处的素质。

1. 基本礼仪

同事间友好的相处是顺利开展工作的基本条件，所以礼待同事是做好护理工作不可缺少的礼仪要求。同事间每天相遇时，应主动打招呼。如点头示意、相互使用礼貌用语问好，以示友好。

2. 工作交往中的礼仪

（1）交接班时的礼仪：交接班是一个较为正式的场合，护士应当注意自己的言行，不宜随随便便，给人留下散漫、不认真的感觉。交班前护士应做到保持治疗室、病区环境整洁；完成当班护理工作，不遗留；各项护理记录清楚。

交接班分为集体交接班和床旁交接班两种。

晨间交接班一般在一天工作的开始，由夜班护士介绍前一夜间患者的病情变化和各种处置。交班者要保持衣帽整齐，发型整洁，不宜蓬头垢面，不穿拖鞋或赤脚。无论站立还是坐姿都应保持良好的精神面貌。接班者接班要准时，不应迟到，并保持良好的仪态，详细倾听交班者报告的内容。避免在交接班过程中整理衣帽、擦拭护士鞋，以及交头接耳或干自己的私事。

床旁交接班一般在患者床单位旁边进行。在患者旁边交接班时，护士除了要注意自己的仪表外，更要注意自己的言行。无论是交班者还是接班者，都应当避免使用给患者留下不良影响的话语。例如，对病情较为严重的患者，不能直接说"这患者可挺重的啊，你们小心他再昏迷过去。"而可以说："与昨天相比，患者病情变化不大。"或者说："今天应当详细记录患者的出入量，注意观察左侧髋部皮肤。"接班者更要注意倾听，不要分散注意力，以免耽误护理工作。

（2）与医生意见不统一时：当护士与医生的意见相抵触时，首先要注意的是，应当允许对方持不同意见，并且应当给对方机会解释。例如，护士每天都需要处理大量医嘱，有的医生，尤其新来的医生，开的医嘱也许会与病房的常规有出入。此时，当班护士应当礼貌地询问其原因。可以说："您开的这条医嘱我有些不太清楚的地方，您是否能解释一下。"也可以说："您看一下，我这样理解您开的这条医嘱是否正确。"无论用哪种方式询问对方的意见，都要注意认真倾听，不要因为急于表达自己的看法而随便打断对方的陈述。在陈述自己的意见时应注意不要随意评价对方意见的正确与否，只陈述自己的不同观点，并且保持语气的平和与谦逊。

（3）与不同科室护理人员交往的礼仪：科室与科室之间的差异是客观存在的。有的科室护理人员业务强，工作有条不紊；有的科室则不然。为更好地完成护理工作，科与科之间的护理人员应相互学习，取长补短。各科室护理人员都有各自的工作困难，应多为对方排忧解难。在相互借物借人或领送物品时，都应遵守规章制度。各科室不得任意传播不实报道或易引起误会的信息。

（4）寻求同事合作时的礼仪：护士在工作中时常需要取得其他工作人员的配合。在寻求别人合作的过程中，应先向对方陈述自己的目的，然后说明希望对方提供怎样的合作。如果对方同意，则应当表示感谢。在这一过程中，护士尤其应当注意自己的态度，不要表现出企图支配对方、责备、埋怨等不良情绪，以免影响合作的顺利进行。如果对方表示无法提供合作，也应当给予理解。比如护士每天要绘制体温单，有时病历可能在医生手中，护士可以这样说："某某医生，我要绘制今天的体温单了，您能不能把某号床的病历给我。"如果对方同意，护士在拿到病历的同时应当向对方致谢。如果医生说："等会儿，我正记录病程呢。"这时，护士如果说："那您先把体温单给我吧行吗？"这样既可以完成自己的工作，又不会引起双方的不愉快。

（5）与辅助科室的合作：医院内辅助科室既包括医检、药剂等经常与护士打交道的部门，也包括管理、后勤等维持医院运作的部门。这些科室是医院机构设置中必不可少的，也是完成高质量医疗和护理的重要保障。护士几乎每天都要与辅助科室进行合作完成各项护理工作。护士在与各种辅助科室打交道的时候应当保持亲切友好，避免带有优越感或支配对方的态度。尤其是对管理和后勤部门，不要因为对方不是一线工作人员而忽视对方的工作。

【思考题】

1. 简述应用护理语言的原则。
2. 怎样理解以礼待患？
3. 临床各科护理的礼仪。

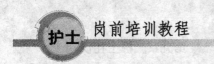

第十章 护士职业安全

医院是一个特殊的职业场所，它不但是预防和控制职业伤害的工作场所，同时也是受职业伤害影响的场所，护理人员在医院工作中需要面对患有各种疾病的患者，经常暴露于生物、化学、物理性因素等各种职业有害因素中，并处于高度紧张及心理学过度的应急状态，其所遇到的职业性危害，既有慢性长期的影响，又有急性突发性的危害。护理人员既是传染病易感者又是感染源，具有双重身份，高强度、高风险、高应急、高投入、低产出的工作状态，生理、心理、社会等多重压力，导致护理人员职业伤害（occupational injury，OI）流行日趋严重，这不仅损害了护理人员的身体健康，也影响了医疗卫生单位的生存与发展。

第一节 护士的职业性危害种类

医院是患者治疗的场所，病原微生物相对集中，护理人员作为医院工作人员的主体，由于其工作的特殊性，每天不得不暴露于各种各样的职业危险因素中。这些职业危险因素不但对护理人员的身体造成伤害，在心理上也增加了护理人员的职业压力。分析这些职业危险因素，并采取有效的措施进行防范，不但可以保护护理人员的身心健康，还可以保障护理人员的职业安全。

根据暴露源和损害原因职业性危害可以分为生物因素损害、理化因素损害、生理心理因素损害、医院场所暴力因素损害等。

一、生物因素危害

感染是护理人员职业性损害中常见又最为严重的一种。护理人员接触具有传染性的血液、分泌物、排泄物时，若不重视个人防护，不仅可造成自身感染，还会成为传播媒介。造成医院感染的主要病毒有艾滋病病毒、乙型肝炎病毒、丙型肝炎病毒、梅毒、萨科奇病毒、结核杆菌、流感病毒等20多种。

二、理化因素损害

（一）物理性损害

1. 锐器刺伤

锐器刺伤的发生率很高，据资料显示，只有18.1%的护士没有发生过针刺伤，9.5%的护士没有发生过安瓿划割伤。针刺伤主要发生在注射后（回套针帽）或取下针头分类回收时。安瓿损伤主要是由于折断安瓿时未用纱布保护造成的。锐器损伤的最大威胁为血源性传播疾病，如乙肝、艾滋病、丙肝感染等。针刺伤时，只需0.004ml

带乙型肝炎病毒的血液就足以使受伤者感染乙型肝炎；被人类免疫缺陷病毒污染的锐器刺伤而感染艾滋病的比率为0.3%；被丙型肝炎病毒污染的锐器损伤而感染丙型肝炎的比率高达1.8%。

2. 放射损伤

放射损伤是由放射线照射引起的机体组织损害。长期过量的照射会使人产生疲乏感、记忆力减退、睡眠障碍、头晕、恶心等症状，血液检测可发现白细胞有不同程度的下降，机体免疫力明显降低，严重时可引起内分泌紊乱和造血功能损害，甚至致癌。有报道称，由于人眼睛的晶状体囊上皮细胞对电离损害最为敏感，长期接触放射线，易产生辐射性白内障；长期小剂量的慢性辐射对心血管的影响主要表现为窦性心动过缓和窦性心律不齐。怀孕后的护理人员长期处在含有射线的环境中生出的孩子可能发生畸形。

3. 噪音

医院中有各种医疗仪器和设备，如：生命监护仪、呼吸机等。噪音主要来源于这些设备。另外应有个别医护人员不规范行为，如大声说话、砰然关门、电话铃声等也是噪音的来源。医院病房的国际噪音标准容许声压级为38dB，Tijunelis、Tsiou等人对医院环境噪音污染的研究中发现：急诊室平均噪音值为43～52.9dB、ICU为60.3～67.4dB，手术室噪音也高于国际噪声标准容许声压级。噪音强度在50～60dB时，即能产生相当大的干扰，长时间暴露于90dB以上的噪音环境中，能引起头痛、头晕、耳鸣、失眠等。噪音不仅可以引起医护人员心理紧张，还可以出现心跳加快、血压升高等生理改变。

4. 紫外线

紫外线对人体健康有一定的危害。常见的有：

（1）电光性眼炎：波长250～320nm紫外线照射，可引起角膜炎、结膜炎等，过强的紫外线还可造成眼底损伤。

（2）皮肤红斑反应：紫外线照射可灼伤皮肤，受照的皮肤潮红，有痛感，严重时会形成红斑甚至水泡。

（3）诱变和致癌作用：紫外线照射可引起基因突变，导致皮肤癌。波长＜320nm的紫外线诱发皮肤癌的可能性较大。波长＜250nm的紫外线作用于空气中的一些物质，还可产生光化学烟雾和有毒气体，刺激呼吸道引起不适感。

医院用于杀菌的紫外线灯发出的紫外线波长为180～290nm，具有杀菌作用，且这种具有杀菌作用的紫外线的波长对人体有害，极易损害眼睛和皮肤。

5. 电磁辐射

病房床头监护仪和手术室的高频电刀、双极电凝仪及麻醉机等设备运转时均可产生高频电磁场。这种电磁辐射可产生的危害是：能够诱发癌症；影响人的心血管系统，表现为心悸、失眠、心搏血量减少等；可引起视力下降、白内障等视觉系统的障碍；可导致孕妇自然流产和胎儿畸形等；可诱发儿童患白血病。

6. 触电及电灼伤

护士在工作中常会接触一些医疗电器，尤其手术室应用电刀、电钻、腹腔镜等，工作中如稍有不慎，就有触电及电灼伤的可能。

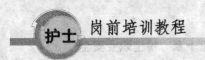

7. 环境因素

手套的滑石粉、敷料的纤维、更换和清点的床单是粉尘危害的重要来源。供应室、手术室等科室长期使用热力灭菌方法、干热和压力蒸汽灭菌，在使用过程中散发的热量可使室内温度明显升高，供应室的护理人员长期处于高温高湿的环境中可对健康造成影响。

（二）化学性损害

护理人员在医院内接触的化学制剂主要包括治疗用化学药物（如抗肿瘤化学药物、麻醉剂）、化学消毒剂（如甲醛、戊二醛、环氧乙烷、过氧乙酸、臭氧）、化学清洁剂、医疗废弃物（如乳胶、水银、PVC 产品）。它们通过皮肤、呼吸道黏膜吸收，其副反应主要有对骨髓的抑制、生殖系统的影响、过敏反应、致癌、咽喉炎、职业性哮喘、职业性皮炎等。

1. 化学药物

一项调查显示，我国 62.87% 的护理人员在配置化疗药时没有任何防护设备，操作时采取了不科学的方法。

现在已经有 60 多种抗肿瘤药物应用于临床，新的抗肿瘤药物也不断推出，但任何一种抗肿瘤药物都存在着不同程度的急性或慢性毒副作用。抗肿瘤药物对护理人员健康的影响主要有：首先是对机体细胞的影响。抗肿瘤药物在抑制或杀伤癌细胞的同时，对机体的正常细胞，特别是对增殖旺盛的上皮细胞的损害尤为严重，尤其是烷化剂，代谢产物可引起白血病和淋巴病。其次是对生殖细胞的影响。由于护理人员在配药和给药时与化疗药物频繁接触，会因化疗药物的积蓄作用产生远期影响，不但能引起生殖细胞减少、自然流产率增高，而且还有致癌、致畸、致突变的危险。另外，长期接触化疗药物，会导致白细胞减少、疲乏、抵抗力下降、易得感冒、易得心肌炎、脱发、失眠、疲倦、精力不集中、月经异常症状增加等等。

目前，麻醉机普遍装置的废气吸附清除系统可有效地降低空气中挥发性麻醉药含量，但某些麻醉机在使用中也存在漏气现象和患者拔管时吸入性麻醉药对空气造成的污染，长期吸入安氟醚对人体可造成肝脏损害、免疫功能下降等。有报道显示，长期暴露于微量麻醉废气的污染环境，有引起自发性流产、胎儿畸变和生育力降低的可能。

2. 化学制剂

各种消毒剂、清洁剂、固定剂的应用，可通过呼吸道和皮肤黏膜对人体造成伤害。当空气中甲醛浓度达到 $20mg/m^3$ 时，人就会出现食欲不振、体重下降、持续性头痛、心悸、失眠，对妊娠早期的胎儿还有致畸作用。有研究证明，戊二醛对健康有负面影响，可损伤皮肤、眼睛、呼吸系统，是中高度刺激物，医院中戊二醛的使用是引起职业性哮喘的原因之一。临床使用的一次性无菌物品大多经消毒灭菌。环氧乙烷是一种强烷化剂，在杀灭微生物的同时，消毒灭菌物品上残留的环氧乙烷也会给人体带来一定程度的毒害（环氧乙烷本身的毒性、灭菌后二次生成物的毒性）。研究表明，环氧乙烷不但具有急性毒性，还具有致突变和致癌变作用。长期低浓度接触环氧乙烷能损害人的识别能力。

3. 医疗废物

医疗废物是指医疗卫生机构在医疗、预防、保健以及其他相关活动中产生的具有直接或间接的感染性、毒性以及其他危害性的废物。医疗废物可分为感染性、病理性、损伤性、药物性和化学性废物五类。

（1）感染性废物：是指携带病原微生物具有引发感染性疾病传播危险的医疗废物。如外科术后或解剖后沾有血渍或体液的医疗用品、材料、器械、感染伤口或术后伤口的敷料、绷带、消毒棉球、棉签、浓血纱布，或被血渍、体液浸染的衣物；在传染病房阶段性治疗中产生的排泄物或呕吐物等；透析传染患者使用的床上用品，如被盖、床单、毛巾、外套等；实验室备用做实验的已感染的动物。

（2）病理性废物：是指诊疗过程中产生的人体医疗废物和医学实验动物尸体等。如手术及其他诊断治疗过程中产生的废弃的人体组织、器官；医学实验动物的组织、尸体；病理切片后废弃的人体组织、病理蜡块等。

（3）损伤性废物：是指能够割伤或者刺伤人体的废弃的医用锐器。如医用针头、缝合针；各类医用锐器，包括解剖刀、手术刀、备皮刀、手术锯等；载玻片、玻璃试管、玻璃安瓿等。

（4）药物性废物：是指过期、淘汰、变质或者被污染的废弃的药品。废弃的一般性药物，如抗生素、非处方类药品等；废弃的细胞毒性药物和遗传毒性药物，包括致癌性药物、环孢霉素等；可疑致癌性药物，如顺铂等；还有免疫抑制剂、废弃的疫苗、血液制品等。

（5）化学性废物：是指具有毒性、腐蚀性、易燃易爆性的废弃的化学药品。如医学影像室、各种实验室废弃的化学试剂；废弃的过氧乙酸、戊二醛等化学消毒剂；废弃的汞血压计、汞温度计。

含汞设备中的汞，也就是水银，是一种常温下唯一呈液态的金属，含有它的用品一旦被打碎，水银就会蒸发，其吸附性又极好。水银蒸气易被墙壁和衣物等吸附，造成空气的污染。虽然少量吸入不会对身体造成太大的危害，但长期大量吸入，则会导致水银中毒。水银中毒分急性和慢性两种：急性中毒有腹痛、腹泻、血尿等症状；慢性中毒主要表现为口腔发炎、肌肉震颤和精神失常等。

戴奥辛是医院常见并且不容易被发现的毒性垃圾，输液器、输血器、输血袋等占医院25%的卫生材料是PVC产品，含有戴奥辛。研究认为，它与子宫内膜异位、内分泌失调及癌症有关。

除此之外，护理工作中不可回收的医疗垃圾包括污染的纱布、敷绷带、棉签、体液和血液污染的一次性器具、各种标本等，这些废物在我国的《国家危险废物名录》中被列为Ⅰ号危险物。

三、生理、心理因素损害

1. 生理因素损害

护理人员长时间同一姿势的工作，会引起颈肩痛或颈椎病、腰背痛、下肢静脉曲张；作息时间不规律、长期的超负荷工作、长期承担责任重大、相对简单而重复操作量大的护理工作，易患胃病和慢性疲劳综合征。加之女性特殊的生理状况，如经期、孕期、哺乳期。这些都是临床护士职业危险因素中的生理因素。

2. 心理因素损害

在心理上，护理人员的工作环境较特殊，直接的工作对象是患者。研究表明，与人打交道的工作比只接触物的工作所产生的应激程度高。而且患者痛苦的面容、忧伤的情绪、紧张的工作氛围等均会给护理人员带来负面的感官刺激。加之还要面对濒死和死亡的患者，会有一种失落的感觉，忧伤的心境。平时的工作量大，护理人员人数缺乏。护理人员轮班工作导致生活不规律，本身就容易产生不良心理反应，加之现在患者的数量大，护理人员的数量不足，为了保证护理服务质量，护理人员的工作量大大增加。特别是急诊科、手术室、重症监护室的护理人员，患者的病情复杂、突发情况多、抢救任务重，机体长期高负荷运转，超出其心理承受的能力。社会对护理人员的要求又不断提高，公共突发事件以及酗酒、吸毒、医疗纠纷等社会问题也不同程度地增加了护理工作的风险性和紧张感。

护理人员面对高强度、时间持久的工作压力，如果不及时调整及应对，就可能发生应激反应，出现身体的不适，严重的导致身心疾病。常见的身心问题如头痛、乏力、心慌、胃肠不适、全身肌肉胀痛等躯体不适；心理问题如焦虑、沮丧、不满、厌倦、心理疲惫、不良情感、自尊性低、怨恨、冲动、人际关系恶化、压抑及注意力难以集中等；行为问题如频繁地就诊、吸烟、饮酒、使用或滥用麻醉药物、饮食过度或畏食、攻击等，极少数者可出现毁物、自伤、自杀行为。

四、医院场所暴力因素损害

医院场所暴力是指卫生机构的工作人员在其工作场所受到辱骂、威胁或袭击，从而造成对其安全、幸福和健康的明确或含蓄的挑战，包括侮辱、威胁、攻击折磨、伤害他人身体、性侵犯或性骚扰、破坏医院或个人财产，干扰正常的医疗工作秩序等。目前医院场所暴力已经成为一种全球问题，暴力不仅可损害护理人员的身心健康和医疗机构的财产安全，也可对医院的正常医疗秩序造成许多负面影响。

第二节 护士的职业危害防护

一、生物因素危害的防护

生物因素危害，也就是生物因素职业伤害，也称病原体职业暴露，主要指医务人员在院内从事规范的诊断、治疗、护理、检查等工作过程中，意外受到病原体或含有病原体污染物的沾染、损伤，或意外吸入、食入上述物质，造成感染或可能造成感染的情况。

（一）基本防护措施

1. 手卫生

手部皮肤的清洁和消毒是防止接触传播的重要措施。人的皮肤上存在两种细菌，一种为暂居菌，另一种为常居菌。暂居菌也称污染菌或过客菌丛，寄居在皮肤表层，是常规洗手很容易被清除的微生物。接触患者或被污染的物体表面时可获得，如果没有通过肥皂和水的冲洗和机械摩擦或者使用消毒手刷将其破坏，它可随时通过手传播。常居菌也称固有性细菌，是能从大部分人的皮肤上分离出来的微生物。这种微生物是皮肤上持久的固有的寄居者，不易被机械的摩擦所清除。手卫生是洗手、卫生手消毒和外科手消毒的总称。

洗手指用肥皂或皂液和流动水洗手，去除手部皮肤污垢、碎屑和部分致病菌的过程。卫生手消毒指用含抗菌剂肥皂或皂液清洗或消毒剂擦洗手，在一般性洗手或刷手的基础上对残余手部上的微生物的进一步清除，除去或杀灭皮肤上的致病菌的过程。外科手消毒指用手消毒剂清除或者杀灭手部暂居菌和减少常居菌的过程，以降低手术过程中由于手套的刺破或破损而导致细菌侵入手术区域的风险。

洗手指征：接触患者的血液、体液、分泌物、排泄物或其他可能污染的物品后，特别是在接触有破损的皮肤、黏膜以及进行侵入性操作前后；进行无菌技术操作前后；进入和离开隔离病房脱去个人防护物品及手套前后；在同一患者身上，从污染操作转为清洁操作之间，离开传染病区，病房前后。无条件进行洗手时，可使用速干手消毒剂，消毒后，仍需尽快洗手。

洗手的方法按照六步洗手法进行。第一步，掌心对掌心擦搓；第二步，手指交错掌心对手背擦搓；第三步指交错掌心对掌心擦搓；第四步两手互握互搓；第五步，拇指在掌中转动擦搓；第六步，指尖在掌心中擦搓。

2. 使用个人防护用品

随着社会发展及医务人员自我防护意识的提高，医护防护用品也不断地增多，现在常用的有口罩、帽子、隔离服、医用乳胶手套、防护镜、鞋套等等。

（1）戴口罩：呼吸道传染病主要有三种传播方式：

①飞沫直接接触传播，距离大约在1m以内可被感染。鼻病毒、流感病毒等病原微生物可通过此种方式传播。

②病原微生物干燥后形成的飞沫核直接接触或经空气传播，飞沫核可长时间悬浮在空气中并传播一定距离，如结核杆菌、水痘病毒、麻疹病毒、真菌孢子等病原微生物通过此种方式传播。

③接触传播，是指通过手沾染感染源排出的病原菌后，再经过手接触鼻黏膜或眼黏膜而引起感染。

戴口罩是预防呼吸道传染病的最主要的措施，戴口罩应用口罩遮住口鼻，同时要注意分清内外面，不能混带。佩戴4小时后要及时更换。

（2）手套：戴手套的指征：接触患者或接触患者的血液、体液、排泄物或是分泌物以及被其污染的物品前应戴上手套，操作结束后，应立刻更换手套并进行手的清洁和消毒；手部皮肤发生破损，并要进行有可能接触患者体液、血液的诊疗和护理操作时，必须戴双层手套。进行护理操作时，一个患者使用一副手套，更换患者时一定要更换手套。

戴手套的注意事项：由于手部可能因手套使用过程中损伤或在脱手套过程中被污染，故戴手套前及脱手套后，必须要洗手，手套绝对不能替代手部清洁；发现手套被污染或破损，必须立即更换；佩戴尺码合适的手套；存放手套的地点不应过热或过冷，以免影响手套的功效。

（3）防护镜、隔离衣等：在诊疗、换药、护理、处理污物、手术过程中，有可能使血液、体液飞溅到眼部，或大面积飞溅到医务人员的身体上，须佩戴防护镜，穿具有防渗透性能的隔离衣。棉质或混纺工作服吸水性强，可增加液体接触皮肤的机会（有8%通过衣服浸入），起不到防护作用，不建议使用。

（二）采取分级防护原则

1. 一级防护

一级防护又称基本防护，是指在常规的诊疗环境下护理人员进行的防护。

（1）适用于发热门（急）诊的护理人员。

（2）穿工作服、隔离衣，戴工作帽和12层以上棉纱口罩。

（3）每次接触患者后立即进行手清洗和消毒。手消毒用0.3%~0.5%碘伏消毒液或快速手消毒剂（洗必泰醇、新洁尔灭醇、75%酒精等）揉搓1~3分钟。

2. 二级防护

二级防护又称加强防护。

（1）适用于进入隔离留观室和专门病区的护理人员，接触从患者身上采集的标本、处理其分泌物、排泄物、使用过的物品和死亡患者尸体的人员，转运患者的医务人员和司机。

（2）进入隔离留观室和专门病区必须戴12层以上棉纱口罩，每4小时更换1次或感潮湿时更换；穿工作服、隔离衣、鞋套，戴手套、工作帽。

（3）接触患者后立即进行手清洗和消毒。手消毒用0.3%~0.5%碘伏消毒液或快速手消毒剂（洗必泰醇、新洁尔灭醇、75%酒精等）揉搓1~3分钟。

（4）实施近距离操作时，戴防护眼镜。

（5）呼吸道及黏膜防护。

3. 三级防护

三级防护又称密切防护。三级防护是在污染区对患者进行器官切开、吸痰等操作及其他有血液、体液喷溅危险等待要进行处理时的防护。

（1）适用于为患者实施吸痰、气管切开和气管插管的护理人员。

（2）除二级防护外，还应当加戴全面型呼吸防护器。

（三）暴露后的防护

1. 创口及黏膜的处理

皮肤、眼、鼻、口腔若被患者的血液、体液污染，应立刻用清水或等渗盐水反复冲洗。如有伤口，应在伤口旁轻轻挤压，尽可能挤出损伤处的血液，再用肥皂水或等渗盐水进行冲洗，禁止按压伤口。冲洗后，用75%乙醇或0.5%碘伏进行消毒。伤口较深者，包扎伤口，必要时请医生处理。

2. 怀疑暴露于感染乙肝病毒、艾滋病病毒、丙肝病毒的血液和体液时的处理

应在72小时内检测暴露于病毒中的护理人员HBV、HIV、HCV的基础水平检查，并及时记录暴露事件发生的时间、地点、过程及采取的措施和患者的当前状态。同时上报医院感染科。

（1）对可疑暴露于HBV感染的血液、体液时，注射抗乙肝病毒高价抗体和乙肝疫苗，被 HBV 阳性患者血液、体液污染的锐器刺伤，应在24 小时内注射乙肝免疫高价球蛋白，同时进行血液乙肝标志物检查，阴性者皮下注射乙肝疫苗 10g 或 5g。5g 按（0 月、1 个月、6 个月间隔）。

（2）丙型肝炎：目前尚无适用于丙型肝炎暴露后的治疗，应在 2 个月内复查。对可疑暴露于 HCV 感染的血液体液时，建议暴露 4 ~ 6 周后检测 HCV RNA。

（3）艾滋病病毒：可疑暴露于感染 HIV 的血液、体液时，按照以上处理创口的方法，处理及时可以减少 80% 的感染。

护理人员发生艾滋病病毒职业暴露后，医疗卫生机构应当对其暴露的级别和暴露源的病毒载量水平进行评估和确定。

艾滋病病毒（HIV）职业暴露级别分为三级（见表 10 – 1）。

表 10 – 1　　　　　　艾滋病病毒（HIV）职业暴露分级

分级	暴露类型	暴露量或损伤程度	暴露时间
一级	暴露源沾染了有损伤的皮肤或者黏膜	暴露小	较短
二级	暴露源沾染了有损伤的皮肤或者黏膜，或者为暴露源刺伤或者割伤皮肤	暴露大；损伤程度较轻，为表皮擦伤或者针刺伤	较长
三级	暴露源刺伤或者割伤皮肤	损伤程度较重，为深部伤口或者割伤物有明显可见的血液	

暴露源的病毒载量水平分为轻度、重度和暴露源不明三种类型（见表 10 – 2）。

表 10 – 2　　　　　　　　　暴露源的病毒载量水平

分级	暴露源
轻度	为艾滋病病毒阳性，但滴度低、艾滋病病毒感染者无临床症状、CD_4 计数正常者
重度	为艾滋病病毒阳性，但滴度高、艾滋病病毒感染者有临床症状、CD_4 计数低者
暴露源不明	不能确定暴露源是否为艾滋病病毒阳性者

艾滋病病毒的预防性用药方案：预防性用药方案分为基本用药程序和强化用药程序。基本用药程序为两种反转录酶制剂，使用常规治疗剂量，连续使用 28 天。强化用药程序是在基本用药程序的基础上，同时增加一种蛋白酶抑制剂，使用常规治疗剂量，连续使用 28 天。

预防性用药应在发生艾滋病病毒职业暴露后尽早开始，最好在 4 小时内实施，最迟不得超过 24 小时；即使超过 24 小时，也应当实施预防性用药。

发生一级暴露且暴露源的病毒载量水平为轻度时，可以不使用预防性用药；发生一级暴露且暴露源的病毒载量水平为重度或者发生二级暴露且暴露源的病毒载量水平为轻度时，使用基本用药程序。

发生二级暴露且暴露源的病毒载量水平为重度或者发生三级暴露且暴露源的病毒载量水平为轻度或者重度时，使用强化用药程序。

暴露源的病毒载量水平不明时，可以使用基本用药程序。

在暴露后的第 4 周、第 8 周、第 12 周及 6 个月时对艾滋病病毒抗体进行检测，对服用药物的毒性进行监控和处理，观察和记录艾滋病病毒感染的早期症状等。从暴露发生1年内，应将被暴露者视为可能的HIV传染源加以预防。具体措施主要包括：性生活时使用安全套；育龄妇女暂缓怀孕；孕妇要根据危险性评估的结果权衡利弊，决定是否终止妊娠；哺乳期女性应中断母乳喂养改用人工喂养；在生活中避免与他人有血液或感染性体液的接触或交换等。

对艾滋病病毒职业暴露情况进行登记，并逐级上报。

二、理化因素损害的防护

（一）物理性损害的防护

1. 锐器刺伤的防护

护理人员在各个操作环节中都要注意安全操作，对锐器刺伤易发生环节高度重视。在进行接触患者血液、体液的操作时要戴手套，尽可能使用带有安全装置的注射器和医疗器具。为不配合的患者进行注射治疗时，应有助手协助。操作中要全神贯注，避免与他人交谈，分散注意力。禁止回套使用后的一次性针头的针帽；禁止徒手接触使用后的针头和刀片等锐器。使用后的锐器应直接放入耐穿刺、防渗漏的锐器盒内。锐器盒应粘贴病室和医院的名称，注明日期。锐器盒不能装得过满，原则上不应超过锐器盒容量的3/4，平时应为密封状态。锐器盒应放置在方便使用的地方，放置的高度以人体腰部高度为宜。移动锐器盒时，应拿稳，并与身体保持一定距离。锐器盒为一次性用品，不能重复使用。手术器械摆放合理，手术配合动作规范，操作时注意力集中。

锐器刺伤后的处理流程：

（1）立刻用健侧手从近心端在伤口旁轻轻挤压受伤部位，尽可能挤出损伤处的血液，禁止按压伤口局部。受伤部位再用肥皂水和大量等渗盐水或流动水进行反复冲洗。冲洗后，用75%乙醇或0.5%碘伏进行消毒。伤口较深者，包扎伤口。

（2）上报医院护理部和感染科。

（3）受伤人员抽取血标本送检。被无感染HIV、HBV、HCV病毒的锐器刺伤者只需抽血，并密切观察随访即可。被感染以上病毒的锐器刺伤者，要按照生物因素损害的防范中暴露后的应对做相应处理。

2. 放射线的防护

尽可能避免X线照射，受照剂量与时间呈正比，受照时间延长1倍，受照剂量增加1倍。因此，一切人员都应减少在辐射场内停留的时间。操作人员应技术熟练、准确、迅速，尽量缩短检查时间。可通过轮班和使用光栅将剂量减至最低。

距离放射源越远，受照剂量越小，辐射源强度随距离平方呈反比减少，距离加大1倍，剂量就减少到1/4。故在不影响工作的前提下，尽量延长人员与放射源的距离。透视曝光时除术者及主要助手，其他人员应远离，避开X线辐射源。

屏蔽防护是防御辐射危害的重要措施。屏蔽防护是指在放射源和人之间，放置能有效吸收放射性的屏蔽材料，如放置铅板、钢板或水泥墙屏蔽，从而衰减或消除射线对人体的危害。屏蔽防护的材料和厚度一定要达到屏蔽的铅当量，否则辐射危害性就会增加。含铅防护屏仅对二次照射或散射提供保护作用，但却不是绝对的，射线或多或少能穿透屏蔽，这要取决于屏蔽的厚度和射线强度。

被照射的工作人员须定期进行剂量监测。常用个人防护用品有防护帽、铅眼镜、防护颈套、防护手套、防护围裙及各种防护衣。

3. 噪音的防护

护理人员在日常工作中要做到"四轻"：①说话轻，建议说话声音低于60dB，两人说话的距离尽可能保持在4m以内。②操作轻，使用各种仪器操作时动作轻柔，尽量减少碰撞声和摔打声，各类护理操作安排紧凑，减少额外的走动，以免产生更多的声音。治疗车轮轴定期上油，定期检查使用时有无异常声音。③走路轻，在医院病房应穿软底鞋，走路时注意脚步抬起不拖鞋底。④关门轻，护理人员操作过程中要注意各种产生声音的环节，尽可能地为患者创造安静的修养空间，保证患者的休息。

各种监护仪及报警器的音量尽量调至最低，避免靠近患者头部位置放置。

经常巡视病房，掌握患者输液及治疗情况，减少呼叫器的使用。呼叫器应答应及时，快速处理患者情况，避免反复多次使用呼叫器。

4. 紫外线的防护

合理安装紫外线灯管，正确放置移动式紫外线照射灯。操作时穿防护服，戴护目镜。孕妇，尤其是早孕人员应尽量避开紫外线。照射完后打开门窗，通风换气。对于监测紫外线人员应注意：

（1）防护操作前，着装穿长袖、长裤的工作衣，竖起衣领保护颈部皮肤；戴8层以上的棉纱布口罩，戴墨镜、手套、帽子，减少紫外线对皮肤的损害。

（2）分批监测。根据临床的操作时间，合理安排监测科室，每次工作时间不超过2小时，减少工作人员紫外线暴露时间。

（3）合理安排操作流程。开启紫外线灯5分钟，在室外调试好紫外线辐射强度仪，5分钟后两个监测人员配合操作，读数后关闭紫外线，在室外记录强度。

（4）防护品的使用。操作前30分钟可选择SPF15的防晒霜涂抹在颈部及脸部暴露部位，以保护皮肤。操作结束后可用洗面奶清洗脸部，并涂抹晒后修复霜。眼睛可用保护眼睛的药液。

5. 电磁辐射的防护

对强辐射源进行近场屏蔽，用屏蔽室或屏蔽幕布、金属板或金属网把具有电磁辐射的仪器包围起来，使泄露出去的辐射能量尽量减少。降低强度和减少接触时间都有利于减少接受辐射的剂量。手术人员穿防护衣，戴防护帽。其余工作人员远离操作环境。

6. 触电及电灼伤的防护

（1）术前一定要检查电刀的性能，开关处是否发生黏滞。

（2）术中暂时不用电刀时要将电刀固定于安全位置，避免其通过治疗单对患者身体某部位放电致局部灼伤。术中电刀不用时要安置妥当，一般应搁在平卧患者的腹部，避免手误按开关。

（3）乙醇脱碘后的术野皮肤一定要用干纱布擦拭干净，以免电刀与皮肤上残留的乙醇发生作用灼伤患者。手术大单也要保持干燥，在潮湿的情况下易发生灼伤。

负极板粘贴时极板要与患者皮肤接触良好。贴放负极板的局部皮肤应保持清洁干燥。位置应尽量靠近手术、病灶部位，且应选择肌肉丰富而无骨骼突出部位如大腿，

229

臀部等。避免贴在脂肪组织丰富的地方；避开毛发多的部位，以免影响接触。避免粘贴在潮湿的部位，如粘贴处被消毒液、血液、体液打湿后一定要擦干后再贴。粘贴后要按压负极板，使极板与患者皮肤充分有效接触，防止因负极板与患者连接面积不均匀导致电灼伤。负极板与皮肤接触面积要达 70%，小孩则选用小儿电极板，保证有效接触面积。一般接触患者的电极板面积不能小于 $100cm^2$。防止电刀本身接触不良全部电流通过小面积电极或电流释体而引起的灼伤。对于双极性负极板不能贴于骨骼两边。

术中如出现负极板报警，应及时关机检查。手术结束撤下负极板前应先关机。取下负极板时应动作轻柔缓慢，防止损伤皮肤。术中发现患者烦躁不安时，应及时检查负极板部位及肢体情况，如出现负极板移位应关机更换。

手术前应摆好手术体位、局部消毒铺手术单后应该再仔细检查一遍电刀的引线、极板及其连线有无断线、有无开裂、有无褶皱和老化。同时检查各部位接触是否良好。翻动患者时应检查负极板是否移位。

对体内带金属物或易导电的物质，如妇女节育环、心脏起搏器、骨折钢钱、金属夹板等患者不能使用电刀。对实施手术的患者应去除佩戴的手表、金属手链、项链、耳环等金属饰品，以免产生漏电而灼伤患者皮肤。手术器械车应不与患者接触，即患者应处于全悬浮状态。护理人员须穿厚实绝缘的鞋子，戴绝缘手套，避免发生旁路电灼伤。

凡更换使用新高频电刀时，必须先学习，并按说明书上的使用要求进行培训，在操作前应先做模拟操作，以便观察电刀的性能。

（二）化学性损害的防护

1. 化学药物的防护

（1）基础防护措施

①增强身体抗病能力。平时注意锻炼身体，积极参加文体活动，充分调动人体抵御有害刺激的能力。定期做好健康体检，每隔 6 个月抽血检查肝功能、血常规及免疫功能等，发现问题及时调离和治疗。

②增加防护知识。要学习抗肿瘤药物的毒副作用、防护知识，了解病区患者应用抗肿瘤药物情况。岗前培训中增设化疗的防护课程，使新护士及时掌握有效的防护措施。工作时要牢记一个观念：严格执行卫生工作制度就是很好的保护自己，一丝不苟地落实各项防护措施。

③加强健康教育。以人人知晓、人人做到为目标，加强本科人员、肿瘤患者及陪护家属的宣教指导工作，普及健康和防护知识。

（2）接触抗肿瘤药物的防护措施

①遵循两个原则：一是护士在配制化疗药物时和护理操作过程中，应戴好手套、口罩、帽子，穿好防护衣。手套每隔 30 分钟更换 1 次。按照标准的配制方法配制，明确操作中的注意事项。尽量减少不必要的接触，不在工作区吃饭、休息。防止药物通过任何途径进入人体。二是尽量减少抗肿瘤药物污染环境。操作时，溶解药物时溶解液应沿着安瓿壁缓慢注入瓶底，待药物充分溶解后再搅动。打开安瓿时，应用无菌纱布包裹，应使用针头较大的注射器抽取药物。所抽取的药物不应超过注射器的四分之三，以防药液外漏。抽小瓶药液时，应先注入少量空气，再行抽取药液，以防压力过

大，造成药液外漏；药液不慎溅到皮肤或眼里，立即用大量清水或等渗盐水反复清洗；药液溅到桌子或地上，应用纸吸尽，再反复擦拭，直至干净；操作时注射器应与针头紧密连接，以免松动致药液外溅；废弃的安瓿及空瓶放于紧密的塑料袋中，以防蒸发污染室内空气；拔针时或在静滴中需要推药时应戴橡胶手套；配药操作完毕后用清水冲洗或擦拭操作柜内部和台面，脱去手套后用肥皂或流水彻底洗手。

配制后的药物空瓶，用密封的塑料袋封好后连同配制好的药液放于治疗车上，再次核对，正确后将配药的一次性注射器、安瓿及空瓶弃于带盖防漏的专用垃圾桶内，由专人做毁形焚烧处理。

2. 化学制剂的防护

护士配制及取用消毒剂前应先穿工作服，戴好口罩、帽子、手套；配制消毒剂时选择宽敞通风的地方，配制动作要熟练，剂量要准确。消毒剂的配制应严格按照其使用要求，勿浓度过高。明确各种消毒剂的注意事项。加强室内空气流通，定时开窗换气。浸泡物品时，为避免皮肤直接接触消毒液，可戴手套进行。

3. 医疗废弃物的防护

增加麻醉废气排污设备并加强管理以降低污染，同时加强工作人员的自身防护意识，减少接触麻醉废气，合理安排补休，并尽量减少手术室护士在麻醉废气污染环境中的工作停留时间。用吸引器及时吸走用电刀时所产生的烟雾。

三、生理、心理因素损害的防护

（一）放松方法

1. 尽量避免产生压力

（1）在潜在或现存的压力下，保持既往的习惯，以减少体内能量的消耗。

（2）增加正向的压力，参加体育运动，抵消负向压力带来的不良影响。

（3）提高"复种指数"，在同一时间内，以一件事为主，附带将其他事完成。

（4）注意时间的整体应用，集中精力解决某一件事情，不要同时着手处理许多复杂问题。

（5）多学习，增强处事能力，减少时间浪费。

2. 改变环境

（1）学会与患者有效沟通，减少由于误解造成冲突的可能性。建立有效的合作团队，努力改善组织内部，上级、同事、患者之间的人际关系，增加相互支持，创造良好的人际环境。

（2）改善组织管理方式：改善人力配备，合理排班；特殊时期关注发生安全隐患的关键环节的控制。善于从生活中寻找乐趣，适当参加集体活动，学会宣泄和疏导，保持平和、稳定、乐观的心境，并不断培养心理适应能力和心理承受能力，以良好的身体素质和心理素质来面对工作。

3. 改善心理对压力的反应

（1）与朋友、亲戚、同事多沟通，取得多方面支持。

（2）加强自我肯定。

（3）提高自身应对压力的能力。培养兴趣与爱好，主动参与有兴趣的活动；充实专业知识，提高专业技能；培养坚强的意志和豁达开朗的性格。

4. 减轻身体对压力的反应

（1）有规律的运动：选择喜好并适合自己的体育运动，每周至少 2～3 次，每次运动 30～40 分钟，运动强度每分钟心跳在 130 次以上。

（2）合理均衡饮食：碳水化合物、蛋白质、脂肪的摄入比例大致为 50%、30% 和 20%，增加食物中的纤维素，减少脂肪、糖和盐的摄入。

（3）保证充足的休息和睡眠，每周至少应有 2～3 次让大脑至少休息 3～4 小时。

（二）放松技巧

放松训练分为两种：呼吸放松和冥想放松。

1. 呼吸放松

（1）准备动作：呼吸放松有 3 种准备姿势：坐姿、卧姿、站姿。

①坐姿：坐在凳子或椅子上，身体挺拔，腹部微微收缩，背不靠椅背，双脚着地，并与肩同宽，排除杂念，双目微闭。

②卧姿：平稳地躺在床上或沙发上，双脚伸直并拢，双手自然地伸直，放在身体两侧，排除杂念，双目微闭。

③站姿：站在地上，双脚与肩同宽，双手自然下垂，排除其他想法，双目微闭。

（2）动作要领

①把注意力集中在腹部肚脐下方。

②用鼻孔慢慢地吸气，想象空气从口腔沿着气管进入到腹部，腹部随着吸入的气的不断增加，慢慢地鼓起来。

③吸足气后，稍微闭一下，以便氧气与血管里的浊气进行交换。

④用口和鼻同时将气从腹中慢慢地自然地吐出来，腹部慢慢地瘪下去。

（3）睁眼，恢复原状。如果连续做，可以保持准备时的姿态，重复呼吸。

注意：要把气吸得深、吸得饱；在紧张时，只要进行深呼吸 2～3 次，就可以起到放松的作用。

2. 冥想放松

（1）准备：选择一个清净的地方，没有他人的干扰，也没有嘈杂的声音。坐着、站着均可。

（2）方法

①回忆自己过去经历过的一件最愉快的事，回忆得越具体、越生动、越形象越好。

②回忆自己曾经去过的一个景色秀丽的旅游胜地，美丽的景色一幕接着一幕在你的脑海中浮现，让自己溶入大自然，自己成了其中的一棵小树，一片树叶，随风舞蹈。

冥想放松最好在预感到有紧张情况出现前进行。例如，要进行以前没做过的操作或参加竞赛前，减少紧张情绪。

四、医院场所暴力因素损害的防护

医院暴力近年来有上升趋势，暴力事件对医务人员的身心健康、医院秩序及医疗服务等多方面均造成了许多负面影响。

1. 医院暴力的危害

医院暴力已经对医护人员的心理产生了严重影响。在诊疗过程中，一些医生不敢轻易接诊疑难病证患者。暴力事件还使医务人员的工作情绪受挫，对吸收新的优秀人才造成负面影响，心情紧张使工作中的差错事故增加。针对护士的暴力已经严重影响了护理人员的士气，直接威胁护理人员的人身安全和健康。

2. 医院暴力发生的原因

医院场所暴力发生的原因复杂，既有医患双方的因素，也有社会学、经济学方面的背景，归纳起来，主要有以下几方面原因：

（1）患者的服务需求与相对滞后的医疗服务之间的矛盾：这种矛盾主要体现在两个方面：一方面由于患者的年龄、性别、性格、爱好和修养等方面不同，医院在提供服务时很难满足所有患者及家属的要求，从而导致患者及家属的不满；另一方面，护理人力资源不足及高负荷工作使得护士对患者提出的问题不能及时解决或详尽解答。有调查显示，患者认为"服务不满意"是引发医疗纠纷的最主要因素，其构成比为28.34%。已遭受暴力的医务人员则认为"服务不满意"是引发暴力的最次要因素，为1.8%。从侧面说明医务人员的服务意识有待加强。

（2）患者自我保护意识的增强与医护人员法律意识不强形成矛盾：随着社会经济的发展及人们科学文化素质的提高，患者维护自身权益的法律意识明显增强，要求其医疗保健权、知情同意权、隐私权、医疗监督权等权利受到法律保护。而一些医务人员法律意识不强。一项对护理人员的调查表明，46.3%的护理人员对患者的权利及自身义务认识不足，不认为自己的行为是代表医院与患者履行合同，自己有义务按照规章和操作规程为患者提供优质服务，22.1%的护理人员不认为护理人员的行为应从法律角度予以审视。患者及家属的不满，为纠纷或暴力的发生埋下隐患。

（3）患者对治疗的期望值与客观现实之间存在差距：疾病转归的复杂性及医疗行为的高风险性决定了在现有医疗技术水平下，并不是所有疾病的治疗均能获得满意的效果。由于医患双方专业知识背景及各自权益不同，患者过高的期望值与医疗实际之间的矛盾使得患者及家属易产生心理挫折感，继而成为其侵犯行为的特异性唤起因素。一项对遭受暴力的医务人员的调查表明，因对治疗不满意而导致暴力发生的比例为21.7%。

（4）沟通技巧缺乏：医务人员自身的服务意识，尤其是与患者沟通不足是医院暴力发生的一大诱因。

（5）候诊时间长是引发医院暴力的另一个重要因素，其导致暴力发生的比例为13.7%，而90%的患者候诊时心情烦躁。我国的一项数据表明，在某急诊室收到的146条批评意见中，有118条是因为候诊时间长，比例高达80.8%。急诊患者由于对疾病的担心及病痛折磨，其心理候诊时间比实际候诊时间明显延长，从而导致患者的不满情绪加重，成为医院暴力的隐患。

3. 应对医院暴力的策略

（1）增强服务意识：护理人员应增强服务意识，树立以患者为中心的意识，加强职业道德规范，提高自身素质。严格执行各项规章制度，加强工作责任心，树立"以人为本"的服务理念，推行人性化的医疗护理服务，不断钻研和提高业务能力，更好地为患者服务。

（2）加强法律意识，运用法律武器保护自己的正当权益，加强对工作中潜在的法律问题的研究力度，规范护理行为，提高自律性。主动学习相关法律法规，提高法律意识，学会用法律的武器保护自己。

（3）加强应对暴力的能力：学会如何评估和识别可能发生暴力的有关因素和信号，学会自我保护方法，如警惕性方面、适当的防卫技术、如何脱离和回避等。

（4）避免暴力升级。首先不要跟敌对者争辩，更不要刺激敌对者。

（5）自我保护。同敌对者保持 2～3 个臂长的距离；确认逃离出口，尽量勿使对方介于你和门口中间。

（6）掌握沟通要领。认真倾听对方的倾诉，对引发的纠纷问题保持坦诚的态度。

（7）保护他人。尽量使施暴者远离其他患者，以免造成更多伤害；同时拨通紧急事件报警系统，使院内其他工作人员知道有施暴者的存在。

（8）识别暴力的来源，根据不同原因采取相应措施。

（9）如果患者或探访者出现暴力升级的行为或举动，应当立即呼唤他人前来帮助或逃离现场，并立即向医院行政管理部门报告暴力事件。

【思考题】

护士被乙肝病毒污染的锐器刺伤后应如何进行防护？

第十一章 护理健康教育

第一节 护理健康教育的内涵

一、健康的内涵

健康作为人生的第一财富，21世纪以来，越来越被人们所重视，追求生理、心理及社会的完全健康将成为人类长期奋斗的目标。1994年，WHO提出，未来医学和卫生工作的重点是"以人为中心，以健康为中心，而不是以疾病为中心"。护理学家自古以来对健康的认识都比较突出整体性，主张把人视为身心、社会的复合体。人类对健康的探索和研究仍在继续，它也将随着时代的进步提升到一个新的高度。

二、健康教育的内涵

1. 健康教育的概念

健康教育（Health education）是一种有计划、有组织、系统的社会和教育活动，促使人们自愿的采用有利于健康的行为和生活方式，消除或减轻危险因素，降低发病率、伤残率、死亡率，促进健康，提高生活质量，并对健康教育效果作出评价。

2. 健康教育的目的

（1）传播卫生知识、技能，并开展行为、道德教育，增进整个社会人群的健康，使个人和群体为实现健康而努力。

（2）提高和维护人类的健康水平。

（3）预防非正常死亡、残疾和疾病的发生。

（4）增强人们的自我保健能力。

3. 健康教育的核心

其核心是指积极教育人们树立健康意识，养成良好的行为习惯和生活方式，消除或降低影响健康的危险因素。

三、护理健康教育的内涵

1. 护理健康教育的概念

护理健康教育（Health education in nursing）是指护理学和健康教育学相结合的一门综合性应用学科，它以患者、家属和社会人群为研究对象，利用护理学与健康教育学的基本理论和方法，通过对患者、家属及社会人群有目的、有计划、有评价的教育活动，帮助他们提高促进健康、恢复健康、预防疾病、减轻痛苦的能力，以达到健康

235

行为的建立和健康水平提高的目的。

护理健康教育是主要由护士进行的、针对患者或健康人群所开展的具有护理特色的健康教育活动，其教育对象主要是住院患者及家属，其次是健康人群。我国《护士注册法》明确规定，健康教育是护士应尽的义务。

2. 护理健康教育的相关理论

护理健康教育是一项复杂的系统工程，需要综合应用预防医学、护理学、教育学、传播学、行为学、心理学、社会学、科普学、统计学、美学等学科领域的相关知识。

3. 护士在护理健康教育中的作用

①护士承担健康教育的任务；②护士是护理健康教育的主要力量；③护士在护理健康教育中扮演着教育者、组织者、联络者的角色。

4. 护理健康教育的程序

护理健康教育程序是以科学的思维方法和工作方法为患者解决健康问题，鼓励患者参与促进健康的护理过程，以达到最佳的健康教育效果。护理健康教育程序的确立使健康教育的实施走向科学化、规范化和系统化。护理健康教育程序分为评估护理健康教育需求、确定护理健康教育目标、制定护理健康教育计划、实施护理健康教育计划和评价护理健康教育效果五个步骤。

5. 护理健康教育的目标

①提高患者的自我保健意识；②提高患者的自我保健能力；③使患者建立健康行为，提高生活质量。

6. 护理健康教育的技巧

（1）护患沟通技巧：护患沟通技巧包括提问、倾听等语言沟通技巧和体语、触摸等非语言沟通技巧。护患沟通是实施护理健康教育活动中不可缺少的重要技巧。

（2）培养学习兴趣：要培养患者养成良好的学习兴趣，这是做好健康教育的有力保障。

（3）选择教育对象、方法：针对不同的教育对象选择的教育内容不同，教育的时机、方法亦应不同。

（4）知识灌输技巧和行为训练技巧：常用的知识灌输技巧分为讲授、演示和阅读指导等。行动训练技巧通常包括自我护理能力训练技巧、住院适应能力训练技巧和康复能力训练技巧等。

（5）护患关系技巧：建立良好的护患关系是做好健康教育的必要前提。

第二节　护理健康教育的内容

护理健康教育的内容非常广泛，它包括一般患者的防治，门诊就诊患者的宣传教育，住院患者的入院教育，住院过程中的特殊检查、治疗、手术、分娩等前后的教育及对所患疾病的基本概念、临床表现、治疗原则、护理措施、用药指导、休息、饮食、活动、康复知识、功能锻炼、自我护理技巧、疾病及并发症的预防、出院指导、计划生育、预防接种、妇幼保健、疾病普查、健康咨询、心理康复指导等等。其可归纳为四方面：门诊患者的健康教育、住院患者的健康教育、出院患者的健康教育和社区的健康教育。

一、门诊患者的健康教育

门诊患者的健康教育是指患者在就诊检查、治疗、咨询过程中对患者及家属所实行的健康教育。目的是通过制定门诊就诊程序，使患者了解就诊全过程，避免患者进入医院茫然无知，盲目寻找科室，并正确引导患者挂号、看病、交费、检查、取药等，减少患者紧张而忙乱的心态，做好患者诊前、诊中、诊后三个环节，在就诊过程中保证就诊者安全检查、迅速、有序、满意。

1. 候诊教育

患者候诊过程中，需要了解就诊医院的医疗水平、服务范围、就诊环境、门诊医师的专业特长、就诊须知、特殊检查知识、各种标本的采集及留取标本的注意事项等，并根据不同季节，让患者及家属了解传染性疾病的预防措施，使患者及家属在就诊时，尽可能更多地获取对就诊及健康有益的知识。

2. 随诊教育

随诊教育是指患者在诊疗过程中，医护人员根据就诊患者的具体情况及所患疾病进行有针对性的教育。内容包括疾病发病原因、治疗方法、并发症预防、自我护理常识、饮食调护、用药常识及注意事项等，目的是帮助患者识别疾病的危险信号及自救常识。如对糖尿病患者，应教育患者怎样按医嘱正确服药，患者及家属怎样自我注射胰岛素，怎样自己测量血糖，怎样预防低血糖，在什么情况下应及时来医院复诊。一般要求内容精炼，通俗易懂，可操作性强。

3. 处置过程中的健康教育

是指患者在接受处置过程中，对患者进行有针对性的个别指导。如对过敏性哮喘的患者应教育其在平时要注意过敏源、发病规律及诱发因素等，并提醒患者注意室内最好不要放置鲜花、动物皮毛、化纤壁毯、地毯之类易引起过敏的物品，在食用动物性蛋白时，应注意有无过敏反应。若再次就诊时，可向医生说明，从而缩短就诊时间。

4. 离诊时的健康教育

患者诊治结束准备离院前，护士应向患者及家属交代回家后的注意事项；介绍活动与休息的关系，有关锻炼方法；继续用药的用量、服法及注意事项；复诊时间与方法以及同医院联络的办法等。

二、住院患者的健康教育

住院患者的健康教育是指患者在住院期间接受的健康教育，目的是使患者在住院期间了解与疾病相关的健康知识，明确治疗原则及护理要点，掌握药物治疗时的注意事项，以及休息、饮食、活动与疾病的关系，从而提高住院的适应能力，减少并发症的发生，促进疾病的康复。

1. 入院教育

目的是使患者尽快消除陌生、恐惧的感觉，帮助患者完成角色转换，建立起有利于接受治疗和护理的遵医行为，进而建立良好的医患、护患关系。内容包括病区环境、主管医师、责任护士和医院相关制度等的介绍。

2. 住院教育

住院教育的目的使患者提高住院的适应能力，减少并发症的发生，促进疾病的康复。通常包括以下几方面：

（1）一般常识的健康教育：如饮食卫生知识、环境卫生知识、个人财务的管理等。

（2）与疾病相关的知识：如疾病的基本概念、临床表现、治疗原则及护理要点、特殊治疗的配合等。

（3）各种检查知识：如各种检查、各种化验的适应证、禁忌证，检查前的准备、检查中的配合检查后可能会出现的不良反应及预防等。

（4）合理用药知识：所用药物的主要药理作用、适应证、禁忌证、常用量、服用方法、常见的副作用及其预防、不良反应的紧急处理等。

（5）饮食、休息、活动与疾病的关系：根据不同疾病以及相同疾病的不同阶段，遵医嘱正确地进食、休息和活动。

（6）心理卫生知识：如何控制情绪，建立良好的人际关系，选择正确的宣泄方式，树立战胜疾病的信心。

（7）健康行为指导及行为训练知识：如自我放松技巧的训练，家庭护理技巧的训练、适应手术行为训练等。

三、出院患者的健康教育

出院患者的健康教育是指对病情稳定或康复期的患者，也包括因各种原因被迫出院患者的教育。出院患者的健康教育包括：

（1）出院时病情的现状：如病情稳定仍需要药物控制，病情进入康复期，应以功能锻炼为主，辅助以药物治疗。

（2）遵医嘱正确用药：教育患者了解药物的主要作用、用药指导、用药注意事项以及出现什么情况应立即停药，并与医师联系。

（3）饮食、睡眠、休息、活动注意事项：这些均根据疾病的性质进行教育。如对高血压、冠心病及心功能不全的患者应进食高维生素、易消化的清淡饮食，应少食多餐，避免过饱及饮酒，并适当限制钠盐。

（4）心理康复指导：指导患者保持良好的状态，学会自我调控情绪。

（5）自我照顾技巧训练：帮助患者掌握自我照顾的技巧，增强与疾病作斗争的信心和勇气，促进身心早日健康。

（6）复诊和随诊：指导患者遵医嘱及时复诊，教育患者在什么情况下及时随诊。

四、社区的健康教育

社区的健康教育是指以社区为单位，以社区人群为教育对象，以促进社区居民健康为目标，有组织、有计划的健康教育活动。

第三节　护理健康教育的实施

一、高热

【疾病指导】

高热因外感六淫、疫疠之毒及饮食不洁等所致。以体温在 39℃ 以上为主要临床表现，病位或在表或在里。相当于西医学中的"急性感染性发热"、"非感染性发热"疾病。

急性感染性发热预后较好，通过抗感染治疗，清除感染病灶通常可治愈。非感染性发热预后较差，常反复发作，迁延不愈。

【护理指导】

1. 密切观察患者体温、脉搏、呼吸、神志等变化，定时测量体温。一般体温在 39℃ 以上，应 4 小时测量体温 1 次；39℃ 以下，应每日测量体温 4 次，直至体温恢复至正常水平。病情如有反复，则应随时测量体温，并正确记录。

2. 注意观察发热的规律、特点及伴随症状，必要时给予物理、药物、针刺等降温措施。如头部前额、腋下、腹股沟等部位做冷敷，25%～35% 乙醇或温热水擦浴（水温 32℃～34℃，方法同乙醇擦浴）等，30 分钟后复测体温并记录。当患者高热恶寒，甚至发生寒战时，不可进行物理降温，并注意保暖。

3. 患者出现谵语、出血、抽搐，或体温骤降、大汗淋漓、面色苍白、四肢厥冷、烦躁不安、脉沉细等阳气欲脱征象时，家属应立即报告医生，积极配合处理。

【生活起居指导】

1. 病室应安静、整洁、舒适，光线柔和，避免噪音。空气流通，温湿度适宜，避免患者直接吹风。夏季可在室内安装空调，以调节温度。

2. 安排患者卧床休息，减少肌肉活动，以降低体内新陈代谢，减少体能消耗及热量的产生。

3. 发热者唾液分泌减少，常感到口舌干燥，易发生舌炎、口腔溃疡等，应做好口腔护理。一般以 0.9% 等渗盐水或银花水清洗口腔，每日两次。并经常用温开水或银花水漱口。口腔糜烂者，可局部吹撒冰硼散、锡类散等药物，或用中草药液含漱；口唇干裂者，涂以液状石蜡等。

4. 卧床日久者，注意皮肤和床单的清洁干燥，经常更换体位、翻身拍背，以预防压疮的发生。每日用温开水擦浴，以促进全身血液循环，增加体内热量的散发。出汗较多时，用温水擦身，及时更换汗湿的内衣裤。

5. 患者的呕吐物、排泄物应及时清除，保持室内环境的清洁、卫生。疑似传染病的排泄物，必须进行消毒隔离处置。

【饮食指导】

1. 饮食以清淡、易消化为原则。高热者常伴有食欲不振、吸收不良，可给予高热量的半流质饮食，保证足够的热量。鼓励多饮水及清洁饮料，以增加尿量，排泄毒素。

忌食煎炸、油腻之品。

2. 体温每升高 1℃，产热增加 13%。故长期发热者的食品中如果营养素不足，就会出现消瘦、贫血、维生素缺乏等症状，应随病情的逐渐好转尽早改为软饭，并注意饮食多样化，给予均衡营养，以保证各种营养物质的摄入。

【用药指导】

1. 中药汤剂一般宜温服，药后盖被避风，并观察出汗情况，以微微汗出为宜。若汗出湿衣，则应及时更换。

2. 静脉输液时，应根据病情严格掌握输液速度，密切观察局部皮肤有无红、肿、热、痛等药液外渗情况，并注意输液的反应。

【情志指导】

患者热盛时常常伴有烦躁不安，应耐心地加以疏导和解释，使之了解情志与疾病的关系，从而保持心情舒畅，以调和气血，增强自身抗病能力。

【并发症指导】

1. 感染性休克：应绝对卧床，注意保暖，给予氧气吸入，迅速建立静脉输液通道，以抗感染、扩容、纠正酸中毒、补充电解质。观察体温、脉搏、心率及有无咯血、便血、尿血、肌衄、口鼻腔出血等情况，以及出血量的多少。出血量大者，按医嘱做好止血、抗感染、抗休克治疗，观察生命体征、尿量、神色及末梢皮肤色泽等情况，防止厥脱加重。

2. 神昏：对于神昏、抽搐、躁动不安者，应取下活动义齿，以免误入气管；床边设置护栏，以防坠床等意外。并剪短指甲，用牙垫置于上、下磨牙之间，防止舌咬伤；并将头偏于一侧，防止舌后坠堵塞呼吸道，必要时给予氧气吸入。

【出院指导】

1. 保持心情舒畅，颐养情操，使气血流畅利于康复。

2. 注意病愈初期机体的休养，避免过度劳累。适当进行体育锻炼，如保健操、太极拳、气功等，以使气血通畅，增强自身抗病力。

3. 注意保暖，慎风寒，以免复感外邪，病体再遭侵袭。积极治疗原发病，按医嘱服药、治疗，定期门诊复查、随访。

二、神昏

【疾病指导】

神昏是由多种原因造成清窍蒙闭、神明失用、意识丧失的危重证候，以神志不清、不省人事，甚至昏睡不醒、呼之不应、运动感觉障碍和生理反射消失为主要临床表现。病位在脑或清窍。

神昏常见于西医学中的急性感染性疾病、中毒性疾病、高温中暑，以及某些代谢障碍性疾病，如"暴发型肝炎（肝昏迷）"、"尿毒症昏迷"等全身性病变和"脑血管意外（颅内病变）"等疾病。

【护理指导】

1. 密切观察生命体征及瞳孔、对光反射等病情变化，经常呼唤患者，了解其意识情况，发现异常及时报告医生，并做好记录及液体出入量统计。

2. 观察患者肢体温度及活动度的变化，注意保暖，定时进行肢体被动运动，以防发生肢体畸形、挛缩和足下垂等。

3. 观察呼吸变化，保持呼吸道通畅，必要时给予氧气吸入。痰液黏稠者，遵医嘱给予超声雾化吸入。

4. 尿潴留患者，可采用少腹部热敷、温水冲洗外阴等方法，帮助排尿。长期留置导尿者，做好外阴清洁，每日更换尿袋，以防止泌尿系统感染。

5. 保持大便通畅，便秘者可按摩腹部或按摩关元、气海、足三里、大肠俞等穴，每日 1 次，每次 15 分钟。或遵医嘱鼻饲给予清热通便药物，必要时灌肠。

【生活起居指导】

1. 病室宜安静、整洁，温湿度适宜。尽量减少探视时间，避免噪音、强光等不良刺激。

2. 昏迷患者因舌肌麻痹易引起舌后坠、喉肌麻痹、鼻咽分泌物积聚喉部，极易发生呼吸道阻塞，故应采取仰卧中凹位（头部抬高 10°～20°，以利于气道通畅，改善呼吸、缺氧症状；下肢抬高 20°～30°，以利于静脉回流，增加心输出量）与平卧位交替，左侧肩下垫一枕头，以增加肺活量，防止腹腔脏器压迫膈肌，增加重要脏器的血液供应。将患者头部偏向一侧，口角稍向下，以利于呼吸道分泌物流出，防止痰液及呕吐物吸入气管而引起窒息或吸入性肺炎。

3. 躁动不安者，注意修剪指甲以免误伤，在床边设床栏，以防坠床的意外发生；牙关紧闭、抽搐者，应用牙垫垫于上下磨牙之间，以防舌咬伤；有活动义齿者取下，以免误吸入气管；舌后坠者，及时将其下颌托起。

4. 定时更换体位，防止坠积性肺炎等并发症的发生。

5. 昏迷患者吞咽反射减弱或消失，正常的唾液分泌作用减弱，分泌物积聚于口腔，应及时予以清除，每日两次口腔护理。

6. 注意皮肤及会阴部的清洁护理，预防压疮的发生。

7. 昏迷患者眼睑闭合不全者，应做好眼部护理。

8. 大小便失禁患者，应及时清洗臀部，并保持会阴、肛门周围的清洁干燥，使用便器时，动作宜轻柔，避免拖、拉，防止局部皮肤受损。

【饮食指导】

1. 饮食宜给予细软、易消化、高营养的流质，保证丰富维生素的摄入。液体摄入量应达到 1500～2000ml，以保证营养和液体的平衡。

2. 根据病情，遵医嘱给予鼻饲饮食，保证足够的营养及水分。

3. 昏迷患者因营养摄入障碍，所以在昏迷初 2～3 天禁食的情况下，应予以静脉输液，补充足够的水分和营养；3 天后仍不能进食者，可采取鼻饲饮食，选用匀浆、要素饮食等，以保证营养，预防并发症的发生。通常每次鼻饲时间应间隔 2～3 小时，每次注入胃管的液体量为 150～200ml，以保证营养和液体的平衡。注入食物温度要适宜，速度宜慢，以免引起患者的不适或呛咳。同时，准确记录 24 小时摄入量。

4. 注意食品的多样化，以保证各种营养物质的摄入。

5. 患者病情好转、吞咽功能恢复后，应逐渐改为半流质饮食、软食。

【用药指导】

1. 严格遵医嘱用药。

2. 中药汤剂宜温服，服药后观察用药效果及反应。

3. 丸剂可研碎后调成糊状喂服。

【情志指导】

1. 患者若清醒之时，易产生恐惧、紧张、求生等心理变化，应为患者创造一个安全、舒适的治疗与康复环境，避免不良刺激。

2. 因昏迷患者完全丧失生活自理能力，可配专人护理。当患者病情好转，神志清醒时，应以耐心、和蔼的态度劝慰和安抚患者，使其树立战胜疾病的信心。

3. 避免在病室谈论病情，以免造成患者的紧张、恐惧心理，而导致病情的恶化。

4. 做好家属的工作，以取得治疗、护理上的配合。

【出院指导】

1. 嘱患者保持情绪稳定、乐观，避免各种诱发因素。

2. 根据自身情况，进行适当的体育锻炼，如散步、打太极拳、练五禽戏等，以促进气血流畅，增强抗御外邪的能力。

3. 积极防治有关感染的疾病，如流脑、乙脑及其他全身性的严重感染。平时在工作、生活、体育锻炼中要注意安全防范，以防颅脑损伤。

4. 定期门诊随访，按医嘱服药，慎用容易诱发出血的药物。如病情异常或反复应及时就诊。

三、咳嗽

【疾病指导】

咳嗽是指肺气上逆、咳吐痰液而言，是肺系疾患的主要证候之一，肺气上逆作声无痰者为咳，有痰无声者为嗽，临床中二者难以分开，常以咳嗽并称。按病因可分为外感和内伤两类咳嗽。临床多见于上呼吸道感染、肺炎、肺结核、支气管炎等疾病。

【护理指导】

1. 及时观察咳嗽的性质、程度的变化及痰液的色、质、量、气味的变化，以便更好地提供诊断依据。

2. 做好疾病的病情观察，如发热时应嘱患者卧床休息，以减轻体力和氧的消耗，根据医嘱给予物理降温或药物降温。

3. 患者胸痛气促、久咳、痰中带血，应立即报告医生，并配合处理。

4. 痰呈黄绿色脓性痰，或大咯血时，应立即报告医生。

5. 年老体病，痰不易咳出，出现体温骤降、汗出、尿少、头昏、心悸、嗜睡、四肢不温等脱证时，应立即报告医生，并配合处理。

【生活起居指导】

1. 室内空气应清新，温湿度适宜。病室要经常开窗通风，随时注意天气变化，注意防寒保暖，室内禁止特殊的刺激性气味，如吸烟、烟尘等。

2. 加强锻炼身体，如呼吸锻炼、有氧锻炼、腹肌锻炼，以增强体质，抵御外邪侵入。

3. 痰多时鼓励患者咳出，咳痰不畅时协助患者取半卧位或侧卧位，并拍背协助排痰。

【饮食指导】

1. 指导患者饮食宜清淡，应给予高蛋白、高热量、高维生素、易消化食物。

2. 忌烟酒，忌食辛辣香燥、肥腻、过咸和过于寒凉之品，多饮水，或以养阴润肺、化痰止咳类饮品代茶，以补充消耗的水分，利于痰液的排出。

3. 咳嗽痰盛者，宜以清淡为原则，忌油腻厚味，以免助湿生痰；咳嗽属虚者，宜清补，不宜峻补。

4. 宜食萝卜、青菜、丝瓜、枇杷、梨子、松子、百合等食物，以调畅肺气，以助于止咳化痰平喘。

【用药指导】

1. 中药汤剂一般宜温服。风寒、阳虚者中药宜热服，药后加盖衣被，以助出汗。

2. 急性发作期应采取抗感染治疗，同时以祛痰为主，协助排痰。痰量较多时不宜用强烈镇咳药，防止加重呼吸道阻塞和炎症，导致病情恶化，可选用祛痰药。祛痰药应在饭后服用，以减少胃肠道反应。注意胃溃疡者禁用。

3. 止咳糖浆对呼吸道黏膜起安抚作用，服药后不要立即饮水，以免降低药物疗效，如同时服用多种药物时，应最后服用止咳糖浆。

4. 应用抗生素前必须询问过敏史，按要求做好过敏试验。

【情志指导】

1. 内伤咳嗽，缠绵日久，患者会产生苦闷抑郁情绪，应做好开导、解释、劝慰工作，解除其顾虑。

2. 满足患者的心理需求，排除患者担心的疾病，消除其怀疑、焦虑的情绪，缓解其恐惧心理，使其树立信心，配合治疗，恢复其健康。

【出院指导】

1. 康复后预防上呼吸道感染，避免烟酒、受凉、过劳等诱因，保持室内空气流通。

2. 遵医嘱服药。

3. 饮食宜清淡，易消化，忌食辛辣刺激性食物。

4. 注意休息，适宜活动。

四、哮喘

【疾病指导】

哮喘是指邪壅肺气，而致肺宣泄不利，肺气上逆或气无所主，肾失摄纳，以阵发性呼吸急促、呼吸困难、气喘痰鸣、张口抬肩、鼻翼翕动、不能平卧为主要临床表现的病证。中医认为，哮与喘同中有异，喘以呼吸急促、甚至张口抬肩为特点；哮以发作性痰鸣气喘、呼吸急迫、喉间有哮鸣音为主症。故哮以声响言，喘以气息言，哮必兼喘，然喘未必兼哮。常见于西医学的支气管哮喘。

哮喘的转归和预后都与疾病的严重程度有关，多数患者通过积极治疗后，能够达到长期稳定。个别病情严重、气道反应性增高明显的患者，治疗相对困难。

【护理指导】

1. 密切观察生命体征的变化，观察神志、面色、呼吸、脉象的变化，特别是对哮喘持续状态者。若患者神志不清、嗜睡或昏迷，应考虑是否出现肺性脑病或成人呼吸窘迫综合征（ARDS），及时向医生报告。

2. 观察有无脱水症状：皮肤饱满度，弹性，黏膜干燥程度。

3. 观察痰的颜色，性状，黏稠度，气味及量的变化等。

【生活起居指导】

1. 注意四时气候变化，防寒保暖，户外活动时避免接触烟尘异味等刺激性气体及过敏源等诱发因素和外邪侵袭；要保持室内空气清新，定时开窗通风换气。

2. 怡情悦志，保持心情舒畅，善于控制自己的情绪，防止七情内伤。

3. 根据病情参加适当的体育锻炼，以不产生劳累感为宜，从而提高御寒能力和抗病能力，如打太极拳、做气功等。

4. 痰多者要多饮水，尽量将痰液咳出，不能咳痰者，家人给予拍背协助排痰。

5. 哮喘发作者应卧床休息，避免过度活动增加心肺负担，以加重病情。

6. 起居有规律，保证足够睡眠，避免失眠而引起哮喘。

【饮食指导】

1. 哮喘发作时，以流质或半流质饮食为佳，口味宜清淡，避免冷食冷饮。

2. 饮食应为高热量、高蛋白和高维生素，并补充适量无机盐，同时避免摄入过多碳水化合物。

3. 可一日多餐，避免过饱，多食绿叶蔬菜、新鲜水果以及各种富含维生素和矿物质的食物。

4. 应注意补充水分，每日饮水应达 2000ml，甚至更多。

5. 避免接触诱发因素，如生冷、辛辣、油腻及发物，忌烟酒。

【用药指导】

1. 常用药物及其注意事项

（1）支气管扩张剂：如 β_2 受体激动剂、茶碱类、抗胆碱药等。β_2 受体激动剂的毒副作用为心悸。抗胆碱药的毒副作用为口苦或口干。茶碱类药物的毒副作用为胃肠道症状、心血管症状及多尿，偶尔可以兴奋呼吸中枢，严重者可引起抽搐，甚至死亡。

（2）抗炎药：包括糖皮质激素、LT 调节剂、色苷酸钠等。糖皮质激素是控制哮喘发作的最有效的药物，其副作用是吸入药物可以引起口腔念珠菌感染、声音嘶哑或呼吸道不适。长期大量使用可出现肾上腺皮质功能抑制、骨质疏松等。LT 调节剂的毒副作用较轻微，主要是胃肠道症状，少数有皮疹、血管性水肿、转氨酶增高，停药后可恢复正常。色苷酸钠是非糖皮质激素抗炎药，少数病例有咽喉不适、胸闷，偶见皮疹，孕妇慎用。

2. 用药注意事项

（1）指导患者严格掌握药量，勿擅自停药。

（2）吸入激素类药物后应彻底漱口。

（3）静脉应用茶碱类药物时，注意药量及滴速，一般用于重症哮喘。

（4）哮喘患者应随身携带短效 β_2 受体激动剂，以防急性发作。

（5）慎用或禁用镇静剂。

【情志指导】

1. 指导患者家属在精神上要安慰、体贴、鼓励患者，以提高其战胜疾病的信心。

2. 保持心情舒畅，避免情绪激动、紧张，使患者消除消极情绪，积极配合治疗。

3. 了解病因，倾听患者倾诉，采取积极措施安抚患者，消除恐惧心理，指导患者正确使用药物。向患者介绍治疗效果好的病例，使患者树立信心，缓解焦虑、恐惧等情绪。

【用氧指导】

1. 注意用氧安全，在供氧周围禁止吸烟、点火等，以防氧气爆炸。

2. 鼻腔分泌物多时，应及时清除，以防鼻导管堵塞。

3. 不可擅自调节流量，对严重缺氧而二氧化碳潴留不明显患者，可给高流量（4～6L/min）吸氧，对缺氧和二氧化碳潴留同时并存者，应给低流量（1～2L/min）持续吸氧。如高浓度吸氧，在缺氧骤然解除的情况下易导致呼吸抑制，加重二氧化碳潴留等，甚至导致呼吸停止。

【出院指导】

1. 嘱患者出院后少去公共场所，寻找过敏源，防止花粉、烟尘、异味气体的吸入，吸烟者应禁烟。经常调节室内的温度和湿度，室内力求简单、空气新鲜，禁放花草、皮毛、毛毯等致敏物质。注意气候变化，防止受惊感冒，积极防治呼吸道感染。

2. 生活有规律，保证充足的睡眠和稳定的情绪，避免劳累。坚持锻炼身体，如散步、练气功、打太极拳等，以提高机体的抗病能力，但要避免剧烈运动。

五、中风

【疾病指导】

中医认为，中风是气血逆乱而导致血溢于脑或脑脉痹阻的病证，病因为平素气血亏虚，心、肝、肾阴阳失调，加之忧思恼怒、房事劳累、饱食饮酒及外邪侵袭等诱因，使气血运行受阻，肌肤失于濡养；或阴亏于下，肝阳鸱张，阳化风动，血随气逆，夹痰夹火，横窜经隧，蒙蔽清窍，气血内闭，而形成本虚标实、上实下虚、阴阳互不维系的危急证候。其以神昏仆倒、不省人事、肢体麻木、语言不利而出现半身不遂等为主要临床表现。

中风又称脑卒中或脑血管意外，是一组由脑血管发生血液循环障碍而引起的脑功能障碍疾病，以急性起病、局灶性或弥漫性脑功能缺失为共同特征，是对急性脑血管疾病的统称，分为出血性和缺血性两种。通常包括脑出血、脑梗死、蛛网膜下腔出血。在我国，中风已成为严重危害中老年人生命与健康的主要公共卫生问题。

风的预后与个人健康的生活方式、疾病知识的了解程度等有着密切的关系。

【护理指导】

1. 密切观察神志、瞳孔、生命体征等变化，运用检查角膜反射、压迫眶上神经方法来判断患者的意识障碍情况。

2. 观察呼吸情况，保持呼吸道通畅，及时清除口腔分泌物，给予氧气吸入。

3. 观察血压的变化。意识障碍者，如出现头痛剧烈、瞳孔大小不等、血压急剧升高、呼吸减慢加深、出现脑疝早期症状，或突然失语、肢体瘫痪程度加重等症状，即有再中风可能时，应立即报告医师。

4. 根据患者吞咽困难程度采取相应的措施。

5. 做好出入量记录，限制液体的摄取量，以预防脑水肿加剧。

6. 观察大便情况，保持大便通畅。

7. 观察中风患者的病情变化，中脏腑由闭证转为脱证，提示病情恶化；由脱证转为闭证，提示病情好转。

【生活起居指导】

1. 病室环境宜整洁、安静，定时开窗通风，温湿度适宜。

2. 急性发作期应绝对卧床休息，避免不必要的搬动，尤其是头部制动。

3. 呼吸道分泌物过多者，应取头部侧位后仰，以利于痰液、呕吐物的流出，防止窒息。

4. 注意劳逸结合，保证充足的睡眠，避免过度劳累。

5. 长期卧床者，由于局部血液循环受阻，皮肤营养易发生障碍，所以应注意皮肤、会阴部的护理及褥疮的预防。保持皮肤、床单位的整洁、干燥。

6. 保持大便通畅。排便时，告知患者切勿努责，以免发生意外，加重病情。

【饮食指导】

1. 以低盐、低脂、低糖、易消化饮食为原则，多食蔬菜、水果、豆类、含纤维食物，以及瘦肉、鱼肉、蛋类，少食动物脂肪，忌肥甘、甜腻、辛辣之品。增强体质，以利于康复。

2. 意识障碍、吞咽困难者，可采取鼻饲流质、半流质饮食，鼻饲液温度以 38℃ ~ 40℃为宜，每次进食不宜超过 200ml。

3. 根据疾病的不同证型指导饮食

（1）气虚血瘀者宜清淡饮食。

（2）阴虚风动者宜多食养阴之品，忌烟酒等辛辣刺激之品及猪头肉等动风之品。

（3）风痰阻络及痰浊阻滞者，宜给予清内热、化痰湿的素食，饮食不宜过饱。

（4）肝阳暴亢者，宜给予清淡而富有营养之品。

（5）痰浊蒙窍者可采取鼻饲饮食。

（6）痰热腑实者，可给予降压、降脂、软化血管和补益的食品。

【用药指导】

1. 应用肝素抗凝或选用溶栓治疗脑梗死者，密切观察生命体征、意识、瞳孔变化，有无出血倾向，如口腔黏膜、牙龈、皮下出血及血尿、黑便等，如有异常，立即报告医生，以便调整用药。

2. 降压类药物不可自行停药或减量，宜饭后服用。服药后卧床片刻，以防止直立性低血压。

3. 中药汤剂宜温服，每天 1 剂，分两次于饭后服。丸剂宜用开水送服，或先用水溶化后再服用。

4. 鼻饲者药片需研碎溶解后注入。

5. 坚持按医嘱服药，不得随意增减药物。

6. 使用脱水剂者，应用 20% 甘露醇，250ml 在 30 分钟内输入完毕，防止药液外溢。

【情志指导】

1. 避免过喜、大怒和精神抑郁，要保持舒畅、稳定的情绪，保持情绪乐观，缓解焦虑、恐惧心理。

2. 对于情绪低落和悲观者，应给予鼓励和帮助，在条件允许的情况下可以安排多样化的生活内容，使其树立战胜疾病的信心。

3. 指导患者掌握自我调节和控制情绪的方法。

【运动指导】

1. 病情稳定即可以开始早期锻炼，定时翻身，更换体位，保持肢体功能位的摆放，预防关节畸形。保持上肢伸展位，下肢屈曲位，肘、腕关节伸直，手指伸开，小腿关节处于中立位，足跟保持垂直位置。

2. 加强功能训练

①床上卧位活动：两手握拳，手臂及下肢交替屈伸或抬起放下。

②床下半卧位活动：从床上坐起，借外力移动到椅子上，做提腿、原地踏步动作。

③站立活动：从坐位转为立位，可以手扶床架或椅背站立，一腿提起片刻再换另一腿提起。

④步行练习：开始时可以扶床架或桌子行走，然后拄手杖行走，最后摆脱辅助物行走，甚至提物步行。

⑤语言康复锻炼：初期可以用手势或笔谈，进而从简单的发音、字、词开始，耐心指导患者。

3. 吞咽功能锻炼：喂食速度宜慢，喂食时应将食物送至口腔健侧近舌根处，要少量多餐。

【出院指导】

1. 定期门诊随访，坚持定时、定量、合理用药，积极治疗高血压等心、脑血管疾病，定期测血压、血糖、血脂等，以防再次中风。

2. 嘱其调情志，慎起居，节饮食，保持乐观的情绪，养成良好的生活起居和饮食习惯。

3. 根据自身情况及病情选择适当的锻炼方法，如打太极拳、散步等，避免重体力劳动。

4. 生活有规律，养成定时排便的习惯，切忌大便时过度憋气，必要是用缓泻剂。

5. 多食蔬菜、水果，不宜饮咖啡、浓茶等，禁忌辛辣刺激性食物。

六、眩晕

【疾病指导】

眩晕是头晕和目眩的总称，以视物旋转、不能站立、头晕眼花、视物不清和昏暗发黑为主要临床表现。病位在肝、肾、脾，以肝为主。病机为虚、风、火、痰、瘀，常见于西医学中高血压等疾病。

高血压是以血压升高为主要临床表现的综合征，是多种心、脑血管疾病的重要病因和危险因素，影响重要脏器的结构和功能，最终导致这些脏器的衰竭。

高血压发病的因素有遗传因素；精神因素；饮食因素；肥胖因素；血脂异常；吸烟、饮酒；年龄、性别因素；糖尿病和胰岛素抵抗等。

高血压的并发症：高血压危象、高血压脑病、心力衰竭、慢性肾衰竭、脑血管疾病等。

【护理指导】

1. 观察眩晕发作的先兆症状，如胸闷、泛泛欲吐、视物模糊等，注意发作时间、程度、诱因、伴随症状，以及血压、变化。

2. 若见头痛剧烈、呕吐、视物不清、肢体麻木或行动不便，血压持续升高时，应立即报告医生，及时抢救。

3. 不宜在运动、饱餐和情绪激动时测血压。

4. 如有血压升高、动脉硬化等，每日测量血压1次，待病情稳定改为每周测量血压1次。

5. 抗高血压药常见的不良反应为低血压，应告知患者慢慢站起，准确控制和调节药物的剂量和服药时间。

【生活起居指导】

1. 病室环境宜安静、舒适，避免噪音，光线宜柔和。

2. 眩晕患者在改变体位时动作要缓慢从容，避免深低头、旋转等动作，眩晕严重患者的坐椅床铺避免晃动，以免增加患者的不适感。

3. 重症患者应卧床休息，轻症可闭目养神。

4. 轻症者应鼓励适当参加体育锻炼，血压较高或伴明显脏器损害者应绝对卧床，并协助2小时翻身1次。

5. 保持大便通畅。

【饮食指导】

1. 饮食宜清淡，以营养丰富和新鲜清淡为原则。忌食辛辣、油腻、过咸伤肾、生冷之品。戒烟酒。

2. 风阳上亢者，多食滋阴潜阳之品。

3. 气血亏虚者，多食血肉有情之品。

4. 肾阴不足者，多食滋阴益肾之品。

5. 平日可多食用些降压、降脂之品，如芹菜、菠菜、豌豆、洋葱、大蒜、海藻、海带、香菇、黑木耳等，水果有西瓜、苹果、香蕉、柑橘、柿子、山楂等。

6. 高血压患者饮食原则为低盐、低脂、低糖、多纤维。

7. 肥胖者，控制饮食，不食动物肝脏、骨髓、脑、蛋黄，不吃鱼、虾、蟹，适当补充蛋白质，主食配合一些粗粮为宜。虚弱者适当增加营养。

【用药护理】

1. 中药汤剂宜温服，如眩晕定时发作，可在发作前1小时服药。

2. 眩晕伴呕吐严重者，可将药液浓缩凉服，少量频服。

3. 服中药后静卧1小时，使药物作用全身而起效。

4. 高血压早期一般不需药物治疗，可进行体育疗法，如打太极拳、练气功等，注意休息和放松，一般症状可以得到缓解。

5. 一般降压药不宜晚睡前服用，以免夜间血压过低而发生意外。

6. 高血压患者，应坚持长期甚至终身服药。

7. 应遵医嘱服用降压药物，不得擅自加量。测量用药后的血压以判断疗效，并观察药物的毒副作用。

【情志指导】

1. 耐心做好安慰解释工作，消除患者的紧张、焦虑、急躁情绪。

2. 避免不利因素的刺激，使患者心情愉快，精神舒畅，自觉配合治疗。

3. 向患者解释疾病的发展过程，进行心理疏导，减少心理压力，保持心态平衡，教会患者训练自我控制能力。

4. 对眩晕较重，易心烦、焦虑者，需要介绍有关疾病的知识和治疗成功的经验，以增强信心。

【出院指导】

1. 根据患者血压情况合理安排休息和活动，起居有常，做到劳逸结合，切忌过劳或纵欲过度。

2. 避免各种诱发因素，保持心情舒畅、乐观豁达的良好心态。

3. 坚持饮食疗法，饮食宜清淡，忌暴饮暴食和辛辣、肥甘厚味或过咸伤肾之品，忌烟酒。

4. 指导患者遵医嘱服药，切不可随意增减药量或撤换药物。

5. 眩晕患者不宜从事高空作业或紧张剧烈劳动，避免突然或强力的头部运动。

6. 坚持体育锻炼，增强体质。

7. 指导患者使用放松术，如心理训练、音乐治疗、缓慢呼吸等。

8. 定期门诊随访，积极治疗原发病。

七、消渴

【疾病指导】

消渴病是由于先天禀赋不足、情志失调、饮食不节、劳欲过度等原因所致的以阴虚燥热为基本病机，以多饮、多食、多尿、形体消瘦为主要临床表现的疾病。主要病变部位在肺、胃、肾。

消渴相当于西医学的糖尿病。糖尿病主要是由于体内胰岛素分泌相对不足或绝对不足，而引起糖、脂肪、蛋白质代谢紊乱的全身性疾病。临床上以口渴多饮、多食易饥、尿频量多、形体消瘦为主要特征，并可发生全身严重性并发症。

当前糖尿病的治疗模式是以糖尿病教育为首的综合治疗，包括糖尿病教育、饮食、运动、药物和自我监测5个方面。

【护理指导】

1. 观察患者"三多一少"的症状，注意神志、面色、脉象、体重、饮食、汗出及小便的次数、尿量、气味等情况。

2. 遵从医生处方，按时服药。定时进食，不可随意增减药物或变换药物。

3. 患者如出现面色苍白、四肢无力、大汗淋漓、头晕、神志烦躁或淡漠等情况时，应立即送检血、尿糖标本，报告医生，并配合处理。

4. 如患者出现恶心呕吐、脱水、神志改变、呼吸呈烂苹果气味等征象时，应测定血、尿糖及酮体情况，呈阳性即确诊为酮症酸中毒，应让患者绝对卧床，报告医生，并配合处理。

5. 控制总热量，均衡营养，合理控制碳水化合物、脂肪、蛋白质的比例，少量多餐，饮食清淡，低脂少油，坚决戒烟。

6. 药物治疗期间应监测血糖，以了解药物治疗的效果。

7. 正确注射胰岛素并掌握计算单位、注射部位、注射时间及注射后观察，知道低血糖的症状，掌握简单处理方法。

8. 掌握体育锻炼的具体方法和注意事项。

【生活起居指导】

1. 保持病室整洁、安静、空气清新，温湿度适宜，室内光线要柔和，避免不良的环境刺激。

2. 伴皮肤瘙痒者，皮肤搔破后易并发感染，应该指导患者勤更换内衣，勤洗澡。

3. 多饮多尿者，要保持外阴及肛周的皮肤清洁，便后应局部清洗。

4. 经常用温水擦洗，按摩骨骼粗隆处皮肤，防止皮肤局部受损、感染。重症或卧床不起者，应给予气垫床，经常翻身、拍背，防止继发感染。出现视力障碍等并发症者，应加床栏，以防止患者发生坠床等意外。

5. 合理休息和活动，以减轻体重，改善心血管功能，增进适应性和劳动能力，提高生活质量和健康感，降低胰岛素抵抗，改善血脂水平，降低血压和血糖。

6. 根据患者的年龄、身体条件和病情不同选择合适的运动方式，注意运动的规律性、稳定性和持续性，以不感到疲劳为宜。

7. 指导患者做到定时起床、定时进餐、定时运动、定时睡眠。

【饮食指导】

1. 遵医嘱进食，控制总热量，合理配置脂肪、蛋白质、碳水化合物的比例，食品多样化，少食多餐，增加饮食。

2. 可适当增加瘦肉、豆类、蔬菜等食品，禁食糖、烟酒，少食煎炸、油腻食物。

3. 根据证型选择合适饮食：①燥热伤肺：用鲜芦根、甘蔗芽煎汤代茶饮。②胃燥津伤：用新鲜蔬菜或豆类等低热量食物充饥。③肾阴亏虚：控制热量及饮水量的摄入。

【用药指导】

1. 口服降糖药

（1）磺脲类：格列齐特、格列喹酮。餐前半小时服用。不良反应为低血糖反应、皮肤瘙痒、胆汁瘀滞型黄疸、胃肠道反应、肝肾功能异常、水肿。

（2）双胍类：二甲双胍。餐前、餐中、餐后马上服。不良反应为胃肠道反应，表现为恶心、呕吐、食欲下降、腹泻、腹痛、头痛、头晕，有金属味；乳酸酸中毒；偶尔会有过敏反应。

（3）α-葡萄糖苷酶抑制剂：拜糖平。与第一口饭同时嚼碎服下。不良反应为胃肠道不良反应，常见有腹胀、腹泻、排气增多。

（4）胰岛素增敏剂：罗格列酮、曲格列酮。不良反应少，耐受性好，部分患者可出现头痛、乏力、腹泻。可引起轻度贫血、红细胞减少、肝毒性作用，部分患者体重增加，水肿加重。

（5）餐时血糖调节剂：诺和龙。餐时服用。不良反应为低血糖、头痛、头晕、消化道症状。

2. 胰岛素的应用

胰岛素笔：诺和笔、优伴笔。低血糖反应是胰岛素治疗的常见并发症之一。常由于胰岛素用量过大，注射胰岛素或口服降糖药后未能及时进食或进食过少，运动强度增加，早期症状有思维活动改变，继而出现头晕、饥饿、颤抖、自汗、视力模糊、面色苍白、心悸、心动过速等交感神经兴奋症状。后期则出现中枢神经系统症状，如烦躁、定向失常、语无伦次、喜怒无常，严重者抽风或癫痫样发作、昏迷等。

急救措施：立即给予含糖食物或果汁 10～15g，10 分钟后症状如缓解或血糖仍低者可再给含碳水化合物的食物 10g，或快速静注 50% 葡萄糖注射液 20～40ml，继以静滴 10% 葡萄糖注射液维持血糖。

3. 用药注意事项

（1）服用降糖药时应严格遵医嘱执行，如药量、给药途径、给药时间等，定期观察血糖变化。

（2）中药汤剂宜温服，每日 1 剂，分两次服用。丸药开水送服，或用开水浸化后服用。胰岛素注射宜选择皮肤疏松部位皮下注射，注射时严格执行无菌技术操作，剂量准确。注射时应有计划、按顺序轮换注射部位，以利于药物吸收。观察用药后的反应，防止药物等引起低血糖。

（3）使用降糖药时应指导患者按时进餐，不要提前或拖后。

（4）指导患者选择最佳服药时间。

（5）同类降糖药一般不合用，联合用药不超过 3 种。

（6）使用胰岛素或降糖药时，应戒烟酒。

（7）使用胰岛素治疗时预防低血糖，嘱患者随身携带甜点心或含糖食物，并告知低血糖的临床表现及处理方法，以防低血糖时自救。

【情志指导】

1. 建立良好的护患关系，向患者解释有关本病的相关知识，使患者解除其精神压力，克服心理失衡状态，树立战胜疾病的信心，积极配合治疗和护理，达到最佳效果。

2. 采取移情、鼓励、暗示等方法，解除患者的焦虑和抑郁情绪。

3. 给予情志疏导，心理安慰，消除久病忧伤，增强患者的自我调摄能力。

【出院指导】

1. 注意情志调摄，保持情绪稳定，避免精神内伤。

2. 根据医嘱合理用药，不要轻信广告药品，应用降糖药时，指导患者观察药物疗效、不良反应及掌握其处理方法。

3. 在医生的指导下，选择合适的运动方式及活动量，保持正常体重。

4. 指导患者及家属预防和识别低血糖反应及正确处理，使患者掌握胰岛素的注射技术和自我血糖、尿糖的监测方法。

5. 注意个人卫生，预防感染。

6. 定期门诊复查。

7. 指导患者随身携带治疗情况卡及家属联系卡，以便发生低血糖和酮症酸中毒时及时联系抢救治疗。

八、上消化道出血

【疾病指导】

上消化道出血是中医血证中的一种。血证是指血不循经而妄行，溢出脉外，或上溢于口鼻诸窍，或下泄于前后二阴，或出于肌肤而致出血的病证。根据出血部位的不同，表现为鼻衄、齿衄、咯血、呕血、便血、尿血、紫斑等。上消化道出血主要由于素体虚弱或久病热病之后，或气血不摄等因素而使血液溢于脉外，以致呕血、便血。

西医认为，上消化道出血主要包括食管、胃、十二指肠、肝、胆、胰腺等部位病变引起的出血，包括胃空肠吻合术后的空肠病变，但应排除口腔、鼻咽、喉部出血和咯血。临床上本病以呕血和黑便为主要症状，是临床常见的急症。大量上消化道出血可导致失血性休克，其严重程度与出血量有关，但出血速度更为关键，如短时间内大量出血而未及时处理可危及生命。

上消化道出血的治疗效果与患者对疾病知识的了解、饮食等有密切的关系。

【护理指导】

1. 密切观察出血情况，包括出血部位、颜色、性质、出血量及伴随症状，分析出血原因，并报告医生，协助临床诊断，从而进一步确定治疗及护理措施。

2. 监测血压、脉搏、呼吸、神志、面色、尿量等情况。

3. 当患者出血量大，出现面色苍白、大汗淋漓、血压下降等血脱症状时：①应立即报告医生。②绝对卧床休息，头偏向一侧，防止发生误吸，注意保暖。③保持呼吸道通畅。④配合医生采取有效的止血措施。

4. 出血量的判断：粪便隐血试验阳性，24小时失血量大于5ml；柏油样便，24小时失血量为50~60ml；粪便为咖啡样，24小时失血量为100ml左右。

【生活起居指导】

1. 保持病室安静、整洁，温湿度适宜，使患者舒适。

2. 生活中对患者多加关心，避免不必要的搬动和体格检查，以免引起大出血。

3. 出血期注意卧床休息，大出血患者应绝对卧床休息，以免耗气动血。恢复期，可适当下床活动，以不疲劳为宜。

4. 呕血后立即采取健侧卧位，以利于咳嗽和清除口腔、鼻腔及咽喉部的积血，保持呼吸道通畅，协助患者漱口，保持口腔清洁。

5. 每次便后擦净肛门，并用温水清洗，保持臀部的清洁干燥。

【饮食指导】

1. 出血期暂禁饮食，出血停止后根据病因给予适当饮食。

2. 呕血止后，可给予清淡、易消化、营养丰富的半流质或无渣、温偏凉饮食。忌食辛辣刺激、油腻、过酸、煎炸食物以及烟酒等。

3. 肝硬化食管胃底静脉曲张破裂出血停止后一至两天，应给予高热量、高维生素、限制蛋白和钠盐的流质饮食，无再出血可渐改为半流质或软食。

【用药指导】

1. 静脉滴注垂体后叶素，以降低门静脉压，应严格控制滴速，以免引起患者胸闷、头晕、心律失常及水潴留性低钠血症等不良反应。

2. 组胺 H_2 受体拮抗剂，用于消化性溃疡出血，可静脉滴注或三餐后和睡前服用，不良反应有头痛、腹泻、肌痛、眩晕等。

3. 抗酸剂应在两餐之间，在胃酸分泌高峰时及睡前服用。

4. 严格遵医嘱用药，掌握所用药物的药理作用、注意事项及不良反应。

5. 应激性溃疡或出血性胃炎避免灌注去甲肾上腺素。

6. 中药汤剂宜微温或凉服，少量渐进，中成药可研末加入冷盐水中，口服或胃管内注入。

【情志指导】

1. 患者常因出血而导致精神紧张、恐惧，所以护士应对患者进行耐心、细致的疏导，使患者情绪得以宣泄，并掌握自我调节和控制情绪的方法，保持情绪稳定，避免情志所伤而加重病情。

2. 给予患者适当的安慰解释，使其了解有关疾病的知识及调护方法，消除其紧张不安的情绪。

3. 根据病情为患者安排多样化的生活，如看电视、读报、户外活动等。

【出院指导】

1. 指导患者及家属识别早期出血征象、应急措施和及时就诊的方式，出现呕血或黑便时应及时卧床休息，减少活动。

2. 保持良好的心态和精神，正确对待疾病，合理安排生活，增强体质，戒烟酒。

3. 注意调整生活起居，不要过度劳累，避免长期精神紧张。

4. 指导患者遵医嘱服药，不要自用处方以外的药物，慎重服用某些药物。

5. 定期门诊随访。

九、水臌

【疾病指导】

水臌以腹胀如鼓、肤色苍黄、腹壁青筋暴露为主要临床表现。病位在肝、脾、肾。本证主要是由于情志郁结，气失调畅，饮酒不节而损伤脾胃；或疫区涉水，感染水蛊；或黄疸积聚，迁延日久而导致肝、脾、肾三脏损伤，气血水湿积于腹部，以致腹部胀大而成。常见于西医学的肝硬化疾病。临床以肝功能受损与门静脉高压为主要表现。

肝硬化是一种常见的慢性肝病，是由一种或多种病因长期或反复作用肝脏呈进行性、弥漫性、纤维性病变引起的肝脏损害。

【护理指导】

1. 定期测量体重和腹围，记录 24 小时出入量，以观察腹水消长情况。腹胀尿少者，应适当控制摄水量。

2. 密切观察神志变化，早期发现肝性脑病，如患者出现举止反常、昼睡夜醒、无原因的痴笑怒骂等行为时，家属应立即报告医生。

3. 观察面色、巩膜、肌肤、蜘蛛痣、肝掌、腹水、腹壁静脉曲张以及牙龈、鼻出血等情况，并做好记录。注意粪便的颜色、性质和量，保持大便通畅。若便秘可遵医嘱给予口服大黄片或灌肠。

4. 如患者突然出现腹痛腹胀、面色苍白、心神不安、出冷汗、脉细弱，应立即报告医生，并建立静脉通道。对烦躁不安者，应加约束带、床栏等保护性措施，以免坠床。

5. 如患者出现嗜睡、表情淡漠、烦躁不安、语无伦次、神昏谵语、扑翼样震颤，则为肝昏迷先兆，应及时报告医生进行对症处理。

6. 腹水甚者，取半卧位或舒适的体位，经常帮助翻身，水肿的臀部、阴囊、下肢应用棉垫垫起，皮肤受压部位用中药活血液按揉，以预防压疮的发生。

7. 观察鼻、牙龈、胃肠道等有无出血倾向。如患者骤然大量吐血、便血或神昏时，及时报告医生。

8. 如患者出现腹大如瓮、脉络怒张、脐心突出、下痢频繁、四肢消瘦时，应立即报告医生。

【生活起居指导】

1. 保持病室环境安静、整洁、舒适，温湿度适宜，定时开窗通风。

2. 生活要有规律，保证充足的睡眠，注意保暖。

3. 重症患者需要卧床休息，以增加肝、肾血流量，改善肝细胞营养，提高肾小球滤过率，并抬高下肢，减轻水肿。轻症患者适当活动，劳逸适度。腹水严重、影响呼吸者，应协助患者取舒适体位。

4. 床单位应整洁、干燥，骨突受压处应按摩或热敷，以促进气血流畅，每2小时翻身1次，防止压疮和坠积性肺炎。水肿的臀部应垫软垫，阴囊应用阴囊托托起。

5. 勤剪指甲，勿搔抓皮肤，以防皮肤破损而发生感染。

6. 保持口腔清洁和完整，避免感染和出血。

7. 保持大便通畅，禁用肥皂水灌肠。

8. 肝性脑病患者应设床档，或以约束带固定手足，有输液者应经常巡视，防止发生护理意外。

【饮食指导】

1. 应给予高热量、高蛋白、高维生素、低盐或无盐且营养丰富、易消化饮食。

2. 厌食者，饮食应清淡可口，且多样化，忌辛辣、油腻、生冷、煎炸、刺激性和硬的食物，防止粗糙食物损伤食管黏膜。

3. 晚期肝功能不全者，应改为低蛋白饮食，防止肝昏迷，绝对禁烟酒。

4. 血氨偏高时，应限制蛋白质的摄入，可选择植物蛋白，如豆制品。

5. 保持维生素的摄入，可多食新鲜蔬菜、水果。

6. 有腹水和浮肿者，应根据尿量、体重的指标控制水分、钠盐的摄入。

【用药指导】

1. 慎用各种保肝药。

2. 中药汤剂浓煎温服，寒湿困脾者趁热服用，湿热蕴结者应凉服，服药后观察效果和反应。

3. 安全用药，了解正确的服药方法、服药时间及可能出现的不良反应，并观察服药后的效果，慎用安眠镇静剂。不可随意增加或减少药物的用量或擅自服用其他药物，以免加重肝功损害。

4. 食管静脉曲张者，药丸研碎后服用。

5. 肝硬化患者使用的利尿剂主要为螺内酯（安体舒通）和呋塞米（速尿）。使用利尿剂时要观察电解质情况，掌握见尿补钾的原则，在服用利尿药时要补充钾盐，多食柑橘、橘汁等含钾较多食品。

6. 每周定期输入白蛋白或新鲜血浆，以帮助恢复肝功能，提高血浆渗透压，促进腹水消退等。

7. 肝硬化患者用药应以少用药、精选用药、切忌滥用药为原则。

【情志指导】

1. 建立良好的护患关系，耐心倾听患者的主诉，了解患者紧张、恐惧的原因，有针对性地进行健康教育。

2. 体贴患者，使其精神愉快，增强其治愈疾病的信心，消除患者消极、绝望、愤怒的心态。

3. 做好疾病的解释工作，鼓励患者正视自己的病情，正确对待生活，保持乐观的生命状态。

【出院指导】

1. 根据病情进行适当的锻炼，如散步、做保健操等，以不感觉劳累为度。

2. 以高蛋白、高维生素、低脂肪、低盐或无盐、易消化饮食为宜，做到定时、定量，有节制。多食蔬菜、水果，戒烟酒。

3. 指导患者和家属掌握测腹围、记录出入量、测体重的方法。

4. 保持心情舒畅，树立坚强意志，消除思想负担，提高生存质量。

5. 遵医嘱服药，切忌滥用药。

6. 预防口腔、皮肤感染，保持大便通畅。

十、泄泻

【疾病指导】

泄泻又称腹泻，是指排便次数较平时增多，且粪质稀薄，容量及水分增加，并含有异常成分，如未消化的食物、黏液、脓血及脱落的肠黏膜等，腹泻时常伴有里急后重。大便溏薄者为"泄"，大便如水注者为"泻"。病位在大肠、小肠，涉及脾、胃。腹泻可分为急性腹泻和慢性腹泻两类，病程不足两个月者为急性腹泻，超过两个月者为慢性腹泻。常见于西医学中的急慢性肠炎、胃肠功能紊乱、过敏性肠炎、溃疡性肠炎、肠结核等疾病。

【护理指导】

1. 观察泻下物的颜色、气味、形态、量、混合物，以及排便次数、时间和进食的关系。

2. 辨清泄泻的寒、热、虚、实：若大便稀薄，甚则水样，腹痛长鸣，为感受寒湿；粪色黄褐而臭，泻下急迫为感受湿热；暑湿泻下如败卵；泻后痛减为食滞肠胃；泄泻以情绪波动时为甚，痛一阵，泻一阵，为肝气犯胃；黎明前泄泻为肾阳亏虚；泻下水谷不化为脾胃虚弱。

3. 腹泻严重者，记录出入水量。

4. 记录体温、脉象、舌苔、神志的变化。

5. 注意有无口渴、口唇黏膜干燥、皮肤弹性下降、尿量减少等脱水症状，有无肌肉软弱无力、腹胀、肠麻痹、心律不齐、心电图出现 U 波等低血钾的表现。一旦出现，应及时报告医生，并采取积极的措施。

6. 遵医嘱及时、准确的留取大便标本送检。

【生活起居指导】

1. 保持病室空气新鲜、阳光充足，定时通风换气，以清除秽气。

2. 具有传染性者，应严格执行消化道隔离或床边隔离，以防交叉感染。

3. 急性期应卧床休息，注意保暖，按摩腹部，避免压迫和其他增高腹压的机械性刺激，以减弱肠道的运动，减少大便次数。

4. 急性期和慢性期可适当的活动，但要注意劳逸结合，腹部注意保暖。

5. 通常采取自由体位，若需要中药灌肠者，操作前取右侧卧位，操作后取左侧卧位。

6. 保持床单位、衣裤的清洁、干燥，便后用温水清洗肛门。便后脱肛者，可在清洁后用纱布轻轻地托上。

7. 如有传染，所有的排泄物均应消毒处理后再倒入特定的下水道。

【饮食指导】

1. 饮食以清淡、少油、易消化、无渣及营养丰富的流质或半流质为宜。宜食菜汤、果汁、热粥等。忌食生冷、油腻、辛辣等刺激性食物。

2. 肠道湿热者，饮食宜清淡爽口，忌食生热助湿之品。

3. 食滞胃肠者，暂禁食，待好转后再给予软食。

4. 脾气亏虚者，以清淡饮食为宜，可食健脾食物。

5. 忌烟酒，忌食牛奶和乳制品，以防胀气。

6. 保证水分的摄入量。

【用药指导】

1. 中药汤剂宜温服，分早晚两次服用。

2. 了解服用药物的方法、作用及注意事项。

3. 急性泄泻不可骤用补涩药物，以免关门留寇。慢性腹泻不可分利太过，以防损正伤阴。

4. 激素类药物不可自行停药或减量，宜饭后服用。注意观察大便颜色，防止上消化道出血。

5. 应用免疫抑制剂时，应观察有无恶心、呕吐、皮疹、白细胞减少等不良反应。

6. 磺胺类药物应定时饭后服用，以减少胃肠道的不良反应，并定期检查血象，观察有无粒细胞及血小板的减少。

【情志护理】

1. 慢性泄泻患者常有焦虑、恐惧心理，应常与患者谈心，劝慰，启发开导，给予精神上的鼓励，激发其战胜疾病的信心，使之心情舒畅，积极配合治疗，以促进疾病的早日康复。

2. 根据病情变化特点给予疏导、调节、劝阻，以使患者情志舒畅，精神乐观，信心充足。

3. 根据情况，采用语言开导法、移情祛病法等予以情志调治。

【出院指导】

1. 注意饮食卫生，勿食变质或不洁的食物，勿过食生冷、肥甘厚腻之品。

2. 生活起居有规律，根据气候变化增减衣被。

3. 肝气犯脾者平时要多听轻音乐，以陶冶情操，消除烦恼。

4. 遵医嘱正确服药。

十一、慢性肾衰竭

【疾病指导】

慢性肾衰竭（CRF）简称肾衰，是各种慢性肾脏病发展至终末期引起的一系列临床综合征，以肾脏功能减退，代谢产物潴留，水、电解质和酸碱平衡失调为主要表现。中医认为，该病的形成与禀赋不足、体质不强有密切关系。其病位可涉及五脏六腑、气血津液等。临床以倦怠乏力及恶心呕吐为主要表现。

CRF 是指在各种慢性肾脏疾病的基础上，缓慢出现的肾功能减退，为慢性肾脏疾病发展的最终结果。CRF 一般为不可逆病变，病程拖延可长达数年，因此，有效的护理对于控制病情、延缓肾衰的进展十分必要。

【护理指导】

1. 准确记录 24 小时出入量。如 24 小时尿量小于400ml，及时报告医师，并配合处理。定时测量体重、血压。有腹水者定时测量腹围。

2. 观察有无贫血、电解质紊乱、酸碱失衡等情况的发生。

3. 观察患者神志、血压、水肿等症状变化，有无高血压脑病、心力衰竭、感染等并发症的征象。如发生脑部病变或低钙抽搐、谵妄者，应采取保护措施。

4. 保持大便通畅，切勿用力。

【用药指导】

1. 降压药：遵医嘱服用，注意服药剂量及方法，不可随意增减药量或突然撤换药物，定时监测血压变化。

2. 重组人促红素注射液，初次使用本品时，先少量使用，无异常反应后再注射全量。同时注意血压变化，必要时减量或停药。

3. 根据肾功能不全的程度适当减少用药剂量。

4. 服用激素类药物谨遵医嘱，起始剂量要足，撤减药要慢，维持用药要久，注意监测血药浓度，观察有无副作用出现。使用利尿剂须观察尿量，及时检查电解质。

5. 中药汤剂宜温服，有恶心、呕吐时，中药汤剂宜浓煎，少量顿服。

6. 应用中药汤剂灌肠治疗时，应观察用药后的效果及反应，并注意保护肛周皮肤。

【生活起居指导】

1. 病室保持安静，空气流通，限制探视，保持患者情绪稳定。

2. 慢性肾衰后期，会出现肾性贫血，有神疲乏力、腰膝酸软等症状，应注意卧床休息。

3. 注意保暖，少去公共场所；避免与上呼吸道感染者接触；慎起居，避风寒，随气候变化增减衣物，严防外感；病房要定时通风，保证空气清新，阳光充足。

4. 劳逸适度，节制房事，根据自身情况适当参加体育锻炼，以增强体质。

【饮食指导】

1. 饮食宜清淡、易消化、富营养，忌肥腻、辛辣之品。

2. 少量多餐，低盐饮食，每日食盐摄入量小于3克。

3. 高钾血症时，限制含钾高的食物摄入，如小白菜、橘子、香蕉、菌类等；高磷血症时，限制含磷高的食物摄入，如奶制品、黄豆类、动物内脏、鲤鱼、鱿鱼和虾米等。

4. 指导患者根据肾功能检查结果合理饮食。

【情志护理】

慢性肾衰患者一般病情较重，病程较长，患者易产生抑郁悲观情绪。应积极开导患者正确对待自身的疾病，保持乐观积极的心态。

【出院指导】

1. 指导患者勤换内衣、内裤，选料以棉质为佳。

2. 指导患者饭前、饭后漱口，睡前、醒后刷牙，保持口腔清洁卫生。

3. 保持大小便通畅。

4. 按时服药，定期门诊复查。

十二、病毒性心肌炎

【疾病指导】

病毒性心肌炎是指有病毒直接侵犯心脏或通过免疫损害，引起心肌的局限性或弥漫性的心肌炎性病变。病位在心，以心悸气短、面色苍白、神疲乏力、多汗，甚至肢冷为主要临床表现。西医学认为，各种病毒感染均可引起本病，如柯萨奇病毒、腺病毒、艾克病毒等。

【护理指导】

1. 观察胸痛发作时疼痛的性质、部位、放射区域、持续时间。

2. 胸痛发作时，需绝对卧床休息，进行心电监护、氧气吸入。

3. 加强对并发症的观察。

4. 保持大便通畅，切忌努责。水肿者做好皮肤护理及肢体保暖。

5. 如出现纳呆、大便稀溏、外感湿邪，应及时处理，避免加重病情。

6. 如出现心悸气短、面色苍白、神疲乏力、多汗、肢冷，应及时报告医生。

【生活起居指导】

1. 病室应安静、舒适、空气清新，定时开窗通风，温湿度适宜，防止噪声干扰和惊吓。

2. 急性期绝对休息，一般3~6个月，严格控制活动量。稳定期可适量活动，但应避免较大的活动。

3. 保证充足的睡眠，每天应有7~9小时睡眠，应早睡早起。

4. 小儿应经常到户外晒太阳，以利于钙的吸收，增强小儿体质。

5. 保持大便通畅，以减轻心脏负荷，养成定时排便的习惯。鼓励多饮水。

【饮食指导】

1. 给予高蛋白、高热量、高维生素的清淡饮食。忌食辛辣、熏烤、煎炸食品。

2. 心力衰竭者限制盐与水的摄入，每日限盐 1～2g。

3. 应少食多餐，忌暴饮暴食，以免增加心脏负担。

4. 伴有消化功能障碍者，忌食生冷、刺激性食物。

5. 根据不同证型指导饮食：①热毒淫心：饮食宜易消化、清淡，富含营养之品，不吃辛辣油腻之品。②心阴不足、热毒内炽：宜食滋阴养心之品，忌食温热之品，如羊肉、狗肉等。③气阴两虚：宜食枸杞子、西洋参、大枣等。

【用药指导】

1. 服药时要在医生指导下进行，坚持服药，不应自行停药。

2. 小儿喂药时不能急于求成，可用调味品和药交替喂服。

3. 使用强心剂，如洋地黄前后应测心率、心律，注意有无中毒反应。

4. 治疗风寒束表者的中药宜温服，服药后保暖安卧，助汗出以驱邪。阴虚火旺者，中药汤剂宜凉服。

5. 静脉输液时要严格控制输液速度，防止发生心力衰竭。

6. 应用甘露醇等有刺激性的药物时应避免药液外渗，以防局部组织的坏死。

【情志指导】

1. 为避免病儿出现烦躁情绪，可在床上做些小游戏或讲故事。

2. 主动关心病儿，做到态度亲切、和蔼、耐心，消除病儿的紧张恐惧心理。

3. 焦虑不安者，应及时向医生告知病情。

【出院指导】

1. 根据年龄、体质进行体格锻炼。经常进行户外活动，锻炼应循序渐进，持之以恒。

2. 在半年内应绝对避免上呼吸道感染及腹泻，防止心肌炎的加重或复发。

3. 保持大便通畅，防止便秘。

4. 养成良好的卫生习惯，饭前、便后洗手，不食不洁食物，防止消化道感染。

5. 保持充足睡眠，逐步增加活动量，以不出现心悸、气促为度。

6. 在传染病流行期间少去公共场所，预防交叉感染。

7. 饮食以多营养素、易消化为宜，多食鱼、肉、蛋、奶，多吃含维生素 C 的水果，忌油腻、刺激性食物。

8. 出院后 3～6 个月，应到医院复查。一旦出现心率过快、过缓、心律波动较大、面色灰暗、发热、胸闷及疲乏无力时应及时到医院就诊。

十三、心力衰竭

【疾病指导】

心力衰竭是因为心病日久，阳气虚衰，运血无力或气滞血瘀，心脉不畅，血瘀水停。以喘息、心悸、不能平卧、咳吐痰涎、水肿少尿为主要表现的疾病。

西医学认为，心力衰竭是由于各种原因引起心脏功能障碍，使心排出量在循环血量、血管收缩功能正常情况下，不能满足组织代谢对血液的需要，导致兼有血流动力异常和神经激素系统激活两方面特点的临床综合征。临床上以肺循环和（或）体循环瘀血及组织灌注不足为主要特征，故也称为充血性心力衰竭。

慢性心功能不全患者大多有器质性心血管疾病的基础。原发病控制不良，可使慢性心功能不全反复发作，直至越来越难于控制，甚至最终引起死亡。患者除积极治疗原发病外，预防诱发因素、了解饮食调护、用药知识，建立健康的生活方式等对疾病的转归有着重要的作用。

【护理指导】

1. 注意观察有无劳力性或夜间阵发性呼吸困难，如出现心率增快、乏力、尿少等情况应及时报告医生。

2. 注意颈静脉充盈、腹水等情况，以及身体低部位，如双下肢、腰骶部的水肿。

3. 每日测量体重，应使用同一体重计，时间宜为早餐前、排尿后，并尽量穿同重量的衣服称重。有腹水者测腹围。

4. 定时测心率、心律、血压、呼吸。在使用血管扩张剂过程中，需按医嘱测量血压，并做好记录。

5. 气促者，遵医嘱给予氧气吸入，做好吸氧护理。准确记录 24 小时出入量，应了解其重要性。

6. 输液过程中应根据病情和医嘱随时调整药物的浓度和滴速，并严格控制补液点滴速度。

【生活起居指导】

1. 保持病室空气新鲜，定时通气换气，环境安静。

2. 急性发作或病危者，应卧床休息，协助生活起居，尽量少搬动。重度心力衰竭绝对卧床休息，取半卧位，双腿下垂，并鼓励做小腿轻度活动或摆动，以协助活血，防止血栓形成。

3. 保持大便通畅，养成良好的排便习惯，避免久坐努责。

4. 水肿者应注意皮肤情况。长期卧床者要做好皮肤护理，保持床单位整洁，防止压疮的发生。

5. 保持口腔清洁，早晚刷牙，餐后漱口，必要时给予口腔护理，防止感染。

6. 注意休息，保证睡眠，劳逸结合，防止受凉感冒。

【饮食指导】

1. 饮食宜清淡、少油、易消化，少量多餐，限制钠盐摄入。食盐的日摄入量应限制在 3g 内。

2. 注意补充维生素与无机盐（钙、钾），多食新鲜蔬菜、水果，必要时限水。

3. 低热量、低蛋白饮食，切忌饮食过快、过饱，以免增加心脏负担。

4. 戒烟、酒，禁浓茶、咖啡，忌辛辣刺激、煎炸、肥甘厚味之品，忌食动物脂肪、内脏。

【用药指导】

1. 严格按照医嘱的剂量、时间、方法服药，并观察用药疗效和不良反应。

2. 静脉点滴者严格控制补液速度。

3. 中药汤剂应浓煎温服，利水及补益药应空腹或饭前服用。

4. 遵医嘱给予利尿剂，注意利尿剂的不良反应，如低钠、低钾等，定期监测血电解质。利尿剂应用尽量在白天给药，防止因频繁排尿而影响夜间睡眠。

5. 慢性心功能不全者需要长期服用地高辛。服药时应注意严格遵医嘱服用。

【情志指导】

1. 讲解心力衰竭的医学知识，如起因、治疗、预后等，以减轻心理压力。

2. 调动患者的主观能动性，让患者参与治疗和自我护理，经常听取患者对治疗、护理的意见和要求。

3. 让患者了解心力衰竭的疾病知识，以便营造和谐的家庭氛围，使其思想放松。

4. 耐心倾听患者的叙述，认真对待所提出的问题。

【出院指导】

1. 生活起居有常，保证充足的休息和睡眠，注意气候变化，及时增减衣被，避免外邪侵袭。

2. 保持心情愉快，避免情志内伤。

3. 饮食有节，少食辛辣、刺激、油腻食物，多吃水果、蔬菜，不宜过饱，戒烟酒，忌饮浓茶。

4. 适当参加体育锻炼，如散步、太极拳、体操、气功等，以不感觉疲劳为度。

5. 根据医嘱按时服药，以巩固疗效。

6. 积极治疗原发病，定期门诊随访。

十四、风湿痹

【疾病指导】

风湿痹是由于风、寒、湿、热等外邪侵入肌表、经络、骨节，闭阻经络关节，致气血运行不畅，以全身关节呈游走性红肿、重着、疼痛、肢体酸痛、屈伸不利为主要临床表现的病证。病位在关节、四肢。本病可发生在任何年龄，患者可出现发热等症状，受累关节多为膝、踝、肘、腕等大关节，常见由一个关节转移到另一个关节，也可有几个关节同时发病。本病相当于西医学的风湿性关节炎。

风湿痹很难根治，其与个人生活方式、对疾病的了解程度等有着密切的关系。

【护理指导】

1. 观察体温的变化，若高热不退，给予物理降温、乙醇擦浴、头置冰袋等。汗出过多者，及时擦干汗液，更换衣被。

2. 观察疼痛的部位、性质、时间、伴随症状及与气候变化的关系，以鉴别证型和病情严重程度。

3. 观察咽喉、关节、皮肤红斑、结节、心悸等病情变化。密切观察心率、心律、血压、呼吸等，并做好记录。

4. 长期卧床者应预防压疮的发生。关节疼痛处可用柔软垫枕或海绵垫等保护，取舒适体位，保持关节的功能位，定时更换体位，以免关节、局部皮肤受压，功能减退，造成肌肉失用性萎缩及关节功能障碍。关节僵硬者，应进行肌肉按揉及被动运动，鼓励患者在床上做四肢屈伸运动，以防久痹成痿。

5. 四肢关节疼痛者，配合针灸、热敷、熏洗、理疗、外敷等。

6. 保持口腔及咽喉部的清洁卫生，以减少诱发因素。可用中西药液漱口或口腔护理。

【生活起居指导】

1. 患者出汗较甚时，应注意保暖，勿汗出当风，以防复感。

2. 病室宜整洁、温暖、干燥，定时开窗通风。春冬季应注意防寒保暖，切忌受寒、淋雨涉水受湿。尤其是关节部位要注意保暖，可用护套保护。夏季切忌不可贪凉，不可席地而卧，尽量少游泳，不直接吹电风扇和空调。

3. 急性活动期应卧床休息。病情初期宜静卧休息，不宜活动。缓解期炎症消退，体温、心率、血沉正常后可适当活动。

4. 长期卧床者，应保证皮肤及床单位清洁、干燥，关节疼痛处可以用柔软软枕或海绵垫等保护，取舒适的体位，保持关节的功能位，并且定时更换体位，以免关节、局部皮肤受压，预防压疮、功能减退，造成肌肉失用性萎缩以及关节功能障碍。

5. 强调休息和治疗性锻炼的重要性，养成良好的生活习惯，每天有计划地进行锻炼，增强机体的抗病能力，保护关节功能，防止废用。

【饮食指导】

1. 以高蛋白、高维生素、清淡、易消化食物为宜，注意补充营养，增强机体的抗病能力。可多食牛奶、鸡蛋、新鲜蔬菜和水果，避免生冷、油腻、刺激性食品。

2. 根据不同证型指导饮食：①风胜行痹：宜进食温热性食物，忌食生冷瓜果。②寒胜痛痹：宜进食温热性食物，忌食生冷瓜果。③湿胜着痹：可食百合、薏苡仁、木瓜粥及西瓜、冬瓜、绿豆、玉米须等。④热邪阻痹：饮食宜清淡、易消化，可多饮清凉饮料、新鲜水果以生津止渴，忌辛辣、肥甘、温燥、刺激性或煎炸等食物。⑤气血虚痹：宜食红枣、薏苡仁山药粥。

【用药指导】

1. 遵医嘱准确、按时服药。根据证型不同，中药汤剂的服药温度、服药时间、服药方法应有所不同。

2. 关节红肿热痛时，可用金黄膏等药物外敷，以清热解毒消肿。

3. 中药汤剂宜温服，分早、晚 2 次服用。服药后食热粥、热饮可助药力。热邪阻痹型患者中药汤剂宜凉服。

4. 使用非甾体类消炎药，应饭后服用，以减少胃肠道副作用。

5. 热痹者，汤剂宜凉服。

6. 注意服药后的效果及反应，出现舌唇、手足发麻，心慌等症状时，应立即通知医生。

7. 用药酒治疗时注意有无酒精过敏。

【情志指导】

1. 由于此病病程较长，所以患者的情绪易低落，要鼓励患者，树立战胜疾病的信心。

2. 要关心患者，给予心理安慰，减轻其痛苦，使其与医护人员配合，积极治疗疾病。

3. 劝说家属给予患者家庭温暖及生活照顾，使其精神舒畅。

【出院指导】

1. 居室宜通风、干燥，春冬季应防寒保暖。

2. 出汗时切忌当风，被褥要保持干燥、整洁，常洗常晒。

3. 遵医嘱继续服药者，要注意用药后反应，如有不适及时就医。

4. 饮食应选择高蛋白、高热量、富含维生素、易消化食物。

5. 遵医嘱按时进行理疗、针灸、按摩等治疗。

6. 根据病情及患者自身情况，进行适当的体育锻炼，如太极拳、保健操等。

十五、瘿病

瘿病主要表现为颈项前一侧或两侧浮肿或肿块如核桃，触之柔韧而圆或质硬有根，多数皮色不变，或活动受限。病位在颈项，多因正气不足，情志内伤，饮食及水土不适宜，外邪乘虚而入，邪结于经络，以致气滞痰凝、血瘀结聚颈前所致。相当于西医学的甲状腺功能亢进。

甲状腺功能亢进症（简称甲亢），是指由多种病因导致甲状腺激素（TH）分泌过多引起的一组临床综合征。临床上以高代谢综合征及甲状腺肿大及眼征为主要临床表现。女性多见，男女之比为 1：4～1：6，各年龄组均可发病，以 20～40 岁为多，多数起病缓慢，少数在精神创伤或感染等应激后急性起病。

【护理指导】

1. 观察生命体征和肝功能变化。

2. 观察颈部肿块的大小、质地，有无疼痛、胸闷心悸的情况。

3. 积极配合医生诊断。

4. 观察全身症状等变化，如出现发热、烦躁、大汗、腹泻、呕吐、心律失常、精神异常、电解质紊乱等甲亢危象症状，应立即报告医生及时处理。

5. 突眼或眼睛不能完全闭合者，应注意保护眼角膜和结膜。白天戴墨镜或眼罩。

【生活起居指导】

1. 病室环境宜安静、整洁、舒适，空气流通，光线柔和。

2. 一般可采取自由体位，每日必须有充分的休息时间；胸闷气急者采取半卧位；突眼征患者应抬高或垫高床头，以免次日晨起发生眼部肿胀；失明患者应在床边设床档，或由专人陪护。

3. 合理安排工作、学习、生活，劳逸结合，保证充分的休息，失眠患者，可睡前用热水泡脚或饮热牛奶，以帮助入睡。

4. 卧床患者要每日进行口腔及皮肤护理，做好个人卫生，尤其是眼部卫生。

5. 汗出较多者应及时擦干并更衣，避免当风受凉。

【饮食指导】

1. 饮食以高热量、高蛋白质、高维生素食物为原则，多选高钙、高钾食物。

2. 患者汗出过多时，应保证患者有足够的水分摄入，每日饮水量为 2000～3000ml，避免进食咖啡、浓茶等兴奋性、刺激性饮料。

3. 减少食物中粗纤维的摄入，以减少排便次数。

4. 不宜摄入过多的不易消化的动物脂肪和油炸食品，可补充易消化的植物油、蛋黄等。

5. 除正常的三餐外，可在上、下午或晚上加餐，以保证能量的供给。

6. 必要时遵医嘱给予静脉营养支持疗法。

7. 禁食含碘丰富的食品，如碘盐、海产品、菜花、甘蓝、胡萝卜等蔬菜。

【用药指导】

1. 本病病程较长，一般需 1~2 年，且易复发，所以一定要遵医嘱服药，切勿自行停药，更不可擅自加量或减量。

2. 观察用药后的反应，并定时测定白细胞、血小板计数。

3. 支气管哮喘或喘息型支气管炎患者禁用 β 受体阻滞剂。

4. 注意服用中西药时，应间隔 1~2 小时。

5. 内服瘿瘤丸者，应每日晚饭后服用，不宜咀嚼或冲服。

6. 服用抗甲状腺药物时，每周测体重。如体重加重者，说明有治疗效果，并记录。

【情志指导】

1. 保持情绪愉快，精神乐观，避免情绪激动、急躁及精神刺激。

2. 指导患者学会自我心理调节的方法，以增强其应对能力。

3. 给予体贴关怀，同情安慰，解除其焦虑与紧张的情绪，鼓励患者树立战胜疾病的信心，积极配合治疗，以促进疾病的早日康复。

4. 精神紧张、不安或失眠较重者可给予镇静剂。

【出院指导】

1. 合理安排休息时间，避免过度劳累和精神刺激，保持情绪稳定。

2. 坚持遵医嘱服药，定期门诊复查。

3. 指导患者及家属掌握甲亢发生的诱因、症状及自救方法。

4. 饮食以低碘、高热量为原则，注意营养，合理搭配，增强机体抵抗力，促进康复。

十六、乳痈

【疾病指导】

乳痈是由于热毒入侵乳房所引起的一种急性化脓性疾病，以乳房局部结块、红肿热痛，伴全身发热为主要临床表现。病位在乳房。常发生于产后未满月的哺乳妇女，尤其以初产妇多见，也可发生在妊娠期、非哺乳期及非妊娠期。发生于妊娠期，名为"内吹"乳痈；发生于哺乳期，名为"外吹"乳痈。常见于西医学的急性乳腺炎，其致病菌为金黄色葡萄球菌。

乳痈发病主要与乳汁郁积、排乳不畅有关。此外，产后体虚，饮食不节，情志不畅；妊娠期间胎气上冲，也容易发生本病。

乳痈一般预后较好，可痊愈。若治疗不当或不充分，可并发传囊乳痈及乳漏，则使病程延长。

【护理指导】

1. 观察乳房肿块的大小范围、波动感以及疼痛的程度，溃后流脓是否通畅，是否"袋脓"或"传囊"；若溃后脓出不畅，肿痛不减，发热不退或退而复始，应通知医生，做好扩疮准备。

2. 观察乳汁分泌情况，是否有乳汁瘀积和疮口溢乳。

3. 观察用药后的效果，并记录。

4. 观察乳房皮肤的颜色与温度。

5. 观察腋下淋巴结是否肿大。

6. 急性乳腺炎脓肿形成时，需实行切开引流。

【生活起居指导】

1. 保持病室安静、整洁，空气新鲜，避免噪音，温湿度适宜，定期通风。

2. 急性期伴高热患者应以卧床休息为主，脓肿切开后，取半卧位或患侧卧位，以利于脓液引流。早期局部热敷时，为防止烫伤，应用乳罩托起乳房。

3. 在未成脓或破溃后，宜用吸奶器充分吸出乳汁或自行挤去。

4. 注意产妇个人卫生，定时沐浴。

5. 急性乳腺炎应停止哺乳，用三角巾或胸罩托起患乳。

6. 保持乳房清洁，溃后应勤清洁被污染的皮肤、衣被，应穿柔软、吸水性好的棉质衣服。

【饮食指导】

1. 早期以易消化、清淡饮食为主。少喝荤汤，以减少乳汁分泌；后期应以高营养、高热量、高维生素饮食为主，忌辛辣、肥甘厚味及鱼腥发物。

2. 高热者宜多饮水，多食新鲜蔬菜、水果，饮食宜以消化的流质或半流质饮食为主。

【用药指导】

1. 遵医嘱局部给予清热解毒、消肿止痛类中草药外敷，并观察用药后反应及效果。

2. 乳痈成脓后乳汁中可能含有细菌或脓液，对婴儿的健康不利，应停止哺乳。

3. 对病愈后仍继续哺乳者，应注意药物对乳汁的影响。

4. 遵医嘱定时服用中药和西药，但应注意配伍禁忌。

【情志指导】

1. 初产妇初为人母，常伴有精神紧张或情绪郁闷，均可以引起肝气郁积，而影响乳汁的分泌与排乳，故要做好产妇的思想工作，解决其实际问题，如小儿的喂养问题等，使其保持良好的情绪。

2. 介绍疾病的相关知识，劝导安慰患者，使其正确对待疾病，消除焦虑和恐惧的心理，配合治疗。

【出院指导】

1. 指导哺乳期妇女保持乳头清洁，定时哺乳，每次哺乳要将剩余的乳汁排尽。

2. 指导哺乳期妇女及时纠正乳头缺陷（方法：用吸乳器吸引或每日 1~2 次乳房按摩，但忌用手牵拉乳头），防止乳头内陷、乳汁不畅而反复发作。

3. 积极预防和治疗乳头破裂，如有破裂可用自身乳汁涂抹，或用麻油或蛋黄油涂抹，并停止哺乳，改用吸乳器排乳。

4. 应保持心情舒畅，避免情绪激动，饮食宜清淡、富含营养。

5. 断奶时应先减少哺乳次数，然后自行断奶。

十七、脱疽

【疾病指导】

脱疽是发于四肢关节的血管栓塞，导致患肢坏死，趾（指）关节脱落的一种慢性血管疾病。其病位在四肢末节。下肢多发于上肢，且多发于足趾，男性青壮年及有消渴证者多见。常见于西医学的血栓闭塞性脉管炎、糖尿病足坏疽、闭塞性动脉硬化症等疾病。

【护理指导】

1. 定期测量患者皮肤的温度，动脉搏动情况；观察皮肤颜色的改变、疼痛的程度；注意保暖，避免寒湿及外伤。

2. 观察患者间歇性跛行的距离，并做好记录，以便了解病情的进展，指导患者正确进行功能锻炼。足趾坏死、溃烂者不宜锻炼。

3. 注意患趾（指）有无坏死、溃疡，脓腐颜色、气味以及局部毛发干枯、脱落等情况；同时也要注意未受累的患趾（指）情况；观察患肢是否萎缩，血脉是否通畅等情况，并做好记录。

4. 重视足趾痛、麻、冷的感觉，出现患肢麻木、肿胀、疼痛，足部皮肤温度下降、颜色变红、变深的先兆症状时要及时诊治。

5. 对需要截断趾（指）的患者，应做好术前准备和术后指导。

【生活起居指导】

1. 病室应保持安静、舒适、整洁，阳光充足。

2. 生活应起居有常，急性期需要绝对卧床休息，注意防止损伤趾（指）端关节。如足趾（指）端有嵌甲、鸡眼时，不宜随意用药或修剪。

3. 保持床单位整洁、干燥，衣被污染应及时更换。

4. 寒冷季节应注意肢体的保暖，不宜在室外长时间停留。

5. 保持患肢的清洁，每晚用温开水或中药液洗后轻轻擦干。

6. 患者宜穿质地松软的棉袜及透气性好的鞋子，忌穿革鞋、塑料鞋，女糖尿病患者不可穿高跟鞋，以防足部潮湿而发生感染。

7. 患者棉被要柔软，被内应放置护架，避免患肢受压，而影响经脉、气血通畅从而加重病情。

【饮食指导】

1. 给予高蛋白、高维生素的食物。阴虚寒凝者宜多食温补的食物，如羊肉、狗肉等；气血亏虚的患者，应给予营养丰富、易消化的食物，以滋补气血；温热型患者，宜进食清淡、易消化、少渣、少纤维食物，忌肥甘厚味、辛辣之品。

2. 进食应定时定量，早、中、晚三餐食量应各占1/3，避免饱餐。

3. 坚决戒烟禁酒。

4. 严格控制每日摄入的总热量，多食用有助于维持胃肠道功能的食品。

5. 感染患者，因感染消耗大，应加强热量 10% ~ 20%。

6. 严格控制总脂肪的摄入量，避免高胆固醇饮食。

【用药指导】

1. 中药汤剂宜温服，分早晚 2 次服用。服后观察用药的反应及效果，并做好记录。

2. 服药期间，如出现咽喉疼痛、舌红咽干等症状时，应及时停药。

3. 患肢有溃疡者，应根据医嘱进行换药，动作应轻柔，不可随意使用腐蚀性药物，污染的敷料要集中焚烧，器械必须严格消毒。

4. 遵医嘱服用止痛药时，口服前后不要饮酒。

5. 遵医嘱服用降糖药物。

【情志指导】

1. 由于本病病程较长，患者十分痛苦，所以应多与患者沟通交流，使其情绪稳定，从而能更好地配合治疗。

2. 糖尿病患者，因足部感染坏疽，或伴恶臭常有自卑心理，应多安慰、鼓励患者，使患者树立战胜疾病的信心。

【运动指导】

1. 改善下肢循环，加强足部及小腿的活动，使局部的血运状况得到改善。

2. 足部畸形、肿胀者应以散步为宜，不应选择较剧烈的运动。

3. 运动后出现下肢疼痛，提示血管病变较重，应及时就诊，并且不再坚持原来的运动，或改用其他合适的运动方式。

【出院指导】

1. 保持乐观愉快的情绪，避免忧思过度，恼怒生气，以防诱发脱疽。

2. 注意休息，起居有常，适当运动，避免过劳。

3. 注意保暖，坚持用温水清洗足部，避免受寒冷刺激，再次诱发脱疽。

4. 饮食宜清淡、易消化，忌生冷、辛辣、油腻之品。

5. 终身忌吸烟。

6. 皮肤发生破溃时，应及时到医院就诊。

7. 鞋袜要大小合适，以舒适为度，不宜过紧，以免受压而影响血脉流畅，加重病情。禁止挖趾（指）甲。

十八、带下病

【疾病指导】

带下病是指带下量明显增多或色、质、气味异常，或多伴阴部瘙痒等局部或全身症状。病位在带脉及冲任二脉。本病临床分为脾虚湿注、肾阴虚、肾阳虚和湿热下注四型。多见于西医学的真菌性、滴虫性、老年性阴道炎。

【护理指导】

1. 观察带下的量、颜色、气味等，以辨其寒热虚实；白带色白或黄，量多质稀薄为非炎症性白带；白带色黄，质稠伴臭味为炎性白带。

2. 带下病增多，出现脓样夹血伴恶臭的，并伴有低热、神情倦怠、食欲不振、形体日见消瘦提示有恶变可能，应立即报告医生，以利于早期诊断。

3. 观察神志、面色、舌苔、脉象，以及腰痛、腹痛、发热、阴痒等全身情况。如伴有滴虫性、念珠菌性阴道炎等病原体感染时，常伴有外阴瘙痒、外阴烧灼感，性交痛及尿频、尿急、尿痛等泌尿道症状。

4. 观察伴随症状，如伴有发热、腹痛、腰酸、带下量多、白细胞计数升高者，应考虑盆腔炎可能，应结合实验室报告进一步明确诊断。

【生活起居指导】

1. 保持病室环境安静、整洁，空气新鲜，温湿度适宜，通风良好。

2. 对带下伴有外阴瘙痒或有滴虫、真菌等病原体感染者，必须做好消毒隔离工作，防止交叉感染。

3. 行阴道冲洗或阴道擦洗等操作时，动作应轻柔，以免损伤阴道黏膜。尤其老年人尤为注意。

4. 保持大小便通畅，带下伴阴痒或有滴虫、真菌者应做便器的定期消毒隔离，使专用盆器、浴巾，不得互相借用，以免发生交叉感染。

5. 注意经期卫生，保持外阴清洁，注意患者的个人卫生；每日用清水或中药洗剂清洗外阴。忌用热水烫洗，禁用刺激性的药物或肥皂擦洗，每日更换内衣裤，用开水烫洗，在阳光下暴晒消毒。

6. 每次月经后复查白带，连续 3 个月检查均为阴性者方为治愈。在月经期禁房事；患滴虫性阴道炎者，夫妻双方应同时治疗。

【饮食指导】

1. 合理饮食，饮食宜清淡、易消化、富有营养。宜食鲜藕、莲子，多饮绿茶。

2. 忌生冷、油腻、煎炸、辛辣刺激性食品，以免引起脾胃失和，不能运化水谷而生湿加重病情。

3. 根据不同证型饮食指导：①脾虚湿注型：清淡，富含营养，除瘦肉、蛋类外，可选择山药粥、莲子粥、苡仁粥等。②肾阴亏虚型：忌烟、酒等动火食物，可选食淡菜、菱角、鲜菇等。③肾阳亏虚型：加强饮食营养，可食桂圆红枣汤以及羊肉、狗肉等温性食品。④湿热下注型：可多食冬瓜、扁豆及新鲜水果。可饮绿茶或以绿豆苡仁汤代茶饮，以清热利湿。

【用药指导】

1. 中药汤剂宜温服，每日 1 剂，分上下午 2 次服用，观察有无明显疗效。

2. 阴道用药期间，避免性生活。若感觉灼热、难忍等情况，应及时报告医生。

3. 阴道用药者，指导患者应先清洗双手和外阴，食指戴手套，然后取下蹲姿势，将药片置于食指下，沿阴道壁慢慢将药片推入阴道后穹隆处。

【情志指导】

1. 带下病有的病程迁延，痛苦不堪，患者思想负担重。应与患者保持良好的沟通，倾听患者主诉，帮助患者走出困难环境。引导患者保持稳定情绪，做好心理疏导。

2. 与患者建立良好关系，消除羞怯心理，养成良好的卫生习惯，预防疾病的发生。

3. 督促患者坚持完成治疗方案，耐心教育，坚持系统治疗方案，树立战胜疾病的信心，指导患者按照治疗方案要求按时到医院诊治和检查。

【出院指导】

1. 保持情志舒畅，避免精神抑郁。

2. 慎起居，避寒湿，防劳累，节房事。

3. 注意个人卫生，保持会阴部清洁，提倡淋浴。

4. 饮食有节，勿过食生冷、辛辣、油腻之品。

5. 宣传计划生育政策和措施，减少人工流产，避免多产。

6. 按医嘱正确用药，定期门诊随访。应在每次月经后复查白带，连续 3 次检查均为阴性者方为治愈。

十九、肛裂

【疾病指导】

肛裂是指因阴津不足或脏腑热结、肠燥便秘、粪便粗硬、排便努责等所致，以肛门周期性疼痛、出血、便秘为主要临床表现。病位在肛门，与大肠关系密切。相当于西医学中的肛裂。

【护理指导】

1. 观察肛门疼痛性质、程度与持续时间，大便是否带血。一般情况，便时出血量不多，色鲜红，多为手纸带血或滴血；出血量多者，应及时报告医生。

2. 早期肛裂者，排便后遵医师用中药坐浴或用生肌玉红膏涂于裂伤处。

3. 观察局部有无红肿、热痛，警惕并发肛、痈、炎性外痔。

4. 解便不可性急，但也勿久蹲，防止发生裂伤。

5. 先天性肛管狭小患者，应保持大便一定的柔软度，发现大便干硬时不要猛力排便，可用开塞露润肠通便。

6. 在肛门前后正中线以外的多发性裂口，疼痛可不严重，但病程迁延，应及时提醒医生有结核性溃疡可能。

【生活起居指导】

1. 病室宜安静整洁，阳光充足，温湿度适宜。

2. 患者疼痛剧烈者，宜卧床休息或取俯卧位。中药坐浴时，注意药液温度，避免烫伤皮肤黏膜。

3. 保持肛周皮肤清洁干燥，勤换内裤。内裤宜宽松、柔软、透气。

4. 每天按时排便，保持大便通畅，忌久蹲、久坐、努责。

5. 妇女月经期要注意卫生，不要参加重体力劳动。

6. 便秘者坚持每天清晨空腹喝一杯淡盐水，以清肠泻火；平时做腹部顺时针方向按摩，以促进肠蠕动，促进排便。

7. 肛裂严重、疼痛出血明显者，便后及每晚睡前用温水坐浴，以促进局部血液循环，保持和增强肛周皮肤的弹性，提高其抗损伤能力。

8. 注意生活规律及劳逸结合，增强机体的防御能力。

【饮食指导】

1. 应给予清淡、富含维生素和纤维素食物，通过合理的选择搭配，促进排便的顺畅，防止和减少肛裂的发病与复发。

2. 血热肠燥者多食蔬菜、水果、清淡易消化及富含维生素的食物。

3. 气滞血瘀者给予理气活血化瘀之品。

4. 阴虚津亏者宜多进滋阴增液之品。

5. 对偏食辣椒、葱蒜、生姜者应劝告阻止，以免增加肠间燥热，忌辛辣、刺激及海腥发物。

6. 戒烟酒。

【用药指导】

1. 润肠通便药宜在早晨空腹或睡前1小时服用。

2. 中成药宜在睡前服用，并注意观察用药效果及反应。

3. 局部创面换药时注意无菌操作，预防交叉感染。

4. 清热泻火中药汤剂宜凉服，以助药力。

5. 早期肛裂者，排便后遵医嘱用中药坐浴，或生肌玉红膏涂于裂伤处。

6. 陈旧性肛裂，遵医嘱给予中药坐浴，以促进创面愈合。

【情志指导】

1. 情绪上安慰、劝导患者，消除恐惧、紧张心理，避免因疼痛不想排便导致便秘加重。

2. 气滞血瘀者，易出现胸闷、烦躁，须加强心理疏导。

3. 由于裂口剧疼难忍，易产生不良情绪，应教会患者腹部按摩，以减轻排便疼痛。

【出院指导】

1. 注意个人卫生，养成每天定时排便的习惯。便后用干净、柔软的卫生纸擦拭，清除肛周污秽，减轻疼痛，预防感染。

2. 发生肛裂及时治疗，防止继发贫血等其他肛门疾病。

3. 指导患者预防便秘的方法，坚持腹肌锻炼，避免排便时间过长。

【思考题】

1. 何谓护理健康教育？

2. 护理健康教育的程序是什么？

3. 护士在护理健康教育中的作用？

4. 对消渴患者如何实施用药护理？

5. 对眩晕患者如何实施出院指导？

第十二章 护士的法律责任

2008 年 5 月 12 日开始实施的《护士条例》和 2002 年 9 月 1 日起施行的《医疗事故处理条例》对护理行为有明确的规范和相应的制约，执业护士应在护理活动中严格执行国家的法律、法规和各项规章制度，规范自己的护理行为，履行护理执业资格与法律责任。

一、常见的护理行为与法律责任

1. 取得护士执业资格的责任

《护士条例》第二条规定，护士是指经执业注册取得护士执业证书，依照本条例规定从事护理活动，履行保护生命、减轻痛苦、增进健康职责的卫生技术人员。执业护士的基本职责是：促进健康、预防疾病、恢复健康。护理学是以基础医学、临床医学、预防康复医学、社会科学和人文科学为一体的应用学科。执业护士必须经过正规护理职业教育，取得护士执业资格者方可执业。

《护士条例》第 2 章第 7 条也明确规定："护士执业，应当经执业注册取得护士执业证书。申请护士执业注册，应当具备下列条件：

（1）具有完全民事行为能力；

（2）在中等职业学校、高等学校完成国务院教育主管部门和国务院卫生主管部门规定的普通全日制 3 年以上的护理、助产专业课程学习，包括在教学、综合医院完成 8 个月以上护理临床实习，并取得相应学历证书；

（3）通过国务院卫生主管部门组织的护士执业资格考试；

（4）符合国务院卫生主管部门规定的健康标准。"

【案例】2000 年 8 月 27 日下午 4 时许，张明锦陪妻子蔡善华到界牌镇卫生院就医，当班"医生"张道中为其检查后，诊断为上呼吸道感染，于是为其开药打吊针。其间出现药物过敏，经抢救无效死亡，后张明锦将界牌镇卫生院及张道中告上了法庭。

2004 年 3 月 15 日，定远县法院一审判决张明锦败诉，并承担诉讼费 4000 元。张明锦不服，于 5 月 20 日向滁州市中级人民法院提起上诉。二审法院审理认为：当班"医生"张道中没有合法的执业证书，当班护士蒋本武也没有护士证，为蔡善华诊疗的人员均没有诊疗资格，乃违反规定从事诊疗工作。张道中知道蔡善华有药物过敏史，但对患者用药过敏史未予足够重视，对可能出现的问题估计不充分，没有事先准备相应的抢救措施。对蔡善华所用的药物，经安徽省药品检验所检验，未检出相关药物成分，对此，界牌镇卫生院没有提供证据排除其用了假药、劣药或没用处方中所开的有关药物而造成蔡善华过敏死亡的可能性。二审法院据此作出终审判决：撤销定远县法院一审判决；定远县界牌镇卫生院赔偿张明锦因蔡善华死亡造成的相关费用，合计 3458.4 元，同时负担二审诉讼费 4588 元。

2. 实施护理过程中的法律责任

护士应明确自己的职责范围及工作要求，根据自己的职责实施护理。进行各种护理操作时，均应严格按护理操作常规、规程进行。超出了自己的职责范围而实施的护理行为，对患者造成损害的，护士负全部法律责任。如夜间值班时，护士根据自己的临床经验，未通知医生，擅自给发热的患者注射了安痛定，结果患者对药物发生严重过敏反应，造成患者死亡。该护士的行为超出了自己的职责范围，由此引发的医疗纠纷由护士负全部的法律责任。

《护士条例》规定："护士执业，应当遵守法律、法规、规章和诊疗技术规范的规定。"护士在执业时，应规范自己的护理行为，认真执行各项规章制度，严格执行《医疗护理技术操作常规》等技术规范要求，以确保患者的生命健康不受到侵害。同时也只有恪守这些制度与操作规程，才能使自身得到法律的保护。护士应具有严谨、科学的工作作风，慎独的道德修养，高度的责任心，时刻树立以患者的安危为己任的工作态度。

【案例】某医院护士因为粗心，在为婴儿洗澡的时候没有先试水温，导致水温偏高，致使出生未满 3 天的婴儿的屁股等多处部位被烫伤。

2005 年 1 月 27 日 3 时 30 分许，杨某在宾阳县某医院生下覃儿。同月 30 日早上 9 时许，该医院的当班护士在为新生婴儿洗澡时，由于粗心大意没有先试水温，导致水温偏高，造成覃儿屁股等部位多处烫伤。烫伤创面红肿，有的地方在创面上还有大小不等的水泡，以及部分表皮剥脱。事发后，婴儿于当日转到该医院烧伤科治疗。经诊断为：全身多处热水烫伤（30%，其中浅Ⅱ度 19%，深Ⅱ度 11%）。覃儿由此于 2005 年 1 月 30 日至 3 月 2 日在该医院免费住院治疗共 32 天。

2006 年 2 月 15 日，覃儿家人将该医院告到宾阳县法院，请求法院判令该医院赔偿残疾赔偿金 5779.8 元、精神损害赔偿金 3 万元及其他各项费用合计 42485.30 元。法院审理后认为，被告在为原告洗澡的过程中存在疏忽，未尽到注意义务，就双方形成的医疗服务合同而言，已构成违约。因此，被告对由此造成原告的损失应承担全部赔偿责任。法院根据《最高人民法院关于确定民事侵权精神损害赔偿责任若干问题的解释》第十条的规定，支持原告精神损害赔偿金 5000 元及其他的诉讼请求。

3. 正确执行医嘱的责任

《病历书写基本规范》规定："医嘱是指医师在医疗活动中下达的医学指令，医嘱不得涂改。"《护士条例》规定："护士在执业中应当正确执行医嘱，观察患者的身心状态，对患者进行科学的护理。"医嘱是医生根据患者病情的需要拟订的书面嘱咐，是护士具体执行护理行为的依据，是为患者提供护理的依据，具有法律效力，无论在什么情况下，护士都应该在规定的时间内严格执行医嘱。执行医嘱即执行要求时间与用法方法正确，剂量准确。临时医嘱需立即执行，如未及时执行而发生不良后果的要承担法律责任。在执行医嘱时，护士应熟知各项医疗程序，各种药物的作用、副作用及使用方法，对随意简化医嘱执行程序、无故不执行医嘱或擅自更改医嘱内容等均视为违法行为。

《护士条例》第 17 条规定："护士发现医嘱违反法律、法规、规章或者诊疗技术规范规定的，应当及时向开具医嘱的医师提出；必要时，应当向该医师所在科室的负责人或者医疗卫生机构负责医疗服务管理的人员报告。"护士发现医嘱错误，有权拒绝执行医嘱，但应立即与医生沟通，及时修改，不得延误患者的治疗。若明知医嘱可能造成患者损害，却认为是医生的责任，与自己无关，仍然执行而造成患者严重后果的，护士和医生将共同承担所引起的法律责任。护士工作中除急救、手术外不得使用或执行口头医嘱，必须使用口头医嘱时，护士应向医师重复一遍，无误后再执行。执行后尽快记录医嘱的时间、内容，并提醒医生及时补写医嘱。没有补写医嘱的，将视为护士擅自对患者实施了治疗措施，对所出现的一切后果都将承担法律责任。

4. 客观、真实、及时、准确记录护理过程的责任

护理记录是医疗文件中重要的组成部分，是检查和衡量护理质量的重要文字资料，是医生诊断和治疗的重要理论依据，是患者接受治疗、护理的唯一法律证据，是医疗纠纷中重要的原始医疗记录之一。

《医疗事故处理条例》第 10 条规定："护理记录是根据医嘱和病情对患者住院期间护理过程的客观记录。"当护理人员在护理工作中，出现护理记录不及时、不真实、不全面或者漏记、错记、补记等现象时，都可能造成临床上的误诊、误治，引起医疗护理纠纷，从而使护理记录成为判断医疗护理纠纷性质、责任的最重要法律依据。

最高人民法院《关于民事诉讼证据的若干规定》中规定："因医疗行为引起的医疗诉讼，由医疗机构就医疗行为与损害结果之间不存在因果关系及不存在医疗过错承担举证责任"，因此，护理记录成为医疗行为"举证"的重要内容之一。在发生护理纠纷时，是法律判定医方责任的重要凭证。因此，护士在执业中有责任客观、真实、及时、完整地记录护理全过程，并与医疗记录保持一致。特别是在危重患者抢救中，强调有问题随时记录，病情变化随时记录，特殊检查、治疗、护理、用药随时记录，记录要有科学性、逻辑性、真实性，突出重点，医学术语使用正确。如护理记录丢失、被涂改、隐匿，记录内容与医嘱不符、与医疗记录不符，护理措施和过程不全面，虚填观测结果、重抄护理记录代签名等，都是使护理记录失去真实性、完整性的做法。一旦出现医疗纠纷，势必造成举证困难甚至举证失败。也就是说，虽然护士在护理活动中无过失，但由于护理记录的缺陷，破坏了护理记录的法律凭证作用，在医疗纠纷中护士同样会承担法律责任。

护理记录作为法律依据时可能出现举证不力的常见问题：

（1）字迹不清楚，有涂改痕迹。反映出护士工作责任心不强、院方文书缺乏真实性等。

（2）护理记录与医疗记录不一致，客观数据虚构、错记或漏记。由于医护人员沟通少，医生和护士的记录出现差异，护理记录中对病情描述与医生的病程记录不一致。护理记录单中 16：30 患者曾经出现发热，用药后，18：00 测体温时正常，体温单上画的是 18：00 的体温，没有反映患者有过发热情况；或是下午检温时，患者不在，为了使护理记录完整，护士就虚构患者体温，记录于体温单上；护理记录中记录患者腹泻 8次，遵医嘱用止泻药，而体温单上只记录了 6 次，或曾经灌肠用泻药等未在体温单上显示；医生病程记录中记录的患者为昏迷，而护理记录上的记载为嗜睡；有的护理记录和病程记录的抢救时间、用药、死亡时间也不一致。以上情况如遇医疗纠纷是法律必究的。

（3）开出医嘱的时间与护士执行医嘱时间不符。医嘱是护士对患者实施治疗的法律依据，有时医生因疏忽将医嘱时间开错，护士又忽视了核对医嘱开出的具体时间；或是医生开好医嘱后，但未及时给予护士执行，使护士执行时间与医嘱时间相隔过长。这就涉及延误抢救和治疗不及时的法律责任。

（4）护理措施记录不完整，护理记录重点不突出，护理效果动态评价不及时。如有的护理重点没有在护理记录中反映，如入院时就存在压疮的患者，没有压疮的皮肤护理记录；有的记录针对性不强，内容不连贯，未能动态反映患者的病情、治疗和护理效果；对于发热的患者，物理降温后没有相对应的降温效果评价；在抢救危重患者时，因繁忙或疏忽而未能及时记录，在6小时内也没有补齐。这些均存在延误患者治疗、未及时抢救的法律责任。

【案例】一名83岁的老人，因感到胸闷住进北京某医院治疗，不料医院的护士在输液过程中错误地将他人的药输进了老人的身体。当日下午，老人突发心律失常死亡。悲痛的死者家属认为是医院的错误用药和抢救不及时造成了这一结果，遂起诉至法院，要求医院作出赔偿。北京市第一中级人民法院作出终审判决，判令该家医院赔偿死者家属10万元。

2005年1月11日，老人王某感到身体不适，胸闷发烧，遂住进北京某医院检查。医院以"上呼吸道感染、冠心病、心绞痛"于当日上午收入医院治疗。当日中午，护士根据医嘱为老人输液，使用药品"甲培新"。从患者入院后直到下午15时28分之间，医院没有护理记录，15时30分老人突感胸闷、气短，院方停止使用甲培新，改为使用硝甘静点。15时40分老人突然意识丧失，心电示波呈直线，并于17时50分被宣告死亡。经查发现，医院给老人输液使用的"甲培新"药瓶上贴的竟是别人的名字。院方自述，护士在输液过程中使用的"甲培新"药品是该院的另一名患者计划使用的，因该患者途中转病房没有使用，就留在了护士值班室。院方称使用这瓶药品前已取得了药房的认可，但没有证据能够证明医院履行了必要的审核手续。此外，医院的护理记录自下午15时40分开始，脉搏、呼吸、血压多处数据内容冲突，且与心电图记录无法形成准确的对应关系。

鉴定机关对该医院的医疗过程进行医疗事故技术鉴定后认为，王某死亡因为心源性猝死（心律失常），并有监测心电图为证，治疗过程中所用'甲培新'有明确适应证，与患者死亡无直接关系。但医院在医疗过程中确有缺陷，药品使用管理中也存在问题。特别是'甲培新'药品不宜在科室存留过长，使用时应有明确标识。鉴定结论为该病例不构成医疗事故。

法院经审理认为，该病例虽不构成医疗事故，但在患者入院诊疗过程中，医院存在很多问题：使用的药品上患者标识混乱，药品在科室存留时间过长，没有证据证明使用药品前该院药房已履行了必要的审核手续；未建立完备的护理记录，且护理记录中多处内容冲突，病历材料无法准确体现患者的实际用药时间及病情发展过程。由于医院疏于对患者入院后的护理，未建立完备的护理记录，使患者的病情严重恶化，治疗中使用的药品"甲培新"不符合临床用药的操作要求，现有记录无法准确体现患者的实际用药时间及病情发展过程，上述这些过错行为的存在都必然增加患者的医疗风险。据此可以认定，医院的医疗过错与患者的损害后果之间具有关联性，医院应当承担相应的责任。

5. 正确使用及保管药品的责任

药物是医务人员治病最主要的武器，患者到医院看病几乎都要使用药物。如果用药安全得不到保证，医疗安全就无从谈起。在住院患者用药安全中，护士具有特别重要的责任。护士是药品的直接使用者，也是药品的管理者。

《药品保管法》规定："执行药品保管制度，采取必需的冷藏、防冻、防潮、防虫、防鼠等措施保证药品质量。"护士是药品使用的执行者，维护患者的身体健康和用药的合法权益是护士不可推卸的责任。要保证患者用药的安全，护士就要做好药品的监管，定期检查药品的质量、失效日期。对于过期药要及时销毁，并按药品要求正确保存药品。药品的使用要在药师和医生的指导下执行，严格执行"三查七对"，加强药品不良反应的监测，严格无菌技术操作，确保各类药物及时、正确的应用。毒麻精神药品的保存应由专人、专柜（加双锁）、专账管理。护士使用时应严格核对，严格交班，防止毒麻药品管理不利对社会造成的危害。

6. 保护患者隐私的责任

《护士条例》第18条规定："护士应当尊重、关心、爱护患者，保护患者的隐私。"所谓隐私是患者在就诊过程中向医生公开的、不愿让他人知道的个人信息、私人活动或私有领域，如可造成患者精神伤害的疾病、病理生理上的缺陷、有损个人名誉的疾病、患者不愿他人知道的隐情等。由于治疗护理的需要，护士通过评估患者既往史和各种化验检查结果等医疗信息，可以获得患者可能涉及隐私的有关治疗的个人资料和健康信息，如个人的不幸与挫折、婚姻恋爱及性生活的隐私等。如医院收治的肝炎患者，共同的心理特点是焦虑、忧郁，担心受歧视，怕失去工作。这些信息隐私往往对患者身心产生重要的影响。

根据《护士条例》，护士对保护患者隐私负有义务和责任。这实质上是对患者人格和权利的尊重，有利于与患者建立相互信任、以诚相待的护患关系。这既是一种职业道德层面的要求，也是法定义务的要求。护士应本着对患者身心健康负责为准则，做到有条件、有判断、有分析地保密，不可将患者的隐私当作与他人交谈的资料；不可不分场合在其他患者面前谈论或询问患者不愿意公开的病情；不可不加任何防护措施地为患者进行导尿、灌肠、会阴护理等护理技术操作；不可无视危重、大手术、昏迷等患者的隐私权，将患者裸体暴露在与治疗护理无关人员的面前等。如果违反此规定，泄露了患者的隐私，情节严重者，护士要承担法律责任。

【案例】在患者不知情的情况下，医院护士擅自将患者的病历复印给他人带出医院，从而引发新疆第一例患者状告医护人员侵犯隐私权的案件。

8月5日，乌鲁木齐市天山区人民法院判决，被告何建、袁玉构成了对患者吴丽的隐私侵权，并判赔付吴丽2万元。

2004年4月28日，吴丽因牙龈上火去何建所在诊所就诊，何建为吴丽注射胸腺素后病情未见好转，被送往乌鲁木齐市友谊医院。经救治，病情好转后出院。

5月13日，吴丽住进袁玉所在医院中医科治疗，5月25日病情好转出院。

6月10日，吴丽到袁玉所在医院病案室复印病历，但打开病历发现，首页上印有何建的身份证复印件，吴丽意识到病历已被何建复印。

6月11日，吴丽向袁玉所在医院进行举报，医院调查得知，原来是何建到该院请同学袁玉帮忙复印了吴丽的病历。事发后，医院将复印病历追回。同时，医院对袁玉作出处罚。但吴丽认为，医院只对袁玉进行了处罚，但事件直接责任人是何建，他却一直未受到任何处理。为保护自己的隐私权，2004年6月，吴丽以隐私权被侵犯为由将何建、袁玉起诉到法院。8月4日，天山区人民法院经调查认为，病历属于患者所有，医务人员私自复印患者病历，侵犯了患者的隐私权。故判决何建与袁玉为吴丽赔付2万元，并当面道歉。

7. 保护患者的知情权

《医疗事故处理条例》第11条规定："在医疗活动中，医疗机构及其医务人员应当将患者的病情、医疗措施、医疗风险等如实告诉患者，及时解答其咨询，但是，应当避免对患者产生不利后果。"

《医疗机构管理条例实施细则》第62条规定："医疗机构应当尊重患者对自己的病情、诊断、治疗的知情权，在实施手术、特殊检查、特殊治疗时，应当向患者作必要的解释，因实施保护性医疗措施不宜向患者说明情况的，应当将有关情况通知患者家属。"

因此，护士在执行护理操作时应当将患者的病情诊断、治疗目的、副作用等详细告知患者。护士必须认识到，违反法定的告知义务，侵害患者知情权并造成患者损害后果的，要承担相应的法律责任。

8. 积极参与公共卫生应急事件救护的义务

《护士条例》第19条规定："护士有义务参与公共卫生和疾病预防控制工作。发生自然灾害、公共卫生事件等严重威胁公众生命健康的突发事件，护士应当服从县级以上人民政府卫生主管部门或者所在医疗卫生机构的安排，参加医疗救护。"2003年"非典"疫情、2008年四川地震灾害，护士都有义务参与救治。

二、护士违反法定义务应当承担的法律责任

《护士条例》第31条规定："护士在执业活动中有下列情形之一的，由县级以上地方人民政府卫生主管部门依据职责分工责令改正，给予警告；情节严重的，暂停其6个月以上1年以下执业活动，直至由原发证部门吊销其护士执业证书：

（1）发现患者病情危急未立即通知医师的；

（2）发现医嘱违反法律、法规、规章或者诊疗技术规范的规定，未依照本条例第十七条的规定提出或者报告的；

（3）泄露患者隐私的；

（4）发生自然灾害、公共卫生事件等严重威胁公众生命健康的突发事件，不服从安排参加医疗救护的。护士在执业活动中造成医疗事故的，依照医疗事故处理的有关规定承担法律责任。"

由此可见，承担法律责任有三种形式：警告、暂停执业活动和吊销其护士执业证书，并且一旦被吊销执业证书的，自执业证书被吊销之日起2年内不得申请执业注册。同时所受到的行政处罚、处分的情况将被记入护士执业不良记录。

三、护生方面的法律问题

1. 护生见习中的法律问题

护理临床见习是护理实践教学的重要组成部分，是学生认识护理工作并将学习的护理理论知识应用到实践的重要途径。在临床见习中，见习学生涉及的法律问题有侵犯患者知情权、泄露患者隐私、患者安全未能得到保障等。对这些问题护生应该给予重视和正确的处理，否则会承担法律责任。

2. 护生实习中的法律问题

临床实习是护生从学生到护士转变的必经学习过程。《护士条例》规定，申请执业注册时，必须具备的条件中包括在教学、综合医院完成 8 个月以上的临床实习。护生进入临床实习时，首先必须要明确自己法定的工作职责范围，要知道护生没有独立进行护理和操作的权利。只有在带教老师和执业护士的指导和监督下，才能对患者实施护理和操作。若在带教老师的指导下，护生因操作不当给患者造成损害，护生可以不负法律责任。但是未经带教老师批准，擅自独立操作造成患者损害的，要承担法律责任。所以，护生实习前，一定要明确自己的法定职责范围。

四、举证责任与举证责任倒置

1. 举证责任

举证责任是指诉讼当事人对其主张的事实，提供证据予以证明及证明不了时需要承担的一种法律责任。其内容包括两个方面：一是举证的行为责任，也就是谁来承担提供证据的义务；二是双方当事人均提不出证据的后果，也就是举证的后果责任，应该由负举证责任的一方当事人承担不利后果。

举证责任是关系到谁举证在先，并且谁提出更多、更有价值的证据，以及在案件事实真伪不明确时，应该由谁承担败诉后果等问题。这些问题与当事人的实体权益有直接关系。

2. 举证责任倒置

举证责任倒置指基于法律规定，将通常情形下本应由提出主张的一方当事人（一般是原告）就某种事由不负担举证责任，而由他方当事人（一般是被告）就某种事实存在或不存在承担举证责任。如果该方当事人不能就此举证证明，则推定原告的事实主张成立的一种举证责任分配制度。在一般证据规则中，"谁主张，谁举证"是举证责任分配的一般原则，而举证责任的倒置则是这一原则的例外。

举证责任倒置是以立法明确规定为前提进行的。在规定举证责任倒置时，应考虑举证的难易程度和保护弱者两方面因素。最高人民法院《关于民事诉讼证据的若干规定》中指出：因医疗行为引起的侵权诉讼，由医疗机构就医疗行为与损害结果之间不存在因果关系及不存在医疗过错承担举证责任，即属于举证责任倒置。在护理工作方面，护士要证明发生的护理行为一定要合法，规范的护理行为是重要的举证依据。

【思考题】

1. 在哪些护理行为中存在护士应承担的法律责任？
2. 护士应在工作中注意哪些问题来保护自己的法律权利？

附录一

医疗事故处理条例

(2002 年 9 月 1 日公布)

第一章 总 则

第一条 为了正确处理医疗事故，保护患者和医疗机构及其医务人员的合法权益，维护医疗秩序，保障医疗安全，促进医学科学的发展，制定本条例。

第二条 本条例所称医疗事故，是指医疗机构及其医务人员在医疗活动中，违反医疗卫生管理法律、行政法规、部门规章和诊疗护理规范、常规，过失造成患者人身损害的事故。

第三条 处理医疗事故，应当遵循公开、公平、公正、及时、便民的原则，坚持实事求是的科学态度，做到事实清楚、定性准确、责任明确、处理恰当。

第四条 根据对患者人身造成的损害程度，医疗事故分为四级：

一级医疗事故：造成患者死亡、重度残疾的；

二级医疗事故：造成患者中度残疾、器官组织损伤导致严重功能障碍的；

三级医疗事故：造成患者轻度残疾、器官组织损伤导致一般功能障碍的；

四级医疗事故：造成患者明显人身损害的其他后果的。

具体分级标准由国务院卫生行政部门制定。

第二章 医疗事故的预防与处置

第五条 医疗机构及其医务人员在医疗活动中，必须严格遵守医疗卫生管理法律、行政法规、部门规章和诊疗护理规范、常规，恪守医疗服务职业道德。

第六条 医疗机构应当对其医务人员进行医疗卫生管理法律、行政法规、部门规章和诊疗护理规范、常规的培训和医疗服务职业道德教育。

第七条 医疗机构应当设置医疗服务质量监控部门或者配备专（兼）职人员，具体负责监督本医疗机构的医务人员的医疗服务工作，检查医务人员执业情况，接受患者对医疗服务的投诉，向其提供咨询服务。

第八条 医疗机构应当按照国务院卫生行政部门规定的要求，书写并妥善保管病历资料。

因抢救急危患者，未能及时书写病历的，有关医务人员应当在抢救结束后 6 小时内据实补记，并加以注明。

第九条　严禁涂改、伪造、隐匿、销毁或者抢夺病历资料。

第十条　患者有权复印或者复制其门诊病历、住院志、体温单、医嘱单、化验单（检验报告）、医学影像检查资料、特殊检查同意书、手术同意书、手术及麻醉记录单、病理资料、护理记录以及国务院卫生行政部门规定的其他病历资料。

患者依照前款规定要求复印或者复制病历资料的，医疗机构应当提供复印或者复制服务并在复印或者复制的病历资料上加盖证明印记。复印或者复制病历资料时，应当有患者在场。

医疗机构应患者的要求，为其复印或者复制病历资料，可以按照规定收取工本费。具体收费标准由省、自治区、直辖市人民政府价格主管部门会同同级卫生行政部门规定。

第十一条　在医疗活动中，医疗机构及其医务人员应当将患者的病情、医疗措施、医疗风险等如实告知患者，及时解答其咨询；但是，应当避免对患者产生不利后果。

第十二条　医疗机构应当制定防范、处理医疗事故的预案，预防医疗事故的发生，减轻医疗事故的损害。

第十三条　医务人员在医疗活动中发生或者发现医疗事故、可能引起医疗事故的医疗过失行为或者发生医疗事故争议的，应当立即向所在科室负责人报告，科室负责人应当及时向本医疗机构负责医疗服务质量监控的部门或者专（兼）职人员报告；负责医疗服务质量监控的部门或者专（兼）职人员接到报告后，应当立即进行调查、核实，将有关情况如实向本医疗机构的负责人报告，并向患者通报、解释。

第十四条　发生医疗事故的，医疗机构应当按照规定向所在地卫生行政部门报告。

发生下列重大医疗过失行为的，医疗机构应当在 12 小时内向所在地卫生行政部门报告：

（一）导致患者死亡或者可能为二级以上的医疗事故；

（二）导致 3 人以上人身损害后果；

（三）国务院卫生行政部门和省、自治区、直辖市人民政府卫生行政部门规定的其他情形。

第十五条　发生或者发现医疗过失行为，医疗机构及其医务人员应当立即采取有效措施，避免或者减轻对患者身体健康的损害，防止损害扩大。

第十六条　发生医疗事故争议时，死亡病例讨论记录、疑难病例讨论记录、上级医师查房记录、会诊意见、病程记录应当在医患双方在场的情况下封存和启封。封存的病历资料可以是复印件，由医疗机构保管。

第十七条　疑似输液、输血、注射、药物等引起不良后果的，医患双方应当共同对现场实物进行封存和启封，封存的现场实物由医疗机构保管；需要检验的，应当由双方共同指定的、依法具有检验资格的检验机构进行检验；双方无法共同指定时，由卫生行政部门指定。

疑似输血引起不良后果，需要对血液进行封存保留的，医疗机构应当通知提供该血液的采供血机构派员到场。

第十八条　患者死亡，医患双方当事人不能确定死因或者对死因有异议的，应当在患者死亡后48小时内进行尸检；具备尸体冻存条件的，可以延长至7日。尸检应当经死者近亲属同意并签字。

尸检应当由按照国家有关规定取得相应资格的机构和病理解剖专业技术人员进行。承担尸检任务的机构和病理解剖专业技术人员有进行尸检的义务。

医疗事故争议双方当事人可以请法医病理学人员参加尸检，也可以委派代表观察尸检过程。拒绝或者拖延尸检，超过规定时间，影响对死因判定的，由拒绝或者拖延的一方承担责任。

第十九条　患者在医疗机构内死亡的，尸体应当立即移放太平间。死者尸体存放时间一般不得超过2周。逾期不处理的尸体，经医疗机构所在地卫生行政部门批准，并报经同级公安部门备案后，由医疗机构按照规定进行处理。

第三章　医疗事故的技术鉴定

第二十条　卫生行政部门接到医疗机构关于重大医疗过失行为的报告或者医疗事故争议当事人要求处理医疗事故争议的申请后，对需要进行医疗事故技术鉴定的，应当交由负责医疗事故技术鉴定工作的医学会组织鉴定；医患双方协商解决医疗事故争议，需要进行医疗事故技术鉴定的，由双方当事人共同委托负责医疗事故技术鉴定工作的医学会组织鉴定。

第二十一条　设区的市级地方医学会和省、自治区、直辖市直接管辖的县（市）地方医学会负责组织首次医疗事故技术鉴定工作。省、自治区、直辖市地方医学会负责组织再次鉴定工作。

必要时，中华医学会可以组织疑难、复杂并在全国有重大影响的医疗事故争议的技术鉴定工作。

第二十二条　当事人对首次医疗事故技术鉴定结论不服的，可以自收到首次鉴定结论之日起15日内向医疗机构所在地卫生行政部门提出再次鉴定的申请。

第二十三条　负责组织医疗事故技术鉴定工作的医学会应当建立专家库。

专家库由具备下列条件的医疗卫生专业技术人员组成：

（一）有良好的业务素质和执业品德；

（二）受聘于医疗卫生机构或者医学教学、科研机构并担任相应专业高级技术职务3年以上。

符合前款第（一）项规定条件并具备高级技术任职资格的法医可以受聘进入专家库。

负责组织医疗事故技术鉴定工作的医学会依照本条例规定聘请医疗卫生专业技术人员和法医进入专家库，可以不受行政区域的限制。

第二十四条　医疗事故技术鉴定，由负责组织医疗事故技术鉴定工作的医学会组织专家鉴定组进行。

参加医疗事故技术鉴定的相关专业的专家，由医患双方在医学会主持下从专家库中随机抽取。在特殊情况下，医学会根据医疗事故技术鉴定工作的需要，可以组织医患双方在其他医学会建立的专家库中随机抽取相关专业的专家参加鉴定或者函件咨询。

符合本条例第二十三条规定条件的医疗卫生专业技术人员和法医有义务受聘进入专家库，并承担医疗事故技术鉴定工作。

第二十五条 专家鉴定组进行医疗事故技术鉴定，实行合议制。专家鉴定组人数为单数，涉及的主要学科的专家一般不得少于鉴定组成员的二分之一；涉及死因、伤残等级鉴定的，并应当从专家库中随机抽取法医参加专家鉴定组。

第二十六条 专家鉴定组成员有下列情形之一的，应当回避，当事人也可以以口头或者书面的方式申请其回避：

（一）是医疗事故争议当事人或者当事人的近亲属的；

（二）与医疗事故争议有利害关系的；

（三）与医疗事故争议当事人有其他关系，可能影响公正鉴定的。

第二十七条 专家鉴定组依照医疗卫生管理法律、行政法规、部门规章和诊疗护理规范、常规，运用医学科学原理和专业知识，独立进行医疗事故技术鉴定，对医疗事故进行鉴别和判定，为处理医疗事故争议提供医学依据。

任何单位或者个人不得干扰医疗事故技术鉴定工作，不得威胁、利诱、辱骂、殴打专家鉴定组成员。

专家鉴定组成员不得接受双方当事人的财物或者其他利益。

第二十八条 负责组织医疗事故技术鉴定工作的医学会应当自受理医疗事故技术鉴定之日起5日内通知医疗事故争议双方当事人提交进行医疗事故技术鉴定所需的材料。

当事人应当自收到医学会的通知之日起10日内提交有关医疗事故技术鉴定的材料、书面陈述及答辩。医疗机构提交的有关医疗事故技术鉴定的材料应当包括下列内容：

（一）住院患者的病程记录、死亡病例讨论记录、疑难病例讨论记录、会诊意见、上级医师查房记录等病历资料原件；

（二）住院患者的住院志、体温单、医嘱单、化验单（检验报告）、医学影像检查资料、特殊检查同意书、手术同意书、手术及麻醉记录单、病理资料、护理记录等病历资料原件；

（三）抢救急危患者，在规定时间内补记的病历资料原件；

（四）封存保留的输液、注射用物品和血液、药物等实物，或者依法具有检验资格的检验机构对这些物品、实物作出的检验报告；

（五）与医疗事故技术鉴定有关的其他材料。

在医疗机构建有病历档案的门诊、急诊患者，其病历资料由医疗机构提供；没有在医疗机构建立病历档案的，由患者提供。

医患双方应当依照本条例的规定提交相关材料。医疗机构无正当理由未依照本条例的规定如实提供相关材料，导致医疗事故技术鉴定不能进行的，应当承担责任。

第二十九条 负责组织医疗事故技术鉴定工作的医学会应当自接到当事人提交的有关医疗事故技术鉴定的材料、书面陈述及答辩之日起45日内组织鉴定并出具医疗事故技术鉴定书。

负责组织医疗事故技术鉴定工作的医学会可以向双方当事人调查取证。

第三十条　专家鉴定组应当认真审查双方当事人提交的材料，听取双方当事人的陈述及答辩并进行核实。

双方当事人应当按照本条例的规定如实提交进行医疗事故技术鉴定所需要的材料，并积极配合调查。当事人任何一方不予配合，影响医疗事故技术鉴定的，由不予配合的一方承担责任。

第三十一条　专家鉴定组应当在事实清楚、证据确凿的基础上，综合分析患者的病情和个体差异，作出鉴定结论，并制作医疗事故技术鉴定书。鉴定结论以专家鉴定组成员的过半数通过。鉴定过程应当如实记载。

医疗事故技术鉴定书应当包括下列主要内容：

（一）双方当事人的基本情况及要求；

（二）当事人提交的材料和负责组织医疗事故技术鉴定工作的医学会的调查材料；

（三）对鉴定过程的说明；

（四）医疗行为是否违反医疗卫生管理法律、行政法规、部门规章和诊疗护理规范、常规；

（五）医疗过失行为与人身损害后果之间是否存在因果关系；

（六）医疗过失行为在医疗事故损害后果中的责任程度；

（七）医疗事故等级；

（八）对医疗事故患者的医疗护理医学建议。

第三十二条　医疗事故技术鉴定办法由国务院卫生行政部门制定。

第三十三条　有下列情形之一的，不属于医疗事故：

（一）在紧急情况下为抢救垂危患者生命而采取紧急医学措施造成不良后果的；

（二）在医疗活动中由于患者病情异常或者患者体质特殊而发生医疗意外的；

（三）在现有医学科学技术条件下，发生无法预料或者不能防范的不良后果的；

（四）无过错输血感染造成不良后果的；

（五）因患方原因延误诊疗导致不良后果的；

（六）因不可抗力造成不良后果的。

第三十四条　医疗事故技术鉴定，可以收取鉴定费用。经鉴定，属于医疗事故的，鉴定费用由医疗机构支付；不属于医疗事故的，鉴定费用由提出医疗事故处理申请的一方支付。鉴定费用标准由省、自治区、直辖市人民政府价格主管部门会同同级财政部门、卫生行政部门规定。

第四章　医疗事故的行政处理与监督

第三十五条　卫生行政部门应当依照本条例和有关法律、行政法规、部门规章的规定，对发生医疗事故的医疗机构和医务人员作出行政处理。

第三十六条　卫生行政部门接到医疗机构关于重大医疗过失行为的报告后，除责令医疗机构及时采取必要的医疗救治措施，防止损害后果扩大外，应当组织调查，判定是否属于医疗事故；对不能判定是否属于医疗事故的，应当依照本条例的有关规定交由负责医疗事故技术鉴定工作的医学会组织鉴定。

第三十七条 发生医疗事故争议，当事人申请卫生行政部门处理的，应当提出书面申请。申请书应当载明申请人的基本情况、有关事实、具体请求及理由等。

当事人自知道或者应当知道其身体健康受到损害之日起1年内，可以向卫生行政部门提出医疗事故争议处理申请。

第三十八条 发生医疗事故争议，当事人申请卫生行政部门处理的，由医疗机构所在地的县级人民政府卫生行政部门受理。医疗机构所在地是直辖市的，由医疗机构所在地的区、县人民政府卫生行政部门受理。

有下列情形之一的，县级人民政府卫生行政部门应当自接到医疗机构的报告或者当事人提出医疗事故争议处理申请之日起7日内移送上一级人民政府卫生行政部门处理：

（一）患者死亡；

（二）可能为二级以上的医疗事故；

（三）国务院卫生行政部门和省、自治区、直辖市人民政府卫生行政部门规定的其他情形。

第三十九条 卫生行政部门应当自收到医疗事故争议处理申请之日起10日内进行审查，作出是否受理的决定。对符合本条例规定，予以受理，需要进行医疗事故技术鉴定的，应当自作出受理决定之日起5日内将有关材料交由负责医疗事故技术鉴定工作的医学会组织鉴定并书面通知申请人；对不符合本条例规定，不予受理的，应当书面通知申请人并说明理由。

当事人对首次医疗事故技术鉴定结论有异议，申请再次鉴定的，卫生行政部门应当自收到申请之日起7日内交由省、自治区、直辖市地方医学会组织再次鉴定。

第四十条 当事人既向卫生行政部门提出医疗事故争议处理申请，又向人民法院提起诉讼的，卫生行政部门不予受理；卫生行政部门已经受理的，应当终止处理。

第四十一条 卫生行政部门收到负责组织医疗事故技术鉴定工作的医学会出具的医疗事故技术鉴定书后，应当对参加鉴定的人员资格和专业类别、鉴定程序进行审核；必要时，可以组织调查，听取医疗事故争议双方当事人的意见。

第四十二条 卫生行政部门经审核，对符合本条例规定作出的医疗事故技术鉴定结论，应当作为对发生医疗事故的医疗机构和医务人员作出行政处理以及进行医疗事故赔偿调解的依据；经审核，发现医疗事故技术鉴定不符合本条例规定的，应当要求重新鉴定。

第四十三条 医疗事故争议由双方当事人自行协商解决的，医疗机构应当自协商解决之日起7日内向所在地卫生行政部门作出书面报告，并附具协议书。

第四十四条 医疗事故争议经人民法院调解或者判决解决的，医疗机构应当自收到生效的人民法院的调解书或者判决书之日起7日内向所在地卫生行政部门作出书面报告，并附具调解书或者判决书。

第四十五条 县级以上地方人民政府卫生行政部门应当按照规定逐级将当地发生的医疗事故以及依法对发生医疗事故的医疗机构和医务人员作出行政处理的情况，上报国务院卫生行政部门。

第五章　医疗事故的赔偿

第四十六条　发生医疗事故的赔偿等民事责任争议，医患双方可以协商解决；不愿意协商或者协商不成的，当事人可以向卫生行政部门提出调解申请，也可以直接向人民法院提起民事诉讼。

第四十七条　双方当事人协商解决医疗事故的赔偿等民事责任争议的，应当制作协议书。协议书应当载明双方当事人的基本情况和医疗事故的原因、双方当事人共同认定的医疗事故等级以及协商确定的赔偿数额等，并由双方当事人在协议书上签名。

第四十八条　已确定为医疗事故的，卫生行政部门应医疗事故争议双方当事人请求，可以进行医疗事故赔偿调解。调解时，应当遵循当事人双方自愿原则，并应当依据本条例的规定计算赔偿数额。

经调解，双方当事人就赔偿数额达成协议的，制作调解书，双方当事人应当履行；调解不成或者经调解达成协议后一方反悔的，卫生行政部门不再调解。

第四十九条　医疗事故赔偿，应当考虑下列因素，确定具体赔偿数额：

（一）医疗事故等级；

（二）医疗过失行为在医疗事故损害后果中的责任程度；

（三）医疗事故损害后果与患者原有疾病状况之间的关系。

不属于医疗事故的，医疗机构不承担赔偿责任。

第五十条　医疗事故赔偿，按照下列项目和标准计算：

（一）医疗费：按照医疗事故对患者造成的人身损害进行治疗所发生的医疗费用计算，凭据支付，但不包括原发病医疗费用。结案后确实需要继续治疗的，按照基本医疗费用支付。

（二）误工费：患者有固定收入的，按照本人因误工减少的固定收入计算，对收入高于医疗事故发生地上一年度职工年平均工资 3 倍以上的，按照 3 倍计算；无固定收入的，按照医疗事故发生地上一年度职工年平均工资计算。

（三）住院伙食补助费：按照医疗事故发生地国家机关一般工作人员的出差伙食补助标准计算。

（四）陪护费：患者住院期间需要专人陪护的，按照医疗事故发生地上一年度职工年平均工资计算。

（五）残疾生活补助费：根据伤残等级，按照医疗事故发生地居民年平均生活费计算，自定残之月起最长赔偿 30 年；但是 60 周岁以上的，不超过 15 年；70 周岁以上的不超过 5 年。

（六）残疾用具费：因残疾需要配置补偿功能器具的，凭医疗机构证明，按照普及型器具的费用计算。

（七）丧葬费：按照医疗事故发生地规定的丧葬费补助标准计算。

（八）被扶养人生活费：以死者生前或者残疾者丧失劳动能力前实际扶养且没有劳

动能力的人为限，按照其户籍所在地或者居所地居民最低生活保障标准计算。对不满16周岁的抚养到16周岁。对年满16周岁但无劳动能力的，扶养20年；但是60周岁以上的不超过15年；70周岁以上的不超过5年。

（九）交通费：按照患者实际必需的交通费用计算，凭据支付。

（十）住宿费：按照医疗事故发生地国家机关一般工作人员的出差住宿补助标准计算，凭据支付。

（十一）精神损害抚慰金：按照医疗事故发生地居民年平均生活费计算。造成患者死亡的，赔偿年限最长不超过6年；造成患者残疾的，赔偿年限最长不超过3年。

第五十一条 参加医疗事故处理的患者近亲属所需交通费、误工费、住宿费，参照本条例第五十条的有关规定计算，计算费用的人数不超过2人。

医疗事故造成患者死亡的，参加丧葬活动的患者的配偶和直系亲属所需交通费、误工费、住宿费，参照本条例第五十条的有关规定计算，计算费用的人数不超过2人。

第五十二条 医疗事故赔偿费用，实行1次性结算，由承担医疗事故责任的医疗机构支付。

第六章 罚 则

第五十三条 卫生行政部门的工作人员在处理医疗事故过程中违反本条例的规定，利用职务上的便利收受他人财物或者其他利益，滥用职权，玩忽职守，或者发现违法行为不予查处，造成严重后果的，依照刑法关于受贿罪、滥用职权罪、玩忽职守罪或者其他有关罪的规定，依法追究刑事责任；尚不够刑事处罚的，依法给予降级或者撤职的行政处分。

第五十四条 卫生行政部门违反本条例的规定，有下列情形之一的，由上级卫生行政部门给予警告并责令限期改正；情节严重的，对负有责任的主管人员和其他直接责任人员依法给予行政处分：

（一）接到医疗机构关于重大医疗过失行为的报告后，未及时组织调查的；

（二）接到医疗事故争议处理申请后，未在规定时间内审查或者移送上一级人民政府卫生行政部门处理的；

（三）未将应当进行医疗事故技术鉴定的重大医疗过失行为或者医疗事故争议移交医学会组织鉴定的；

（四）未按照规定逐级将当地发生的医疗事故以及依法对发生医疗事故的医疗机构和医务人员的行政处理情况上报的；

（五）未依照本条例规定审核医疗事故技术鉴定书的。

第五十五条 医疗机构发生医疗事故的，由卫生行政部门根据医疗事故等级和情节，给予警告；情节严重的，责令限期停业整顿直至由原发证部门吊销执业许可证，对负有责任的医务人员依照刑法关于医疗事故罪的规定，依法追究刑事责任；尚不够刑事处罚的，依法给予行政处分或者纪律处分。

对发生医疗事故的有关医务人员，除依照前款处罚外，卫生行政部门并可以责令暂停6个月以上1年以下执业活动；情节严重的，吊销其执业证书。

第五十六条 医疗机构违反本条例的规定，有下列情形之一的，由卫生行政部门责令改正；情节严重的，对负有责任的主管人员和其他直接责任人员依法给予行政处分或者纪律处分：

（一）未如实告知患者病情、医疗措施和医疗风险的；

（二）没有正当理由，拒绝为患者提供复印或者复制病历资料服务的；

（三）未按照国务院卫生行政部门规定的要求书写和妥善保管病历资料的；

（四）未在规定时间内补记抢救工作病历内容的；

（五）未按照本条例的规定封存、保管和启封病历资料和实物的；

（六）未设置医疗服务质量监控部门或者配备专（兼）职人员的；

（七）未制定有关医疗事故防范和处理预案的；

（八）未在规定时间内向卫生行政部门报告重大医疗过失行为的；

（九）未按照本条例的规定向卫生行政部门报告医疗事故的；

（十）未按照规定进行尸检和保存、处理尸体的。

第五十七条 参加医疗事故技术鉴定工作的人员违反本条例的规定，接受申请鉴定双方或者一方当事人的财物或者其他利益，出具虚假医疗事故技术鉴定书，造成严重后果的，依照刑法关于受贿罪的规定，依法追究刑事责任；尚不够刑事处罚的，由原发证部门吊销其执业证书或者资格证书。

第五十八条 医疗机构或者其他有关机构违反本条例的规定，有下列情形之一的，由卫生行政部门责令改正，给予警告；对负有责任的主管人员和其他直接责任人员依法给予行政处分或者纪律处分；情节严重的，由原发证部门吊销其执业证书或者资格证书：

（一）承担尸检任务的机构没有正当理由，拒绝进行尸检的；

（二）涂改、伪造、隐匿、销毁病历资料的。

第五十九条 以医疗事故为由，寻衅滋事、抢夺病历资料，扰乱医疗机构正常医疗秩序和医疗事故技术鉴定工作，依照刑法关于扰乱社会秩序罪的规定，依法追究刑事责任；尚不够刑事处罚的，依法给予治安管理处罚。

第七章 附 则

第六十条 本条例所称医疗机构，是指依照《医疗机构管理条例》的规定取得《医疗机构执业许可证》的机构。

县级以上城市从事计划生育技术服务的机构依照《计划生育技术服务管理条例》的规定开展与计划生育有关的临床医疗服务，发生的计划生育技术服务事故，依照本条例的有关规定处理；但是，其中不属于医疗机构的县级以上城市从事计划生育技术服务的机构发生的计划生育技术服务事故，由计划生育行政部门行使依照本条例有关规定由卫生行政部门承担的受理、交由负责医疗事故技术鉴定工作的医学会组织鉴定和赔偿调解的职能；对发生计划生育技术服务事故的该机构及其有关责任人员，依法进行处理。

第六十一条　非法行医，造成患者人身损害，不属于医疗事故，触犯刑律的，依法追究刑事责任；有关赔偿，由受害人直接向人民法院提起诉讼。

第六十二条　军队医疗机构的医疗事故处理办法，由中国人民解放军卫生主管部门会同国务院卫生行政部门依据本条例制定。

第六十三条　本条例自 2002 年 9 月 1 日起施行。1987 年 6 月 29 日国务院发布的《医疗事故处理办法》同时废止。本条例施行前已经处理结案的医疗事故争议，不再重新处理。

附录二

医疗卫生机构医疗废物管理办法

(2003 年 8 月 14 日公布)

第一章　总　则

第一条　为规范医疗卫生机构对医疗废物的管理，有效预防和控制医疗废物对人体健康和环境产生危害，根据《医疗废物管理条例》，制定本办法。

第二条　各级各类医疗卫生机构应当按照《医疗废物管理条例》和本办法的规定对医疗废物进行管理。

第三条　卫生部对全国医疗卫生机构的医疗废物管理工作实施监督。

县级以上地方人民政府卫生行政主管部门对本行政区域医疗卫生机构的医疗废物管理工作实施监督。

第二章　医疗卫生机构对医疗废物的管理职责

第四条　医疗卫生机构应当建立、健全医疗废物管理责任制，其法定代表人或者主要负责人为第一责任人，切实履行职责，确保医疗废物的安全管理。

第五条　医疗卫生机构应当依据国家有关法律、行政法规、部门规章和规范性文件的规定，制定并落实医疗废物管理的规章制度、工作流程和要求、有关人员的工作职责及发生医疗卫生机构内医疗废物流失、泄漏、扩散和意外事故的应急方案。内容包括：

（一）医疗卫生机构内医疗废物各产生地点对医疗废物分类收集方法和工作要求；

（二）医疗卫生机构内医疗废物的产生地点、暂时贮存地点的工作制度及从产生地点运送至暂时贮存地点的工作要求；

（三）医疗废物在医疗卫生机构内部运送及将医疗废物交由医疗废物处置单位的有关交接、登记的规定；

（四）医疗废物管理过程中的特殊操作程序及发生医疗废物流失、泄漏、扩散和意外事故的紧急处理措施；

（五）医疗废物分类收集、运送、暂时贮存过程中有关工作人员的职业卫生安全防护。

第六条　医疗卫生机构应当设置负责医疗废物管理的监控部门或者专（兼）职人员，履行以下职责：

（一）负责指导、检查医疗废物分类收集、运送、暂时贮存及机构内处置过程中各项工作的落实情况；

（二）负责指导、检查医疗废物分类收集、运送、暂时贮存及机构内处置过程中的职业卫生安全防护工作；

（三）负责组织医疗废物流失、泄漏、扩散和意外事故发生时的紧急处理工作；

（四）负责组织有关医疗废物管理的培训工作；

（五）负责有关医疗废物登记和档案资料的管理；

（六）负责及时分析和处理医疗废物管理中的其他问题。

第七条　医疗卫生机构发生医疗废物流失、泄漏、扩散和意外事故时，应当按照《医疗废物管理条例》和本办法的规定采取相应紧急处理措施，并在 48 小时内向所在地的县级人民政府卫生行政主管部门、环境保护行政主管部门报告。调查处理工作结束后，医疗卫生机构应当将调查处理结果向所在地的县级人民政府卫生行政主管部门、环境保护行政主管部门报告。

县级人民政府卫生行政主管部门每月汇总逐级上报至当地省级人民政府卫生行政主管部门。

省级人民政府卫生行政主管部门每半年汇总后报卫生部。

第八条　医疗卫生机构发生因医疗废物管理不当导致 1 人以上死亡或者 3 人以上健康损害，需要对致病人员提供医疗救护和现场救援的重大事故时，应当在 12 小时内向所在地的县级人民政府卫生行政主管部门报告，并按照《医疗废物管理条例》和本办法的规定，采取相应紧急处理措施。

县级人民政府卫生行政主管部门接到报告后，应当在 12 小时内逐级向省级人民政府卫生行政主管部门报告。

医疗卫生机构发生因医疗废物管理不当导致 3 人以上死亡或者 10 人以上健康损害，需要对致病人员提供医疗救护和现场救援的重大事故时，应当在 2 小时内向所在地的县级人民政府卫生行政主管部门报告，并按照《医疗废物管理条例》和本办法的规定，采取相应紧急处理措施。

县级人民政府卫生行政主管部门接到报告后，应当在 6 小时内逐级向省级人民政府卫生行政主管部门报告。

省级人民政府卫生行政主管部门接到报告后，应当在 6 小时内向卫生部报告。

发生因医疗废物管理不当导致传染病传播事故，或者有证据证明传染病传播的事故有可能发生时，应当按照《传染病防治法》及有关规定报告，并采取相应措施。

第九条　医疗卫生机构应当根据医疗废物分类收集、运送、暂时贮存及机构内处置过程中所需要的专业技术、职业卫生安全防护和紧急处理知识等，制定相关工作人员的培训计划并组织实施。

第三章 分类收集、运送与暂时贮存

第十条 医疗卫生机构应当根据《医疗废物分类目录》，对医疗废物实施分类管理。

第十一条 医疗卫生机构应当按照以下要求，及时分类收集医疗废物：

（一）根据医疗废物的类别，将医疗废物分置于符合《医疗废物专用包装物、容器的标准和警示标识的规定》的包装物或者容器内；

（二）在盛装医疗废物前，应当对医疗废物包装物或者容器进行认真检查，确保无破损、渗漏和其他缺陷；

（三）感染性废物、病理性废物、损伤性废物、药物性废物及化学性废物不能混合收集。少量的药物性废物可以混入感染性废物，但应当在标签上注明；

（四）废弃的麻醉、精神、放射性、毒性等药品及其相关的废物的管理，依照有关法律、行政法规和国家有关规定、标准执行；

（五）化学性废物中批量的废化学试剂、废消毒剂应当交由专门机构处置；

（六）批量的含有汞的体温计、血压计等医疗器具报废时，应当交由专门机构处置；

（七）医疗废物中病原体的培养基、标本和菌种、毒种保存液等高危险废物，应当首先在产生地点进行压力蒸汽灭菌或者化学消毒处理，然后按感染性废物收集处理；

（八）隔离的传染病病人或者疑似传染病病人产生的具有传染性的排泄物，应当按照国家规定严格消毒，达到国家规定的排放标准后方可排入污水处理系统；

（九）隔离的传染病病人或者疑似传染病病人产生的医疗废物应当使用双层包装物，并及时密封；

（十）放入包装物或者容器内的感染性废物、病理性废物、损伤性废物不得取出。

第十二条 医疗卫生机构内医疗废物产生地点应当有医疗废物分类收集方法的示意图或者文字说明。

第十三条 盛装的医疗废物达到包装物或者容器的3/4时，应当使用有效的封口方式，使包装物或者容器的封口紧实、严密。

第十四条 包装物或者容器的外表面被感染性废物污染时，应当对被污染处进行消毒处理或者增加一层包装。

第十五条 盛装医疗废物的每个包装物、容器外表面应当有警示标识，在每个包装物、容器上应当系中文标签，中文标签的内容应当包括：医疗废物产生单位、产生日期、类别及需要的特别说明等。

第十六条 运送人员每天从医疗废物产生地点将分类包装的医疗废物按照规定的时间和路线运送至内部指定的暂时贮存地点。

第十七条 运送人员在运送医疗废物前，应当检查包装物或者容器的标识、标签及封口是否符合要求，不得将不符合要求的医疗废物运送至暂时贮存地点。

第十八条 运送人员在运送医疗废物时，应当防止造成包装物或容器破损和医疗废物的流失、泄漏和扩散，并防止医疗废物直接接触身体。

　　第十九条　运送医疗废物应当使用防渗漏、防遗撒、无锐利边角、易于装卸和清洁的专用运送工具。

　　每天运送工作结束后，应当对运送工具及时进行清洁和消毒。

　　第二十条　医疗卫生机构应当建立医疗废物暂时贮存设施、设备，不得露天存放医疗废物；医疗废物暂时贮存的时间不得超过2天。

　　第二十一条　医疗卫生机构建立的医疗废物暂时贮存设施、设备应当达到以下要求：

　　（一）远离医疗区、食品加工区、人员活动区和生活垃圾存放场所，方便医疗废物运送人员及运送工具、车辆的出入；

　　（二）有严密的封闭措施，设专（兼）职人员管理，防止非工作人员接触医疗废物；

　　（三）有防鼠、防蚊蝇、防蟑螂的安全措施；

　　（四）防止渗漏和雨水冲刷；

　　（五）易于清洁和消毒；

　　（六）避免阳光直射；

　　（七）设有明显的医疗废物警示标识和"禁止吸烟、饮食"的警示标识。

　　第二十二条　暂时贮存病理性废物，应当具备低温贮存或者防腐条件。

　　第二十三条　医疗卫生机构应当将医疗废物交由取得县级以上人民政府环境保护行政主管部门许可的医疗废物集中处置单位处置，依照危险废物转移联单制度填写和保存转移联单。

　　第二十四条　医疗卫生机构应当对医疗废物进行登记，登记内容应当包括医疗废物的来源、种类、重量或者数量、交接时间、最终去向以及经办人签名等项目。登记资料至少保存3年。

　　第二十五条　医疗废物转交出去后，应当对暂时贮存地点、设施及时进行清洁和消毒处理。

　　第二十六条　禁止医疗卫生机构及其工作人员转让、买卖医疗废物。

　　禁止在非收集、非暂时贮存地点倾倒、堆放医疗废物，禁止将医疗废物混入其他废物和生活垃圾。

　　第二十七条　不具备集中处置医疗废物条件的农村地区，医疗卫生机构应当按照当地卫生行政主管部门和环境保护主管部门的要求，自行就地处置其产生的医疗废物。自行处置医疗废物的，应当符合以下基本要求：

　　（一）使用后的1次性医疗器具和容易致人损伤的医疗废物应当消毒并作毁形处理；

　　（二）能够焚烧的，应当及时焚烧；

　　（三）不能焚烧的，应当消毒后集中填埋。

　　第二十八条　医疗卫生机构发生医疗废物流失、泄漏、扩散和意外事故时，应当按照以下要求及时采取紧急处理措施：

　　（一）确定流失、泄漏、扩散的医疗废物的类别、数量、发生时间、影响范围及严重程度；

（二）组织有关人员尽快按照应急方案，对发生医疗废物泄漏、扩散的现场进行处理；

（三）对被医疗废物污染的区域进行处理时，应当尽可能减少对病人、医务人员、其他现场人员及环境的影响；

（四）采取适当的安全处置措施，对泄漏物及受污染的区域、物品进行消毒或者其他无害化处置，必要时封锁污染区域，以防扩大污染；

（五）对感染性废物污染区域进行消毒时，消毒工作从污染最轻区域向污染最严重区域进行，对可能被污染的所有使用过的工具也应当进行消毒；

（六）工作人员应当做好卫生安全防护后进行工作。

处理工作结束后，医疗卫生机构应当对事件的起因进行调查，并采取有效的防范措施预防类似事件的发生。

第四章　人员培训和职业安全防护

第二十九条　医疗卫生机构应当对本机构工作人员进行培训，提高全体工作人员对医疗废物管理工作的认识。对从事医疗废物分类收集、运送、暂时贮存、处置等工作的人员和管理人员，进行相关法律和专业技术、安全防护以及紧急处理等知识的培训。

第三十条　医疗废物相关工作人员和管理人员应当达到以下要求：

（一）掌握国家相关法律、法规、规章和有关规范性文件的规定，熟悉本机构制定的医疗废物管理的规章制度、工作流程和各项工作要求；

（二）掌握医疗废物分类收集、运送、暂时贮存的正确方法和操作程序；

（三）掌握医疗废物分类中的安全知识、专业技术、职业卫生安全防护等知识；

（四）掌握在医疗废物分类收集、运送、暂时贮存及处置过程中预防被医疗废物刺伤、擦伤等伤害的措施及发生后的处理措施；

（五）掌握发生医疗废物流失、泄漏、扩散和意外事故情况时的紧急处理措施。

第三十一条　医疗卫生机构应当根据接触医疗废物种类及风险大小的不同，采取适宜、有效的职业卫生防护措施，为机构内从事医疗废物分类收集、运送、暂时贮存和处置等工作的人员和管理人员配备必要的防护用品，定期进行健康检查，必要时，对有关人员进行免疫接种，防止其受到健康损害。

第三十二条　医疗卫生机构的工作人员在工作中发生被医疗废物刺伤、擦伤等伤害时，应当采取相应的处理措施，并及时报告机构内的相关部门。

第五章　监督管理

第三十三条　县级以上地方人民政府卫生行政主管部门应当依照《医疗废物管理条例》和本办法的规定，对所辖区域的医疗卫生机构进行定期监督检查和不定期抽查。

第三十四条　对医疗卫生机构监督检查和抽查的主要内容是：

（一）医疗废物管理的规章制度及落实情况；

（二）医疗废物分类收集、运送、暂时贮存及机构内处置的工作状况；

（三）有关医疗废物管理的登记资料和记录；

（四）医疗废物管理工作中，相关人员的安全防护工作；

（五）发生医疗废物流失、泄漏、扩散和意外事故的上报及调查处理情况；

（六）进行现场卫生学监测。

第三十五条　卫生行政主管部门在监督检查或者抽查中发现医疗卫生机构存在隐患时，应当责令立即消除隐患。

第三十六条　县级以上卫生行政主管部门应当对医疗卫生机构发生违反《医疗废物管理条例》和本办法规定的行为依法进行查处。

第三十七条　发生因医疗废物管理不当导致传染病传播事故，或者有证据证明传染病传播的事故有可能发生时，卫生行政主管部门应当按照《医疗废物管理条例》第四十条的规定及时采取相应措施。

第三十八条　医疗卫生机构对卫生行政主管部门的检查、监测、调查取证等工作，应当予以配合，不得拒绝和阻碍，不得提供虚假材料。

第六章　罚　则

第三十九条　医疗卫生机构违反《医疗废物管理条例》及本办法规定，有下列情形之一的，由县级以上地方人民政府卫生行政主管部门责令限期改正、给予警告；逾期不改正的，处以 2000 元以上 5000 以下的罚款：

（一）未建立、健全医疗废物管理制度，或者未设置监控部门或者专（兼）职人员的；

（二）未对有关人员进行相关法律和专业技术、安全防护以及紧急处理等知识的培训的；

（三）未对医疗废物进行登记或者未保存登记资料的；

（四）未对机构内从事医疗废物分类收集、运送、暂时贮存、处置等工作的人员和管理人员采取职业卫生防护措施的；

（五）使用后的医疗废物运送工具及时进行清洁和消毒的；

（六）自行建有医疗废物处置设施的医疗卫生机构，未定期对

医疗废物处置设施的卫生学效果进行检测、评价，或者未将检测、评价效果存档、报告的。

第四十条　医疗卫生机构违反《医疗废物管理条例》及本办法规定，有下列情形之一的，由县级以上地方人民政府卫生行政主管部门责令限期改正、给予警告，可以并处 5000 元以下的罚款；逾期不改正的，处 5000 元以上 3 万元以下的罚款：

（一）医疗废物暂时贮存地点、设施或者设备不符合卫生要求的；

（二）未将医疗废物按类别分置于专用包装物或者容器的；

（三）使用的医疗废物运送工具不符合要求的。

第四十一条　医疗卫生机构违反《医疗废物管理条例》及本办法规定，有下列情形之一的，由县级以上地方人民政府卫生行政主管部门责令限期改正，给予警告，并

处 5000 元以上 1 万以下的罚款；逾期不改正的，处 1 万元以上 3 万元以下的罚款；造成传染病传播的，由原发证部门暂扣或者吊销医疗卫生机构执业许可证件；构成犯罪的，依法追究刑事责任：

（一）在医疗卫生机构内丢弃医疗废物和在非贮存地点倾倒、堆放医疗废物或者将医疗废物混入其他废物和生活垃圾的；

（二）将医疗废物交给未取得经营许可证的单位或者个人的；

（三）未按照条例及本办法的规定对污水、传染病病人和疑似传染病病人的排泄物进行严格消毒，或者未达到国家规定的排放标准，排入污水处理系统的；

（四）对收治的传染病病人或者疑似传染病病人产生的生活垃圾，未按照医疗废物进行管理和处置的。

第四十二条 医疗卫生机构转让、买卖医疗废物的，依照《医疗废物管理条例》第五十三条处罚。

第四十三条 医疗卫生机构发生医疗废物流失、泄漏、扩散时，未采取紧急处理措施，或者未及时向卫生行政主管部门报告的，由县级以上地方人民政府卫生行政主管部门责令改正，给予警告，并处 1 万元以上 3 万元以下的罚款；造成传染病传播的，由原发证部门暂扣或者吊销医疗卫生机构执业许可证件；构成犯罪的，依法追究刑事责任。

第四十四条 医疗卫生机构无正当理由，阻碍卫生行政主管部门执法人员执行职务，拒绝执法人员进入现场，或者不配合执法部门的检查、监测、调查取证的，由县级以上地方人民政府卫生行政主管部门责令改正，给予警告；拒不改正的，由原发证部门暂扣或者吊销医疗卫生机构执业许可证件；触犯《中华人民共和国治安管理处罚条例》，构成违反治安管理行为的，由公安机关依法予以处罚；构成犯罪的，依法追究刑事责任。

第四十五条 不具备集中处置医疗废物条件的农村，医疗卫生机构未按照《医疗废物管理条例》和本办法的要求处置医疗废物的，由县级以上地方人民政府卫生行政主管部门责令限期改正，给予警告；逾期不改的，处 1000 元以上 5000 元以下的罚款；造成传染病传播的，由原发证部门暂扣或者吊销医疗卫生机构执业许可证件；构成犯罪的，依法追究刑事责任。

第四十六条 医疗卫生机构违反《医疗废物管理条例》及本办法规定，导致传染病传播，给他人造成损害的，依法承担民事赔偿责任。

第七章 附 则

第四十七条 本办法所称医疗卫生机构指依照《医疗机构管理条例》的规定取得《医疗机构执业许可证》的机构及疾病预防控制机构、采供血机构。

第四十八条 本办法自公布之日起施行。